致敬
每一位科学家、医务工作者和
所有与传染病搏击的
伟大的人

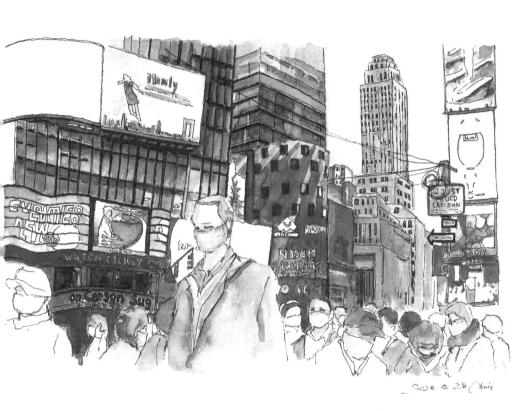

图 1　流感病毒是最常见的呼吸道病毒，每年有2万~4万人死于流感。2009年，
　　　北美出现新型 H1N1 病毒大流行，该病毒目前仍在全球传播

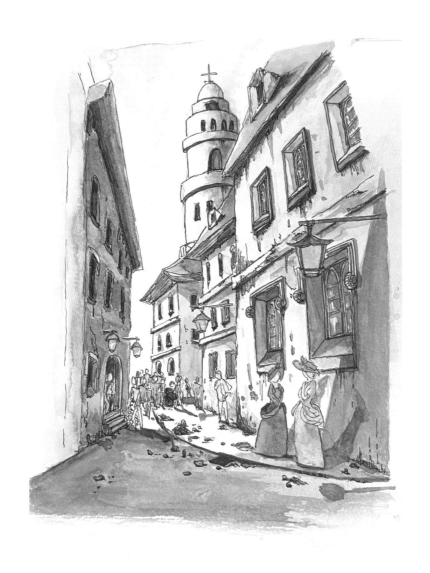

图2　1831年，霍乱传入英国，造成3万余人死亡，而城
市恶劣的公共卫生条件，是导致霍乱蔓延的重要原因

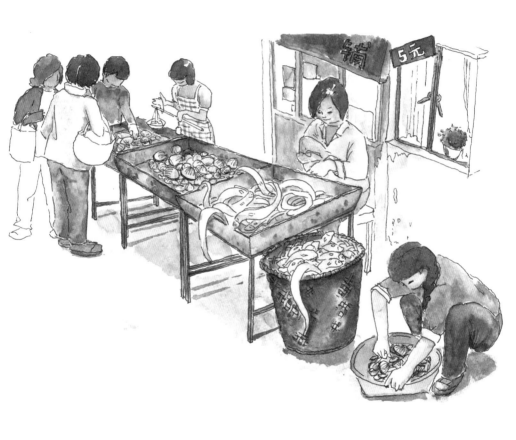

图 3　1988 年 1 月，上海甲肝大流行，与餐桌上的美食
毛蚶有关，生食受污染的毛蚶是当时疫情的源头

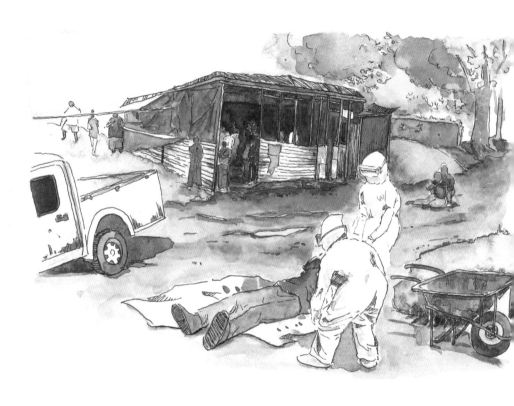

图 4　近十年来，埃博拉在非洲一而再再而三地暴发，
　　　这种病的高致病性、高病死率和高传染性，让
　　　人闻风丧胆

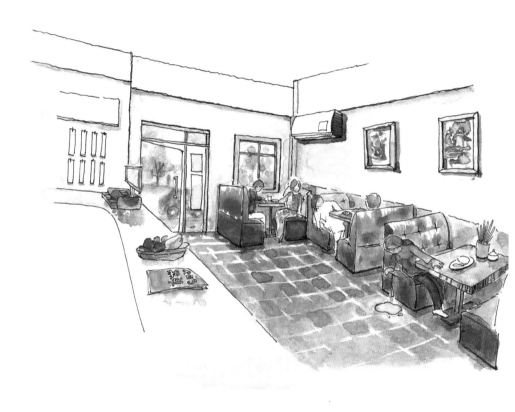

图 5　胃肠型感冒的常见病原体包括诺如病毒和轮状病毒，相关
疾病多暴发于餐饮业环境，患者常出现恶心、呕吐等症状

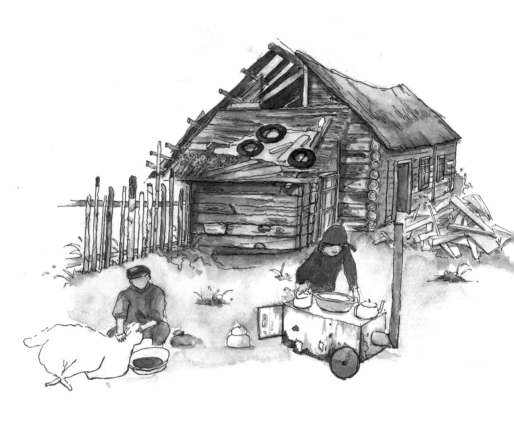

图 6　布鲁菌，一种古老而危险的细菌，既能感染动物，又能感染人，在牛羊肉制品和奶制品中都能长时间存活

感染科医生李仲华原创插画

张文宏说传染

补上这堂健康常识课

张文宏

著

中信出版集团 | 北京

图书在版编目（CIP）数据

张文宏说传染/张文宏著. -- 北京：中信出版社，
2020.8

ISBN 978-7-5217-2043-3

Ⅰ.①张… Ⅱ.①张… Ⅲ.①传染病防治—普及读物
Ⅳ.①R183-49

中国版本图书馆CIP数据核字（2020）第123893号

张文宏说传染

著　　者：张文宏
出版发行：中信出版集团股份有限公司
　　　　　（北京市朝阳区惠新东街甲4号富盛大厦2座　邮编　100029）
承 印 者：北京尚唐印刷包装有限公司

开　　本：880mm×1230mm　1/32　　印　　张：13.5　　字　　数：289千字
版　　次：2020年8月第1版　　　　　印　　次：2020年8月第1次印刷
书　　号：ISBN 978-7-5217-2043-3
定　　价：69.00元

目 录

02 消化道传染病
生水不要喝，食物要煮熟

03 媒介传染病
灭蚊、灭鼠、灭跳蚤

04 血液、性和母婴传播疾病
规范亲密行为，切断传播途径

05 密切接触传染病
接触之后，记得洗手

06 环境播散传染病
水源污染要警惕，皮毛制品有危险

07　新发传染病与大流行
隔离、疫苗和特效药

**从 SARS
到 MERS
再到新冠肺炎**

过去 20 年里，冠状病毒十分嚣张，三种全新的病毒在人类中暴发流行，致使生灵涂炭。我们无法预测下一种冠状病毒何时出现，所能做的始终是严加防守。

序

当 2020 年 1 月初中国出现的不明原因肺炎病例越来越多的时候，我正在北京出差，受邀请为宣传流感的预防做一场报告，此时离中国政府宣布新型冠状病毒肺炎（简称"新冠肺炎"）存在人传人现象仅数天的时间。我离开北京的时候，全国已经是山雨欲来风满楼。我匆匆离开北京后，参加了上海市为第一例患者的确诊及布置后续工作的专家会。当时，全球范围内的科学家和医生都未预料到 2020 年 1 月开始在全球蔓延的新冠肺炎会给人类带来如此之大的影响。SARS（严重急性呼吸综合征）以来，世界卫生组织曾在 2009 年宣布当时发生了全球性流感大流行，但时过境迁，那次大流行最终草草收场，被归入季节性流感的范围，全球人的生活重归正常轨道。

与其说 2009 年流感全球大流行是一次预警，还不如说它让我们更加忽略了传染病大流行的潜在风险。

而今，新冠肺炎疫情却在全球蔓延，其严重程度远超 SARS、

2009 甲型 I11N1 流感及 2013 年的人感染 H7N9 禽流感，有人甚至直接将其与 1918 大流感相提并论。历史将向哪个方向演绎？这次疫情会如同 2009 年那次那样草草收场，还是如同 1918 年那次那样席卷全球，致使死亡病例高达数千万？

每每思考最近仍在全球蔓延的新冠肺炎的走向和中国的策略，我总是会迷失在历史的迷雾之中。人类从自然界中来，最终人类日益强大，不断侵犯自然，自然界中孕育的动植物与微生物不断调整其与人类的关系，制约人类不断扩张的野心。历史上每次传染病的暴发都对人类的繁衍与扩张造成极大的影响。我们只有回顾历史，在历史中寻找人类与自然的关系，才能看清未来的道路，依靠科学战胜疫病，与自然和好，这也是我们撰写本书的初衷。

2003 年以来的数次传染病大流行，人类都涉险过关

2003 年 SARS 来袭的时候，我们都以为这是一场席卷全球的新发传染病，但事实上，这场疫情最终感染的人数没有超过 1 万，全球死亡人数也没有超出 1 000。现在看起来，人类进入 21 世纪之后，抗击 SARS 疫情似乎只是一场前哨战。SARS 之后，我们自己以为准备好了，以为人类拥有无与伦比的完善的公共卫生体系和医药科技，可以阻挡一切传染病的袭击。

自 SARS 之后，根据世界卫生组织于 2005 年制定的《国际卫生条例》，国际上成立了由国际专家组成的突发事件委员会，委员会有权宣布发生传染病疫情的国家的疫情是否属于"国际关注的突发公

共卫生事件"（Public Health Emergency of International Concern，缩写为PHEIC）。各国应当履行对"国际关注的突发公共卫生事件"做出迅速反应的法律义务。该委员会成立后，人类又经历了一次全球性大流感（2009年甲型H1N1流感）的袭击，这是对"国际关注的突发公共卫生事件"宣布后的全球的第一次演练。

2009年甲型H1N1流感是一次由流感病毒新型变异株甲型H1N1新型病毒引发的全球性疫情。这场疫情在全球范围内造成了大流行，它虽然来势汹汹，却"虎头蛇尾"，各国储备的大量药物和疫苗，最终似乎没有用上，但这导致了人类对病毒大流行警觉性的下降。这是一次流感变异，是一次迅速和人类达成和解的病毒大流行。其致死率不高，人类的疫苗可以对其做有效防控，医院的医疗资源可以充分应对。

我们一直在猜测，一次真正的大流行，毒性更高、传播力更强的大流行什么时候到来。想不到我们等到的不是新型流感，而是新冠肺炎。

这就是历史，你永远不能预测，它总是出乎你的意料，但我们可以从历史中寻找智慧。尽管2009年暴发的甲型H1N1流感已经在中国普遍流行，但是我们的医疗资源可以充分应对流感疫情，这主要是因为这种疾病的致死率与常见流感没有差别，人类可以与之和平相处。

在2020年这次新冠肺炎疫情暴发之前，我们每次都能够涉险过关。人类就好像在一架安全性出问题的飞机上，虽然不能一直预防故障的发生，但是总能勉强降落。这次新冠肺炎大流行已经出现了历史上罕见的死亡病例数，我们能否再次安全着陆？

回顾历史，我们不需要太悲观

据估计，每年的流感流行会影响全球人口的 5%~15%。尽管大多数病例的病情是轻度的，但这些流行病仍在全球范围内造成 300 万~500 万人患重症，29 万~65 万人死亡。在发达国家中，尽管 H1N1 流感暴发（如 1918 年"西班牙流感"）在影响年轻、健康的人群方面的程度有所不同，但真正严重的疾病和死亡主要还是发生在婴儿、老年人和慢性病患者这些高风险人群中。这是人类对于传染病经常性的应对方式，是在我们的医疗体系耐受范围内的传染病流行。

除了这些每年出现的季节性流感，在 20 世纪，甲型流感病毒还引起了三场全球大流行：1918 年的"西班牙流感"，1957 年的"亚洲流感"，以及 1968 年的"香港流感"。1918 年的流感疫情始于春季的轻度病例潮，接着是秋季的更多致命病例潮，最终在美国造成数十万人死亡，在全球造成 2 500 万~4 000 万人死亡。

但我们必须清楚，1918 年，我们还处于无抗菌药物与抗病毒药物时代。在 1918 年的流感大流行中，绝大多数死亡是继发性细菌性肺炎造成的结果。流感病毒破坏了感染者的支气管和肺部，使鼻子和喉咙中的常见细菌感染了他们的肺部。由于可以治疗细菌性肺炎的抗生素的普遍应用，在随后的几次流感大流行中，病死人数要少得多，所以这次新冠肺炎疫情以来，中国在充分应对后，可以把病死率降到低于 1% 的水平。后期由于发现的无症状患者与轻症患者更多，新冠肺炎在中国的病死率可以因此逐渐降到与流感同样的水平。

新冠肺炎疫情再次让我们重视人类历史中的传统智慧

2019 年 12 月初，中国出现第一例新冠肺炎病例，到 2020 年 2 月 24 日，湖北确诊病例 64 287 例。也就是说，短短的两个多月，病例扩增了 6 万多倍。这是如何发生的？

高传染性传染病的暴发，往往有一个重要的特点：若不加以控制，疾病数常会呈现指数增长的态势，其中的一个重要指标就是 R_0 值，也就是传播指数。R_0 值是指在没有外力介入，同时所有人都没有免疫力的情况下，一个感染某种传染病的人，会把疾病传染给其他人的平均数。简单来说，就是"一个患者能将病传染给几个人"。R_0 值越大，感染人数增长的速度就越快。

指数增长有多可怕？成倍增长就属于指数增长。假如我们有一种足够大的纸，每折叠一次，纸张厚度就会翻倍，折叠 46 次，那这张纸的厚度将达到地球到月球的距离！

但是最终，中国依靠扩大检测、应收尽收、社区联防联控的策略，全面控制疫情，达到基本清零的目标。仅仅两个月，从暴发到完全控制，这种快速反应、有效控制的经验在历史上不曾有过，这值得我们复盘与总结。2020 年 2 月 24 日，中国—世界卫生组织新冠肺炎联合专家考察组在结束对中国为期 9 天的考察后，在京举行新闻发布会。该考察组认为，正是中国采用了全政府、全社会的这一经典、传统又看似老派的方法，避免了少则万余，多则数十万病例的出现，这是了不起的成就。国际社会明显在思想上和行动上，尚未做好准备采用中国的方法，而中国的方法是目前我们唯一知道的、被事实证明成功了的方法。考察组外方组长、世卫组织总干事高级顾问布鲁斯·艾尔沃德说："在全球也要不得不为疫情做应对和准备的过程中，我曾经像其他人一样有过这样的偏见，就是对于非药物干预措施的态度是模棱两可的。很多人都会说现在没有药，现在没有任何的疫苗，所以我们只能拍拍手表示没有什么办法。而中国的做法是，既然没有药，没有疫苗，那么我们有什么就用什么，能怎样调整就怎样调整，能怎样适应就怎样适应，能怎样去拯救生命就怎样去拯救生命。"[1]

历史上每次大流行，都让我们备感谦卑与警觉

"国际关注的突发公共卫生事件"是世卫组织可以发出的最高级别的警报，自 2009 年以来，仅用过 6 次。事实上，2014 年脊髓灰质炎疫情警报至今没有结束。该声明于 2014 年 5 月发布，在原本脊髓灰质炎野生株病毒近乎根除的大背景下，中亚、南亚及非洲地区出现了脊髓灰质炎野生株病毒疫情，这被视为"非同寻常的事件"。从 2012 年 1 月到 2013 年，在该病的低传播季节（即 1 月至 4 月），脊髓灰质炎野生株病毒的国际传播几乎停止，而在 2014 年，其同期国

---

[1]　http://www.xinhuanet.com/finance/2020-02/25/c_1125621306.htm.

际传播病例数陡增。如果不认真对待，现有情况可能导致人类无法在全球范围内根除脊髓灰质炎——世界上最严重的，但又是疫苗可预防的传染性疾病。

在 2014 年的脊髓灰质炎病例中，有 60% 是国际传播造成的，其中大部分是成年人携带的。这是因为即使是首次感染脊髓灰质炎病毒，每 1 000 人中只有 1~5 人会出现脊髓灰质炎的症状，而其他人都能产生免疫力。由于脊髓灰质炎现在已从世界上许多地方消失，这种自然暴露和免疫已基本停止。同时，疫苗引起的接触免疫正在下降，因为人们忽视了长期接受儿童期接种能加强免疫力的疫苗，或者越来越多的人从未接种过脊髓灰质炎疫苗。由于全世界的人对脊髓灰质炎的免疫力一直处于历史低位，因此脊髓灰质炎的任何再暴发都可能造成巨大影响。

自天花之后，人类可能做到灭绝的第二个疾病应该就是脊髓灰质炎。但目前国际上仍然有散发病例，一旦全球停止接种疫苗，则可能会导致非常惨重的后果。

2014 年关于脊髓灰质炎疫情的全球性警报，其实是在全球基本已经控制脊髓灰质炎流行，世界卫生组织希望早日根除这种可以通过疫苗来预防的疾病的前提下，个别国家的病例数陡然增多，并出现了大量向其他国家输出的病例，而全球很多地区的人群又已经不再具有针对脊髓灰质炎产生免疫力的情况下触发的。这个警报在经过了 6 年多后的今天依然没有结束。

疫情新常态下，每个人最好都懂一点儿传染病常识

在新冠肺炎仍在全球蔓延之际，我们有理由对自然界与微生物界保持加倍的敬畏之心。我们已经看到，在这样一个"文明与病毒、细菌之间只隔了一趟航班的距离"的时代，传染病对人类的杀伤力轻易就能被放大成千上万倍。

在抗击传染病的过程中，我们始终要怀抱希望，沉着应对。其实，只要每个人在平日生活中注意防护，就能够在一定程度上保护自己，就能让我们的城市免于再次发生病毒播散。但前提是，我们中的绝大多数人，都能科学而理性地认知"传染"这件事，知道不同传染病的不同特性，知道如何预防、如何做自我诊断。疫情新常态下，每个人最好都懂一点儿传染病常识，以更好地保护自己和家人。

所以就有了《张文宏说传染》这本书。如何用大众最乐于接受的方式，普及传染病专业知识，是我一直在想、在做的事。编写《张文宏说传染》的时候，敲下每句话之前，我都会问自己：没有医学常识的普通人能看懂吗？我们生活中处处可能受到传染病的侵袭：家里有老人、孩子，旅行的时候，换季的时候，自然灾害后……对每一种传染病，本书都对其历史和现实中的暴发流行进行了全面的介绍。在让大家了解疾病流行的同时，还提供了翔实的生活防护贴士，让我们既在历史中看清未来的走向，也在现实生活中过得更加安全。相信随着科学的发展，人类控制住传染病也只是时间的问题。

01

呼吸道传染病

常通风，戴口罩

呼吸道传染病是最具杀伤力的传染病。呼吸无声无色，在传染病防控中难度最大，日常生活中需备加注意。

呼吸系统感染是门急诊就诊的常见原因，也是全世界传染病致死的主要原因。肺炎和结核病（TB）分别是第一和第二大死亡原因，每年导致 600 万至 700 万人死亡。

病原体在体外生存的能力可能会使预防呼吸道疾病的传播变得复杂。例如，某些引起普通感冒的病毒可以在物品表面保持感染力好几个小时，这使得教室的课桌和门把手可能会被污染。这些没有生命的物体可以携带病原体，传播疾病。因此，减少呼吸道病原体传播的两种重要方法是经常洗手并避免触摸眼睛和口鼻。手上的病原体可以通过眼睛进入鼻腔。在那里，病原体可以攻击呼吸道并引发感染。

呼吸道病原体传播最主要的途径是通过空气播散的微粒和飞沫。呼吸道病原体具有高度传染性，可以迅速在社区内传播。呼吸道病原体暴发在大学中很常见。大学住宿的学生与一个或多个其他学生共享寝室，并在体育比赛、娱乐场所以及教室中与数百人接触。特别是在寒冷的季节，学生更加受限于室内活动，这大大增加了传播呼吸道病原体的机会。每年冬季，普通感冒、流感、链球菌引起的咽喉炎和支气管炎的暴发都很普遍。

尽管人每天会吸入数千种微生物，但正常人体呼吸系统的防御非常有效，可以预防感染和疾病。然而，部分微生物病原体已经发展出绕过这些防御的机制。微生物表面的黏附素使病原体附着在上皮细胞的受体上，从而使微生物不会从呼吸道中被清除。这些黏附素具有很高的特异性，有时能将感染仅限于呼吸道的一部分。例如，鼻病毒附着于位于上呼吸道的受体，因此仅限于引起普通感冒。然而，甲型流感病毒会附着在整个呼吸道黏膜上，并可能引起多种呼吸道疾病，从普通感冒到危及生命的肺炎。

本章中介绍的传染病暴发疫情强调了呼吸道病原体传播的高效性，及其所造成的传染病的严重性。

流感：
流感和感冒不是"一家人"

近年来，邮轮行已经成为中国人常见的一种度假休闲方式，无论是日本、韩国航线，还是地中海、加勒比海和阿拉斯加湾这些远程航线，都受到中国人的热捧。豪华邮轮一站式的服务越来越受到大家的青睐，特别适合携带老年人和婴幼儿出游的家庭。然而，邮轮上人口密度高，人们长时间聚集，为某些呼吸道和消化道传染病的传播创造了条件。

2000 年 6 月 23 日，在荷美邮轮公司的"鹿特丹号"邮轮上，9 名船员出现了急性呼吸道感染症状：咳嗽、咽痛，体温高于 37.8℃。在 24 小时内，这些船员已经出现了进一步症状。其中，3 名体温较高的船员，因临床疑似甲型流感，接受了金刚乙胺抗病毒治疗。

管理方据此怀疑可能是流感暴发，如果真是这样，后果将不堪设想：邮轮上搭乘了 1 311 名乘客，绝大部分来自美国；有 506 名来自多个国家的船员。本次航行共计 12 天，还要途经俄罗斯，最后抵达德国。一旦处理不当，不是邮轮被禁止靠岸，就是疫情在途经地点造成蔓延。

为了监测和控制可疑流感暴发，邮轮上的医疗人员启动了呼吸道疾病预案，监测呼吸道疾病病例。他们收集了所有发病者的医疗和社会学信息，包括国籍、船舱号、船员岗位。截至 6 月 29 日，一共排查出 38 名船员和 26 名乘客出现急性呼吸道症状。

最可能的指示病例[①]是一名 78 岁的美国乘客。她在访问英国伦敦后登船，上船时已经出现了急性上呼吸道症状。上船后，她绝大部分时间待在自己的船舱里，偶尔出来吃饭。因此直到 6 月 28 日，也就是航行的第 5 天，她才引起医疗人员的注意。

6 月 25 日和 26 日，又有两名船员出现急性呼吸道症状。两人均是船舱和餐厅的服务员，都服务过这名美国乘客。

其他患病船员曾与这两名船员一起工作、交谈，或者在同一船舱共处。

最终，邮轮上一共有 64 名船员和 54 名乘客被诊断为急性呼吸道感染。直接荧光抗体检测提示乙型流感病毒呈阳性，甲型流感病毒检测以及细菌检测均为阴性。

呼吸道传染疾病，就是这么可怕。

流感的前世今生

人人都知道下一次流感迟早会来，却没人知道具体时间，

---

① 指示病例，指在一起暴发疫情中符合病例定义，最早发现和报告的病例。——编者注

也不知道它会以什么方式来。这就像我们虽然能听到钟表的嘀嗒声，却不知道现在几点一样。

流感的几次大流行

在过去的 300 多年里，每隔三四十年，流感就会在全球肆虐一次。在人类发明流感疫苗以前，每次流感大暴发都会夺走几百万人的生命。

公元前 500 年，古希腊医生希波克拉底将一种持续了 3 年的瘟疫称作"佩林瑟斯的咳嗽"，这是人类历史上第一次提到流感。

1173 年，意大利和法国都暴发了类似流感的流行性传染病。虽然在早期，人们通常无法区分流感和其他疾病（比如霍乱和瘟疫等），但经过近年来的研究、考据，当今的历史学家认为，这一场暴发，是真正意义上的人类历史考证的流感。

1918 年，第一次世界大战结束前夕，由甲型 H1N1 流感病毒引发的"西班牙流感"（即西班牙型流行性感冒）大流行，横扫美洲、欧洲、亚洲，造成全球超过 5 亿人感染，2 500 万~4 000 万人死亡，可谓人类历史上最严重的流行病疫情。

如今，人们已经可以清晰地绘制出"西班牙流感"的行进路线了：1918 年 3 月，它先在美国堪萨斯州暴发，随后迅速扩散到美国费城、纽约等大城市，然后搭乘参加第一次世界大战的美国军舰，播散到了欧洲。

1918 年 9 月，病毒发生变异，第二波侵袭开始。它从法国出发，迅速蔓延整个欧洲，英格兰和威尔士的死亡人数高达 50 万。受疫情影响最严重的是西班牙，包括国王阿方索十三世在内的 800 万人感染。由于是西班牙最先报道了此次疫情，这次流感也被称作"西班牙流感"。

1919 年，第三波疫情暴发。这次从欧洲向亚洲、澳大利亚、新西兰全面扩散，成为第一场真正意义上的全球疫情。

当年，我国从南到北多个地区都暴发了疫情，由于病原不明（流感病毒在 1933 年才被发现），患病者又普遍出现"身热咳呛""周身骨痛"等症状，这次大流感在一些地方被称为"骨痛病"或"五日瘟"。总体而言，我国的病死率要低于其他国家。

1957 年，又出现了 20 世纪第二次全球性流感，它被称作"亚洲流感"，致病病毒是一种野鸭结合已有人类病毒的突变株（H2N2）。它首次暴发于中国贵州，后蔓延至全球，致死人数约 200 万，比 1918 年的流感温和得多。

1968 年，流感病毒从 H2N2 变异至 H3N2，"亚洲流感"再次来袭。这次流感又被人们称作"香港流感"，它是 20 世纪第三次也是最后一次全球范围内的大流感。

1977 年，"俄罗斯流感"在苏联远东地区暴发，并蔓延至全世界。引发此次流感流行的病毒株为之前流行的 H1N1 毒株的变异体。因此，在该病毒株流行期生活过的人，即出生于 1957 年前的人，对该病毒株感染具有免疫力和抵抗力，所以此次病毒主要侵袭 25 岁以下的青年人和中小学生。

2009 年，甲型 H1N1 流感病毒在不到 100 年后卷土重来。这一病毒在墨西哥和美国出现，而后迅速在全球范围蔓延，并导致 21 世纪的首次流感大流行。

流感疫苗的诞生

1918 年"西班牙流感"暴发以后，人们一直在努力寻找引发"西班牙流感"的病原体。人们曾发现一种名叫流感嗜血杆菌的细菌，也一度怀疑它就是引发流感的病原菌，但是进一步的研究发现，流感嗜血杆菌只有在一小部分流感病人中才能发现，并非总能在流感病人的标本中被分离，因此流感嗜血杆菌作为病原菌越来越受到质疑。那么，流感的病原体到底是什么呢？ 1930 年，美国洛克菲勒医学研究所研究员理查德·肖普（Richard Shope）成功地从猪身上分离出第一株流感病毒。不过这还不够，要想大规模量产疫苗，必须先要解决病毒培养的问题。

直到 1935 年，才有澳大利亚病毒学家和免疫学家弗兰克·麦克法兰·伯内特（Sir Frank Macfarlane Burnet）建立了一套利用鸡胚分离和繁殖流感病毒的方法，由此解决了疫苗量产问题。这套技术后来成为实验室的标准工作程序，并被广泛应用于流感疫苗的生产。到这时，人们对于获得数量稳定、质量可靠的流感疫苗的生产方法才有了里程碑式的突破。

疫苗被生产出来还不能直接使用，必须先经过减毒或者灭活，降低毒性后才能应用于人体。1935 年，托马斯·弗朗西斯（Thomas Francis）和同事研制出世界上首支流感疫苗——一种用鸡胚生产的甲型流感病毒的单价灭活疫苗。经过一系列的试验和评估，该疫苗于20世纪40年代开始在美国使用。从此以后，接种流感疫苗成了预防流感最有效的手段，可以显著降低接种者罹患流感和发生严重并发症的风险。

此时，科学家们确定了流感病毒，并开始大量生产流感疫苗，同时，他们也认识到流感病毒有多么"狡猾"。数据显示，流感疫苗存在明显的"脱靶"现象，其效力基本在70%~90%，很多时候不足60%，有些年份甚至会降至10%。这是因为流感病毒每隔几年就会发生变异，产生新的毒株，发生"抗原性漂移"或"抗原性转换"，人体对不同毒株并不会产生交叉免疫力[1]。也就是说，现有的疫苗不能预防新变异的流感病毒，而我们不能预知未来会有哪种新型流感毒株出现。为此，世界卫生组织（WHO）每年会组织两次讨论和分析，根据全球流感监测网络收集全球流感流行情况，预测流感流行趋势，从而推荐适合本年度流感疫苗生产的毒株。之后，疫苗制药商会启动生产，进行临床研究，验证免疫应答[2]以确保疫苗的效力。测试成功后，疫苗才能进入量产，直到送至世界各国。从官方预测当年的流行病毒株到疫苗可以在人群中接种，大约需要7个月。

如果预测出现了偏差，预测外的流感病毒就会流行。其实，预测结果与实际不符的情况，在现实中已经出现过不止一次。但无论如何，流感疫苗仍是目前预防流感大规模暴发最有效的手段。

---

① 交叉免疫力，指的是接种针对A病原体的疫苗，使机体产生针对B病原体的免疫力。

② 免疫应答是指机体免疫系统对抗原刺激产生的以排除抗原为目的的生理过程。

人人都知道下一次流感迟早会来，却没人知道具体时间，也不知道它会以什么方式来。这就像我们虽然能听到钟表的嘀嗒声，却不知道现在几点一样。人类抗击流感之路，依然任重而道远。

流感知识小科普

流感病毒之所以每年都能发生大大小小的流行，无法完全被疫苗预防，是因为流感病毒能够不断变异。

流感是"流行性感冒"的简称。流感由流感病毒引起，这是一种最常见的呼吸道病毒。普通感冒大多数是自限性的，患者通常服用一些"感冒药"就能自行恢复了，但是流感却非等闲之辈，它不仅能造成重症感染，还会威胁生命！根据流感的病毒株循环和疫苗的有效性，每年有 2 万 ~4 万人死于流感。冬季是流感高发季节，流感死亡率占肺炎死亡率的 10%。

流感，主要由甲型、乙型流感病毒引起患者的临床症状和季节性流行。通常来说，甲型流感病毒感染较为严重。甲型流感病毒的分类基于两种不同的衣壳蛋白：血凝素蛋白（H）和神经氨酸酶蛋白（N）。大家耳熟能详的如 H1N1、H2N2 和 H3N2 等，还有人感染的高致病性禽流感（如 H5N1、H7N7）的死亡率甚至会超过 60%。流感病毒之所以每年都能发生大大小小的流行，无法完全被疫苗预防，是因为流感病毒能够不断变异。

前文已述，病毒发生变异会产生新的毒株，发生抗原性漂移或抗原性转换。随着时间的推移，这些关键抗原在一定程度上改变了它们的结构，使感染宿主对其不再产生免疫反应。甲型流感病毒发抗原性漂移的速度，高于乙型流感病毒。

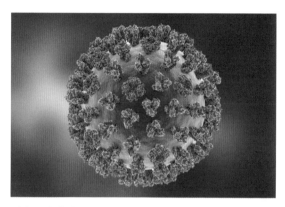

图 1-1   甲型流感病毒的外观结构：病毒表面的血凝素蛋白（Ｈ）和神经氨酸酶蛋白（Ｎ）

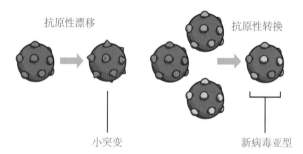

图 1-2   抗原变异分为抗原性漂移和抗原性转换。抗原性漂移：指基因组发生突变导致抗原的小幅度变异，不产生新的亚型，属于量变，没有质的变化。抗原性漂移多引起流感的中小型流行。抗原性转换：流感病毒抗原发生的大幅度或彻底的变异现象

抗原性转换则可以发生于甲型流感病毒。同一个宿主体内发生人类和动物病毒重组，由此产生的重组病毒是独一无二的，能引起世界范围的大流行。

要想预防流感，就要注意在高发季节佩戴口罩，避免与流感患者接触，频繁、彻底地洗手，避免手接触眼睛和鼻子。除了改变个人卫生习惯的预防措施，流感疫苗的接种尤为重要。流感疫苗包括灭活疫苗和减毒活疫苗。目前使用的流感疫苗都是针对甲型流感病毒和乙型流感病毒起作用的。传统的三价流感疫苗就是含有两种甲型流感病毒株和一种乙型流感病毒株的疫苗；四价流感疫苗是含有两种甲型流感病毒株和两种乙型流感病毒株的疫苗。因此，在没有重大抗原性漂移或抗原性转换的情况下，每年流感季节到来前接种疫苗，是有效和安全的预防措施。

**流感
知识卡片**

感染途径	吸入患者咳嗽和打喷嚏产生的飞沫，或手在接触污染物后触摸眼睛和鼻子。
潜伏期	平均为 2 天。
易感人群	老年人或者是婴幼儿，以及慢性病患者或者是免疫力低下的患者。住院患者、5 岁以下幼儿、65 岁以上老年患者、孕妇和慢性疾病患者容易出现重症。

感染者症状	发热（通常高热）、头痛、乏力、咳嗽、流鼻涕或鼻塞、全身酸痛、咽痛，儿童可能出现腹泻和呕吐；严重者可以继发细菌感染，导致肺炎甚至死亡。
如何诊断	通常取咽拭子进行检测。抗原快速诊断检测，能在 30 分钟内确诊是否已感染流感病毒。也可以通过检测病毒核酸确诊。
如何治疗	• 在发病 48 小时内尽早开始接受抗流感病毒的药物治疗，超过 48 小时使用仍有效果。抗病毒治疗首选神经氨酸酶抑制剂，如奥司他韦或扎那米韦。对重症患者更推荐奥司他韦。推荐的抗病毒疗程为 5 天，医生可根据情况延长疗程。 • 对症治疗。
如何预防	• 高发季节佩戴口罩，避免与流感患者接触，频繁、彻底地洗手，避免手接触眼睛和鼻子。 • 大于 6 个月的儿童和成人均应每年接种流感疫苗。对于以下高危患者，尤其推荐优先接种：老年人、儿童、孕妇、慢性病患者和医务人员等流感高危人群。最佳接种时间为9—10月，且需要每年接种！

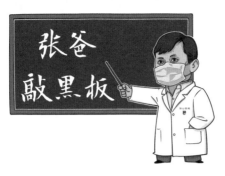

1. 流行性感冒是感冒的一种吗？

流感的全称是流行性感冒，但流行性感冒跟普通感冒根本不是"一家人"。如果说流行性感冒是老虎，那普通感冒可能是苍蝇。

流感由流感病毒引起，冬季和春季最容易流行。说流感是"大号的感冒"其实是一种误会。虽然流感患者也会表现出发热的症状，同时还会感到头痛、肌肉酸痛、关节痛，但是老人、孩子、患有慢性病的人，以及体质虚弱者一旦患上流感，很容易出现比较严重的并发症，最严重的时候甚至会因病而亡。因此不能小瞧流感，平时要注意防护，体弱者最好接种疫苗，貌似感冒者如果出现呼吸困难的症状，要及时就诊。

而普通感冒可能由 200 多种常见病毒或者细菌引起，一年四季都可能发病。症状比流感轻得多，主要是鼻塞、流鼻涕、咳嗽、咽痛、打喷嚏、发热等，正常体质的人，一般都能自愈。

2. 一年四季什么时候最容易感染流感病毒？

我国的流感主要有甲型和乙型两种。乙型只在每年冬天常见。甲型流感的分布与纬度有关：北纬 33°（大约在南京和西安之间的一条沿汉江和淮河走向的长带）以北的北方地区，冬季 1—2 月常有流行；而北纬 27°（处于亚热带温暖湿润气候区，穿过西藏、云南、四川、贵州、重庆、湖南、江西、浙江等地）以南的南方，每年 4—6 月流行；中间地带的人比较辛苦，1—2 月和 6—8 月要遭遇两次流行。所以，流感并非只有冬季才有。

3. 如何判断自己得的是不是流感？

普通感冒其实只感染上呼吸道，所以症状主要是鼻塞、流鼻涕、打喷嚏、流眼泪、头晕、头痛等，有人也会伴有咽炎或扁桃体发炎等症状。感冒虽然让人难受，但一般症状较轻，也不一定会发烧，即便是不吃药，一般 5~7 天也能自行痊愈。

但是流感不一样。如果你突然感觉双腿疼痛乏力，嗓子痒，偶尔丁咳，那就要警惕了，赶紧想想最近有没有去人多的地方，有没有和流感患者挨得太近。

流感的主要症状是浑身酸痛，并伴有 39~40℃的发烧，而且反复发烧，一般会持续 3 天以上。严重的时候会导致心肌炎、肺炎、肾衰竭等多种并发症，最严重的时候会导致死亡。

4. 重症流感能有多严重？

流感病毒在进入人体（通常通过眼睛、鼻子或者嘴）

之后，通过"劫持"鼻子和喉咙中的人体细胞来复制自己。大量的病毒聚集以后，便引发了免疫系统的强烈反应，此时免疫系统会派遣大量的白细胞、抗体及炎性细胞因子以消除外来的威胁。人体免疫功能一般能够成功清除病毒，人体感染后会在几天或几周内恢复。但有时，重症流感也会摧毁人体的肺组织，导致肺脏无法交换足够的氧气，造成人缺氧和死亡。重症的流感与这次的新冠肺炎有点儿相似，所以有人会把这次新冠肺炎称为"大号的流感"。事实上，重症的流感与重症的新冠肺炎很接近，都会严重损害我们的肺部，引起呼吸衰竭。

5. 得了流感如何不传染给家人？

发现自己得了流感之后，赶紧自我隔离。要是条件许可，就单独居住。必须要出门的话，就一定要戴口罩。尽可能不去人多的地方，比如宾馆、车站，不然有可能传染更多的人。

6. 流感季如何预防孩子被传染？

最好的办法还是尽量少在人群聚集的地方活动。有事必须出门的话，就一定要戴好口罩，咳嗽、打喷嚏时用纸巾、毛巾等遮住口鼻，实在不行，用手遮住也可以，然后马上洗手。洗手尽量用肥皂或洗手液。对被流感病毒污染的物品进行消毒。

7. 什么样的人容易得流感？

所有人都容易感染。不过 5 岁以下儿童、65 岁以上老人、孕妇，以及哮喘、糖尿病、心脏病等慢性病患者，更容易感染。

8. 流感疫苗应该怎么接种？

流感病毒非常容易变异。世界卫生组织会根据测试，预测在下一个流行季节，哪种流感病毒流行株会流行，然后推荐给各个国家。各国研发生产疫苗的企业根据世卫组织的推荐，生产当年的流感疫苗，所以每年的疫苗都会有所不同。

接种后 2~4 周产生抗体；6~8 月后抗体滴度开始衰减，因此最好每年都接种流感疫苗。

我国各地每年流感高发时间和持续时间不同，为了获得保护，应当在当年流感疫苗上市后赶紧接种，最好不要超过 10 月底接种。如果在 10 月底前没接种，在整个流行季节也可以接种。在同一个流感流行季节，已经完成流感疫苗接种的人就不需要重复接种了。

孕妇在孕期的任一阶段均可接种流感疫苗，建议只要本年度的流感疫苗开始供应，就尽可能地早接种。

9. 接种流感疫苗后还会得流感吗？

到目前为止，接种流感疫苗仍然是预防流感最有效的手段，可以显著降低接种者感染流感、出现并发症的风险。在大多数年份，疫苗都能和流感匹配，具有良好的保护力。不过有两点需要注意：一是疫苗有一定可能性和流感不匹配，这时候接种疫苗的效果就会受影响；另一个是流感疫苗只能预防流感病毒引发的流感，其他一些疾病，比如副流感病毒、腺病毒，它们引起的症状和流感很像，但不是流感，所以流感疫苗不能预防这些疾病。

10. 季节性流感和流感大流行有什么区别？

季节性流感，是由流感病毒引起的急性呼吸道传染病，一般是已知的流感病毒定期流行引发的疾病。目前已知的流感病毒有甲、乙、丙、丁四种类型，引起季节性流行的是甲型（H1N1 亚型和 H3N2 亚型）和乙型（Yamagata 系和 Victoria 系）流感病毒。在我国北方，一般情况下每年 11 月至次年 2 月为流感流行高峰。因为现在对它们的流行时段、治疗手段掌握得比较充分，所以容易防范。

但是，流感大流行一般是指当甲型流感病毒变异出现新亚型，或旧亚型重现，人群普遍缺乏相应免疫力时，这就会造成流感病毒在人群中快速传播，引起全球范围内的流行。

麻疹:
无情的"儿童杀手"

麻疹，一种可以通过疫苗有效预防的传染病，曾经几乎被消灭，而今却依然在世界很多地方危害人类的健康。麻疹可能是历史上最无情的"儿童杀手"。尽管人类在 20 世纪 60 年代就已经研制了有效的疫苗，但在 2017 年，全球仍有 11 万人死于麻疹。2018 年，这一数字超过了 14 万，其中大多数是 5 岁以下儿童。麻疹在发展中国家和地区发病率最高，然而，它还经常在美国和其他发达国家暴发和流行。

2019 年年初，美国华盛顿州州长杰伊·英斯利开始宣布全州进入紧急状态。华盛顿州允许各机构和部门使用州府资源，"尽一切可能帮助受影响的地区"。

是什么情况能让华盛顿州州长这样如临大敌？

答案是麻疹疫情。美国 ABC 新闻（ABC News）报道，至当地时间 2019 年 1 月 27 日，确诊病例已经达到 35 例。

报道称，位于华盛顿州南部的克拉克县有 35 例麻疹病例。其中 31 例病患未接种过麻疹疫苗，另外 4 例未经核实。在 35 例病患中，有 25 例是 1~10 岁的儿童。

看似普通的麻疹，为什么会使美国华盛顿州进入紧急状态？不足 40 例的麻疹感染者，为何会在美国造成如此严重的影响？

想要解答上述问题，我们不妨回到 2002 年的委内瑞拉，从一个暴发案例开始看起。

2002 年 1 月，委内瑞拉一个 7 个月大的女婴被父母送进了当地医疗机构。

女婴最初的症状是发烧，伴有全身扁平的红色点状皮疹。在她入院后不久，照顾她的护士就出现了被感染的症状，然后迅速波及了更多的接触者。其中一名接触者在不知情的情况下，前往委内瑞拉法尔孔州的一个著名旅游景点游玩。在随后出现的多达 165 名感染者中，52% 的患者于此次疫情暴发期间在该景点游玩过。这些患者很快都被确诊感染了麻疹。

不过，女婴并不是这次流行中的第一个麻疹患者。经确认，第一个麻疹患者出现在委内瑞拉的苏利亚州。患者是一名 27 岁的女性，她是当地一家诊所的办公室辅助护士，为当地居民提供卫生保健服务。这位护士于 2001 年 10 月 25 日出现麻疹症状，随后很快感染了其他 4 人。

在接下来的几个月内，疫情蔓延到整个苏利亚州。截至 2002 年 7 月 24 日，该地区一共有 2 074 例确诊患者。

经过几个传播链证据追溯，最终确定指示病例为这位卫生保健工作人员。

2002 年 2 月初，疫情蔓延到委内瑞拉的 14 个州，包括与哥伦比亚接壤的 4 个州。2002 年 7 月，委内瑞拉境内共报告了 6 380 例感染者。

人们已经通过疫苗降服了麻疹，为什么还会有这么多人受害？

追溯至 2000 年，委内瑞拉的常规麻疹、腮腺炎和风疹疫苗接种覆盖率是 84%。而到 2001 年 9 月，估计接种覆盖率已经下降到 58%，在靠近哥伦比亚北部边界的委内瑞拉境内更低，例如：法尔孔州为 44%，苏利亚州为 34%。

为什么会这样？

麻疹的前世今生

麻疹卷土重来的原因，竟然是有太多家长拒绝让自己的孩子接种疫苗。

古老的牛瘟病毒

根据现代分子生物学的研究，麻疹在公元 500 年后，才侵入人类世界，成为一种人类疾病。

最早对麻疹进行系统描述的，是波斯医生拉齐，他在《论天花和麻疹》中首次将麻疹与天花、水痘加以区分。

根据现在人们对麻疹演变的了解，拉齐于 1 000 多年前的描述是准确无误的。

近年来，学界对病毒突变率的研究表明，麻疹病毒是从牛瘟病毒演变过来的。1100—1200 年，麻疹是一种人畜共患疾病。只是在这一时期之前，由于当时的病毒尚未完全适应人类，且人类没有大规模聚居，所以无论其发病规模还是发病率都很有限。

研究发现，麻疹要有超过 50 万的易感人口，才能引发大流行。中世纪欧洲城市是在人口流动性大幅增长之后才有了这样的条件。

假如没有人员流动，麻疹就会是一种地方流行病，它会一直存在于某一个社区，而在当地生活的人都会产生抵抗力。然而，对于没有接触过麻疹的人群而言，一旦接触这种疾病，其后果可能是毁灭性的。

1529 年，古巴暴发麻疹，那些在天花疫情中都能幸存的本地人，在这次疫情中的死亡率高达三分之二。

两年后，麻疹杀死了洪都拉斯一半人口，还蹂躏了墨西哥、中美洲和整个印加文明。

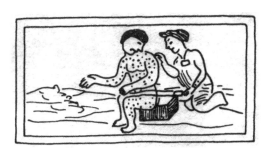

图 1-3　16 世纪阿兹特克人描绘的麻疹患者

1855—2005 年这 150 年间，麻疹在全世界造成约 2 亿人死亡。

• 19 世纪 50 年代，麻疹夺走了夏威夷 20% 的人口。

- 19 世纪中，麻疹杀死了 50% 的安达曼人。
- 1875 年，麻疹造成 40 000 多斐济人死亡，约占斐济人口的三分之一。

在疫苗被推广应用之前，每年有 700 万~800 万个儿童死于麻疹。但是，研制疫苗不是朝夕之功。

直到 1954 年，科学家才从 13 岁的美国男孩大卫·埃德蒙斯顿（David Edmonston）身上，第一次分离出了麻疹病毒，然后在鸡胚胎组织培养基质上进行了适应和传代。到目前为止，已经分离鉴定出 21 株麻疹病毒。首次分离出麻疹病毒后不久，莫里斯·希尔曼（Maurice Hilleman）研制出首支成功的麻疹疫苗。1963 年，莫里斯的疫苗被批准用于预防麻疹。1968 年之后，改进的麻疹疫苗开始推广普及，人类终于有了免于遭受麻疹荼毒的有效武器。

据估计，莫里斯·希尔曼的麻疹疫苗每年可避免 100 万人死亡。

美国麻疹的死灰复燃

在没有疫苗的年代，美国每年会发生约 50 万例麻疹病例。

1963 年，莫里斯的麻疹疫苗开始在美国应用。由于全民免疫计划推广得力，美国的麻疹发病率骤降。自 1981 年开始，报告的麻疹病例数维持在相对稳定的水平：1981 年有 3 124 例，1982 年有 1 714 例，1983 年有 1 497 例，1984 年有 2 534 例。截至 1985 年，美国 97.5% 的县已没有麻疹病例。

随着两剂麻疹疫苗计划①的推进，美国的麻疹病例数进一步降低，100 万人里都找不到 1 个麻疹病例了。

当 MMR 疫苗（麻疹 – 腮腺炎 – 风疹三联疫苗，以下简称"三联疫苗"）出现后，美国在此基础上建立了公共卫生防线，把对新生儿伤害最大的三种传染病扼杀在婴幼儿时期。美国也于 2000 年宣告：美国本土消灭了麻疹，平均每年仅有约 60 例的输入病例。

然而，从 2008 年开始，麻疹在美国出现死灰复燃的迹象，病例逐年增多。

2014—2015 年，美国七个州暴发麻疹疫情，有 147 人感染病毒，并将之散播到加拿大及墨西哥。在加州的迪士尼乐园里，1 名麻疹患者感染了超过 100 名游客。因此，这次疫情也被称作"迪士尼麻疹"。

麻疹卷土重来的原因，竟然是逐年下降的接种率。

权威医学杂志《美国医学会杂志》（*The Journal of the American Medical Association*，简称 JAMA）分析了美国的麻疹病例，结果发现：2000 年以来的 1 416 例麻疹患者中，仅有 14.1% 接种了麻疹疫苗。这些没有接种疫苗的患者主要为儿童，70.6% 都是由于其父母拒绝疫苗接种，然而这些父母拒绝的理由，却都没有医学根据。

紧接着，在 2017 年，从美国明尼苏达州开始，暴发了近 30 年来最严重的麻疹疫情，此后，疫情向美国各地蔓延。

2019 年年初，麻疹疫情在美国华盛顿州持续扩大。随后，华盛顿州州长宣布全州进入紧急状态。有学校称：所有未接种疫苗的学

① 在美国，儿童要接种两剂麻疹疫苗，第一剂在 12~15 月龄时接种，第二剂在 4~6 岁时接种。

童都不得上学。当地官员表示，麻疹疫情会大流行，就是因为有太多家长拒绝让自己的孩子接种疫苗。

疫苗的信任危机

研究发现，未接种疫苗的儿童患麻疹的风险是已接种疫苗儿童的 35 倍；同时，未接种疫苗儿童越多的社区，麻疹的发生率越高。

为什么会有这么多人没有接种麻疹疫苗？

公共卫生与心理健康部门在调查访谈中发现，一些家长之所以会拒绝让孩子接种麻疹疫苗，一是对疫苗的安全性存在担忧；二是认为过早接种疫苗会导致儿童患自闭症；三是和宗教信仰冲突。

三者中，最重要的阻碍是"过早接种疫苗会导致儿童患自闭症"这一观念。但是，这其实是被一篇曾经发表在《柳叶刀》（*The Lancet*）上的论文误导了。

1998 年 2 月 27 日，位于伦敦的英国皇家自由医院（Royal Free Hospital）的胃肠病学专家安德鲁·维克菲尔德（Andrew Wakefield）博士召开发布会，宣布已经发现了自闭症的病因。他的数据第二天就被刊登在著名的医学杂志《柳叶刀》上，其结论如下：自闭症是由三联疫苗引起的。然而，最终事实表明：这些数据都不靠谱。维克菲尔德也被禁止在英国行医。《柳叶刀》杂志也为此公开道歉，宣布撤回之前的文章。后续也有许多严谨的科学家发表文章澄清事实，证明疫苗和自闭症没有关系。但是，这一切都没法打消民众对此的疑虑。一些极度谨慎的父母干脆拒绝孩子接种三联疫苗。英国自 1988 年疫苗接种运动开始后，接种覆盖率在 1995—1996 年高达 92%。但在这次风波之后的 2003—2004 年，三联疫苗的接种率骤降至 80%，伦敦一些地区的覆盖率甚至只有 58%。数百个儿童因此患上了麻疹，其中 4 人不治身亡。

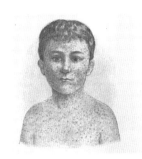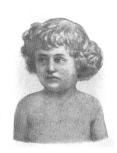

图 1-4　麻疹的典型症状：稍微凸起的红色点状皮疹

　　而自闭症病例也没有因为家长拒绝让孩子接种三联疫苗而变少，反而越来越多了。不过这并没有让父母们警醒，"反疫苗运动"反而越演越烈，很快从英国扩散到了日本、澳大利亚、新西兰和美国。

　　雪上加霜的是，《柳叶刀》上的那篇文章也殃及了其他疫苗。更多疫苗被父母们拒绝了。最后，有些父母索性什么疫苗都不让孩子接种了。对许多父母来说，决定是否接种疫苗是一个风险 – 获益的评估过程。越来越多的家长拒绝或是推迟疫苗的接种。在参加调查的儿科医生和家庭医生中，有 93% 报告每月至少有 1 个家长要求延迟疫苗的接种，主要是因为家长对疫苗的安全性担忧过度，对不接种疫苗可能感染的疾病认识不足。

　　还有一个原因是疫苗的质量问题。由于许多疫苗技术并不完善，虽然概率很低，但仍存在接种后产生副作用的现象。对于疫苗的信任危机几乎是不可避免的，而由此引发的"反疫苗运动"是许多国家公共卫生事业面临的一道难题。

但根据科学数据和历史经验，目前，接种疫苗仍然是预防麻疹最有效的措施。1978 年，我国将麻疹疫苗纳入国家扩大免疫规划。目前国内要求儿童在 8 月龄接种麻疹疫苗，在 18 月龄第 2 次接种三联疫苗[①]，部分地区建议 4 岁半时第 3 次接种三联疫苗。近年来，我国麻疹类疫苗（MCV1 和 MCV2）接种比例都保持在 99% 及以上。

我国自 2020 年 6 月起，在全国范围内实施 2 剂次麻疹—腮腺炎—风疹联合减毒活疫苗的免疫程序，8 月龄和 18 月龄各接种 1 剂次麻疹—腮腺炎—风疹联合减毒活疫苗。

麻疹知识小科普

麻疹病毒粒子可以悬浮在空气中稳定两小时，所以传染性极强。

麻疹是一种由麻疹病毒引起的呼吸道传染病，它的可怕之处在于传染性极强！让我们来比较一下麻疹和其他常见的呼吸道传染病的基本传染指数 R_0 的大小，R_0 越高代表其传染性越强。麻疹的 R_0 为 12~18，天花的 R_0 为 5~7，风疹的 R_0 为 5~7，SARS 的 R_0 为 2~5。

---

① 一般来说，第一针含有麻疹疫苗的成分就可以，第二针是三联疫苗。

在麻疹疫苗出现之前，麻疹呈周期性流行，易感者初次感染麻疹病毒后几乎全部患病，90% 以上的患者为 9 岁以下儿童。麻疹曾经是婴幼儿及学龄前儿童死亡的主要原因。

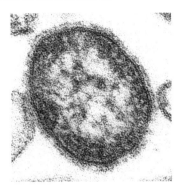

图 1-5　麻疹病毒是副黏病毒家族的一员。该病毒有螺旋状病毒核衣壳，内含单股负链 RNA（核糖核酸），包含遗传信息

麻疹感染者会发烧 2~4 天，最高体温可达 40℃。随后，感染者出现咳嗽、流鼻涕的症状，皮疹最初从耳后发际开始，然后向下发展，遍布全身。此外，一个典型的症状是：在与磨牙相对的颊黏膜上，出现灰白色小点，周围有红晕，它被称为"麻疹黏膜斑"（Koplik's spots）。皮疹通常持续 5 天。

已经对麻疹产生免疫的母亲，尤其是因感染而产生抗体的母亲，在孕期就会向子宫里的孩子传递抗体，提供麻疹的保护力，但这些抗体在婴儿长至 9 个月后就会逐渐消失，因此孩子需要通过接种麻疹疫苗来获得抗体。

1963 年，首支麻疹疫苗问世之后，麻疹的发病率急剧下降。根据世界卫生组织官网的数据，2000—2018 年，全球麻疹的死亡人数从 54.5 万下降至 14 万，下降了 73%，流行的形式主要是散发病例。麻疹因此逐渐淡出公众视野，于是人们开始忽视疫苗的接种。到 2019 年，麻疹又悄悄地卷土重来，开始持续出现暴发病例，欧洲多个国家因此失去"已经消灭麻疹"的地位。

麻疹知识卡片

感染途径	吸入空气中的病毒颗粒和患者打喷嚏产生的飞沫。病毒粒子可以悬浮在空气中稳定两小时，一旦接触物体表面，就会迅速灭活。
潜伏期	平均为 10~14 天。
易感人群	8 个月的婴儿（从母亲获得的抗体逐渐消失）至 7 岁以下的儿童；未接种麻疹疫苗者普遍易感。
感染者症状	• 首先出现急性呼吸道症状，包括流鼻涕、发热、患结膜炎、咳嗽。 • 特征性皮疹：红色、稍微凸起的点状皮疹，皮疹自耳后发际开始，逐渐波及头面部、颈部，自上而下蔓延到躯干和四肢；出疹前 2~3 天可见麻疹黏膜斑。 • 少部分患者可出现严重的并发症，包括肺炎、喉炎、脑炎等。
如何诊断	主要依靠临床表现诊断，也可以通过抽血检测患者的血清特异性抗体，或者用检测鼻咽分泌物的麻疹核酸诊断。
如何治疗	• 目前无特效抗病毒药物。 • 以对症治疗为主：休息，保证液体摄入量，纠正电解质紊乱，用非处方药减轻发热和头疼症状，如对乙酰氨基酚或布洛芬。
如何预防	• 传染性强，应隔离感染者。 • 避免高发季节至人群密集处，正确佩戴口罩，勤洗手。 • 接种减毒活疫苗是非常有效的预防手段，它常作为三联疫苗的一部分，同时预防麻疹、腮腺炎和风疹。

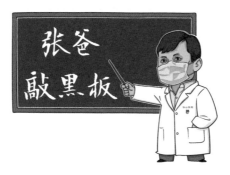

1. 麻疹和荨麻疹的区别是什么？

麻疹和荨麻疹看上去就差一个字，其实它们之间的区别比流感和普通感冒还大。

麻疹是病毒性疾病，而荨麻疹是过敏性疾病。

麻疹是通过呼吸道传染的，不遗传；而荨麻疹不传染，过敏体质有可能会遗传。

荨麻疹在任何年龄段都有可能发病，而且很多原因都能导致发病，比如食物、药物、花粉、细菌感染。发病时，身上会起云朵状风团，还会融合成大片，非常痒。

麻疹病人需要隔离，避免传染，还要预防并发症；而荨麻疹病人该操心的是找病原，严重的需要采用抗过敏药物，甚至激素进行治疗。

2. 儿童是易感人群吗？儿童得了麻疹怎么办？

对，麻疹是儿童最常见的急性呼吸道传染病之一。

没有麻疹疫苗时，中国的孩子在 15 岁以前几乎都会感染麻疹。1978 年，我国将麻疹疫苗纳入国家扩大免疫规划，发病率很快就降了下来。1998 年，我国又提出加速控制麻疹规划，现在全国每年的发病率一直在 10/100 000 左右波动，也就是 10 万人里有 10 个左右，而且患者主要是没有接种过疫苗的成年人和接种疫苗前的婴幼儿。

3. 如何预防麻疹？

接种疫苗是预防麻疹的最佳手段。我国自 2020 年 6 月起，在全国范围内实施 2 剂次麻疹—腮腺炎—风疹联合减毒活疫苗的免疫程序，8 月龄和 18 月龄各接种 1 剂次麻疹—腮腺炎—风疹联合减毒活疫苗。

4. 得过一次麻疹，还会得第二次吗？

要是打过疫苗或是得过麻疹，身体就会产生抗体，理论上不会再得麻疹。但是现在研究发现，抗体有一定的时效性，至少有 5 年。随着年龄增长，保护力也跟着下降。所以成年后，还是有概率得上比较轻的麻疹的。但只要接种过疫苗，终身再得麻疹的机会就很少了。

5. 有治疗麻疹的特效药吗？

防治麻疹最管用的方法是接种麻疹疫苗。

目前没有治疗麻疹的特效药，治疗用药也是以治疗病症为主，同时防治并发症。麻疹流行时，可以给儿童吃高剂量的维生素 A（400 000 IU，IU 是药品含量单位），能明显降低麻疹患者病死率，但不能防止发病。

6. 接触麻疹患者后一定会被传染吗？

可能性很大。麻疹传染性极强，出疹前后5天均有传染性，易感人群接触后90%以上会发病，5岁以下小儿发病率最高。麻疹病毒存在于患者的口、鼻、眼、喉咙等的分泌物中，通过喷嚏、咳嗽和说话等行为由飞沫传播。

所以为了自己和别人的健康，戴口罩就是最好的礼仪。

7. 麻疹会致死吗？

轻症麻疹患者被治愈后，可呈现良好的状态，重症患者会因此死亡，而且重症患者的病死率较高。

8. 麻疹高发季是什么时候？如何预防？

春天的温度、湿度特别适合麻疹病毒生长繁殖，所以春季是麻疹疫情高发季。

麻疹病毒主要藏在发病初期患者的口、鼻、眼、喉咙的分泌物里。患者打喷嚏、咳嗽，就会产生大量携带病毒的飞沫，通过空气传播。

儿童因为免疫力弱，是麻疹的高发人群。如果孩子不幸患病，家长应该先保护好自己，戴上口罩，再去护理孩子，避免交叉感染。孩子穿过的衣服、盖过的被褥、玩过的玩具要每天在阳光下暴晒两个小时以上。阳光才是最好的杀菌剂。

家里还要经常开窗，通风换气，保持空气新鲜干净。

结核：
致命的"白色瘟疫"

结核病，曾经也叫"肺痨"，对大众来说像是"最熟悉的陌生人"。人们总是不断提起它，而鲁迅、林徽因、肖邦、雪莱等历史名人，也一度让结核病名声在外。

可能在大众的心目中，结核病现在已经绝迹了，即便有，也仅存在于偏远、落后地区，北京、上海这些大城市哪儿还有结核病啊？然而，作为医疗工作者，我们却无时无刻不在和结核病打交道，结核病的鉴别诊断在医生心里永远占有一席之地。

作为与人类缠斗了数百乃至上千年的传染病，结核病无疑是一位"王者"，时至今日仍是世界上数一数二的"传染病杀手"。全球每年约有结核病新发病例 1 000 万；每天约 4 500 人因结核病失去生命，这一数字甚至已经超过了艾滋病。

这位"头号杀手"背后的真凶是结核分枝杆菌，我们就叫它"结核君"吧！

2018 年 3 月 27 日，中国某省疾病预防控制中心负责流行病监测的工作人员发现同一所高中出现了两例结核病报告，距离聚集性流行的标准只差一例（≥ 3 例结核病）。

工作人员赶紧到学校调查，发现两个案例都是高三学生。第一位患者是一位 17 岁女生。由于咯血，她在 3 月 8 日到当地一家诊所就诊，治了一周也没痊愈；3 月 15 日，她在该县第二人民医院检查，疑似结核病；3 月 22 日确诊。

5 天后，她的老师又报告了另一名 17 岁女生有痰涂片阳性肺结核病，随后向有关负责机构报告。

一个月内，同一地点，两起案例。疾控工作人员不敢怠慢，立即开始对结核病例进行流行病学调查和接触者筛查。

该学校是一所省级高中，有 140 名老师 / 职员和配备一名校医的学校诊所；有三个年级，共 847 名学生：高一有 186 名学生，共 4 个班级；高二有 249 名学生，共 6 个班级；高三有 412 名学生，共 10 个班级。这些学生的年龄是 15~20 岁。有 309 名在校生和 91 间宿舍；男女学生住在两栋单独的宿舍楼中，每个房间平均住 4 人。女宿舍楼位于教学楼的右后方，与教学楼共用走廊和楼梯。高三的女学生主要住在二楼，而其他年级的女学生则住在其他楼层。

3 月 27 日至 4 月 9 日，疾控工作人员调查了该校 81 名密切接触者（包括 74 名学生和 7 名教师），评估了他们的症状、结核菌素试验和 X 光胸片，最终有 6 例被确诊为结核病例，有 1 例为胸部 X 光异常的痰涂片阴性肺结核病疑似患者。

现在，病例数字已经符合了聚集性流行的定义，必须筛查两位指示病例所在的整个班级和宿舍楼，共计 976 位密切接触者接受了筛查。从 4 月 12 日到 4 月 20 日，该校此次暴发的结核病累计 14 例（包括最早发病的 2 例），其中，痰涂片阳性 3 例，痰涂片阴性 11 例。分子鉴定表明，所有阳性的结核分枝杆菌菌株属于同一家族，含有相同的 MIRU-VNTR[①] 等位基因。

世界卫生组织估计，2018 年，全球约 1 000 万人患有结核病，其中约 110 万为儿童。在中国，结核病通常暴发于幼儿园、小学、中学和大学等机构环境中。与其他学校环境相比，寄宿学校的结核病暴发风险较高，因为青少年经常聚集，环境相对拥挤，是结核病菌扩散的理想环境。

结核的前世今生

抗生素、卡介苗和抗结核药物的问世，是人类与肺结核抗争史上里程碑式的胜利。

"结核君"的族群已经存在了将近 15 万年，与人类相伴相杀也有数千年，但是人类认识它们不过数百年。

考古学证据表明，至少从新石器时代起，"结核君"就开始折磨欧亚大陆和非洲的史前人类了；公元前 3000 年的埃及木乃伊中，有脊柱结核存在的证据；中国马王堆汉墓出土的女尸，左肺存在结核钙化灶，这说明早在 2 000 多年前，中国就已经存在结核病了。

① MIRU-VNTR 指结核分枝杆菌多位点的数目可变串联重复序列。——编者注

结核菌的发现

很多文献都有对结核病的记载。在古希腊，希波克拉底将它命名为 phthisis；在拉丁文中，结核病被记作 cunsumptio。到 19 世纪，西方开始用 consumption 来称呼结核病，consumption 直译为"消耗"，这与中文的"肺痨"有异曲同工之妙，非常形象地揭示了这种疾病慢慢耗尽一个人生命的特征。

1834 年，德国医生约翰·卢卡斯·舍恩莱因（Johann Lukas Schönlein）统一了疾病分类学，提出我们现在常用的"tuberculosis"来指代不同器官的"结核"，因为这类疾病虽然形式不同，却都会出现结核结节。

尽管如此，人类距离真正认识结核病还是差了很远，而且经常会把其他疾病误诊成肺结核。

中世纪的欧洲曾遭受结核病的严重侵袭，但是记载中最常提及的是淋巴结结核，也叫瘰疬，而不是肺结核。

在没有特效药、抗生素和疫苗的年代，染上肺结核，就像今天得了癌症一样。为了治疗肺结核，人类想出了许多匪夷所思的"治疗"方法。

最"神奇"的是在英国和法国出现过的一种疗法——国王的触摸。人们相信，国王触摸病人可以治愈瘰疬。这大概和中国古代的"天子受命于天，既寿永昌"的信仰差不多。这种习俗始于 12 世纪，直至 18 世纪末才结束。因为这时国王的权力被削弱，不再具有神圣性，所以民众也便放弃了对"国王的触摸"的信仰。

镜片大概是 15 世纪最重要的发明了：天文望远镜让人看得越来越远，显微镜让人看得越来越微小。1676 年，安东尼·范·列文虎克（Antonie van Leeuwenhoek）用自制的显微镜观察到了细菌，不过那时他还没有意识到结核病是由细菌引起的。

这个任务由英国医生本杰明·马滕（Benjamin Marten）完成了。1720 年，他提出结核病可能是由"极其微小的生物"引起的："如果跟肺结核的患者睡同一张床，经常同吃同喝，跟患者亲密地近距离交谈，吸入患者肺里排出的气体，那么，就算是健康人也可能会感染结核病……但是，与患者偶尔交谈几句不足以得病。"马滕对流行病学的描述已经非常精准了，但这些还不足以揭露结核病的真正面目。

1865 年，法国军医让－安托万·维尔曼（Jean-Antoine Villemin）从一名结核病死亡患者的结核空洞中取了少量黏液，然后将其接种给兔子，之后成功在兔子体内找到了结核结节，由此证明了结核病的传染性。奥地利医生、人类学家塔佩纳（Tappeiner）则首次绘出了豚鼠吸入病毒、感染结核病的模型，阐明了肺结核的传染路径。

这些具有科学精神的工作，为进一步揭开"结核君"的神秘面纱打下了基础。

1882 年，德国细菌学家罗伯特·科赫（Robert Koch）发明了一种新的染色方法：抗酸染色法。这种染色方法可使隐身的结核杆菌在显微镜下暴露原形。1882 年 3 月 24 日，科赫在柏林生理学会上宣布，他发现了导致结核病的病原体。彼时，"结核君"被命名为"结节病毒"，1883 年，才正式更名为结核分枝杆菌。这被分离出的第一株菌株，至今仍被收藏在英国伦敦皇家外科医学院的亨特博物馆。

　　结核分枝杆菌的发现，彻底改变了人类抗击结核病的历史，人类终于找到了结核病的病因。1890 年，科赫又提出用结核菌素治疗结核病，对结核病的控制做出了极大贡献。因此，他获得了 1905 年的诺贝尔生理学或医学奖。

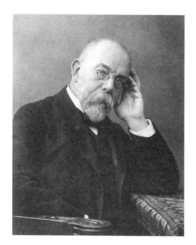

图 1-6　罗伯特·科赫

　　为了纪念科赫的发现，世界卫生组织于 1995 年年底，将每年的 3 月 24 日设立为"世界防治结核病日"。

滚蛋吧，"结核君"！

　　1854 年，德国医生赫尔曼·布雷默（Hermann Brehmer）首次提出："结核病患者可以被治愈。"

　　之所以提出这个观点，是因为他本人找到了亲测有效的办法：他曾经也是肺结核患者，然而，在去喜马拉雅山旅行回来之后，他的结核病竟然奇迹般地好了。布雷默由此总结道：新鲜的冷空气能够治疗肺结核。

他在德国小镇戈尔伯斯多夫建了一所疗养院，让结核病患者多晒太阳，多呼吸新鲜空气，并为其提供良好的营养条件。这的确帮助了很多结核病患者，在其疗养院中疗养的结核病患者，有一半以上重获健康。

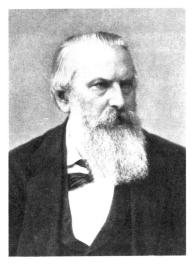

图1-7 赫尔曼·布雷默

这是结核病治疗上的第一座里程碑。

这个方法得到了大力推广和借鉴，位于瑞士东部的小镇达沃斯就是一个著名的结核病患者疗养胜地。但是，依靠疗养院治疗结核病，本质上靠的还是病人自身的免疫力，再通过晒太阳来杀菌。同时，这样的治疗成本太高，不是普通人负担得起的。

在疗养院外面，还有数量庞大的结核病患者亟待治疗。

　　1930 年的美国配置了超过 600 家疗养院，84 000 个床位。即便如此，面对全美将近 300 万名结核病患者，也显得杯水车薪。能得到治疗的病人甚至不到 5%。

　　英国医生爱德华·琴纳天花疫苗的发明，给全世界科学家打开了一个思路：用低毒性的病原体感染人体，激发人体免疫系统，从而让人体对该病原体产生抗体。但是，天然获得的疫苗毒性一般比较大，很有可能导致本来为了免疫而接种，结果却变成了惹病上身的现象。

　　19 世纪 80 年代，科学家巴斯德首先发明用减弱了毒力的细菌来预防疾病的方法。受此启发，德国科学家贝林研制出一种毒性小的人体杆菌，去治疗牲畜的结核病。这种大开脑洞的做法，让法国医生卡尔梅特（A. Calmette）和兽医介朗（C. Guerin）意识到：既然可以用毒性小的杆菌治疗牲畜结核病，为什么不能将其用来治疗人的结核病呢？为了观察结核菌毒性改变的情况，1907 年，卡尔梅特和介朗开始培养一株从结核病牛乳汁内分离出来的致病力甚强的结核菌，进行减毒培育。两位科学家前后花了 14 年，终于在 1921 年研制成功。他们把制成的减毒活结核菌首次接种于婴儿身上。到 1952 年，共有 1 317 名儿童接种疫苗，仅有 6 人死亡。人们为纪念这两位发明人，从他们的名字中各取一个字来命名这种新的救星。这就是大名鼎鼎的"卡介苗"。到 1963 年，1.5 亿人接种了卡介苗，只有 4 人死亡。

　　经过数十年的临床应用和流行病学观察，卡介苗于 20 世纪 30 年代开始在全球各地逐渐被推广应用。至今，接种卡介苗仍是预防结核病的主要手段，这被称为全球控制结核病发展史上的第二座里程碑。

　　人类在抗击结核病史上的第三座里程碑，就是链霉素的发现。

1947 年，美国微生物学家赛尔曼·A. 瓦克斯曼（Selman A. Waksman）引入链霉素治疗结核病。随后，美国政府打响了"抗击结核病之战"。1946 年、1950 年和 1951 年，对氨基水杨酸、乙胺丁醇和异烟肼相继面世。结核病患者的数量开始迅速下降。结核病的成功治疗，也成为现代科学最好的广告。

到 20 世纪 60 年代，强大的抗结核病药物的出现，让人们一度相信人类可以凭借这些药物消灭结核病。

抗生素、卡介苗和化疗药物的问世是人类与肺结核抗争史上里程碑式的胜利。以美国为例，1953—1984 年，结核病病例以每年 74% 的速度下降。美国在 20 世纪 80 年代初甚至认为，到 20 世纪末，人类可以像消灭天花一样消灭结核病。因此，与结核病相关的公共卫生项目被终止，与该病药物和疫苗研制相关的生物医学研究，也不再获得高额资助。世界卫生组织也曾提出目标：希望到 2000 年，结核病不再成为威胁人类健康的主要病种。

然而近年来，结核病却大有卷土重来之势。

第一，肺结核找到了好帮手——艾滋病。艾滋病人感染肺结核的概率是正常人的 30 倍。随着艾滋病患者的增多，肺结核患者也与日俱增。

第二，肺结核在和人类的药物搏斗多年后，也产生了抗药性，这增加了肺结核防治的难度。

结核报告病例数，在美国开始出现稳定而戏剧性的增长，结核病再次蔓延全球。更令人担忧的是，研究发现：一些新的结核分枝杆菌菌株，对一些主流治疗药物产生了耐药性。

目前对抗结核病最有效的两种药物是异烟肼和利福平，现在却出现同时对这两种药物具有耐药性的结核，它被称为耐多药结核。这意味着疗程将从原先的 6 个月延长到 18~24 个月，治愈率也从近100% 下降到了 60% 或更低。

1994 年 4 月 23 日，世卫组织通过了"全球结核病紧急状态宣言"，同时在全球推广现代结核病控制策略：直接督导下的短程化疗（directly observed treatment short-course，DOTs）。

相伴相杀了数千年，人类与结核病的战争仍未分胜负。虽然经过最近几十年的努力，结核病发病率再次得到了控制，但人类距离消灭结核病的目标，仍有很长的路要走。

我们需要更有效的治疗耐多药结核的药物和方案，我们也需要有效的结核疫苗，让人类真正免于"结核君"的蹂躏。我们还需要强有力的公共卫生政策支持和落实。

结核知识小科普

结核分枝杆菌可以侵犯人体的任何部位，侵犯肺部就叫作肺结核，侵犯骨骼就叫作骨结核，侵犯淋巴结就叫作淋巴结结核。

结核病又被称为"白色瘟疫"，是一种慢性传染病。结核病的元凶是结核分枝杆菌。结核分枝杆菌是一种细长的、略带弯曲的杆菌，大小为（1~4）×0.4μm①，专性需氧。细菌的细胞壁脂质含量较高，高到能影响营养物质的吸收，导致其生长速度非常缓慢。其他细菌20分钟就可以繁殖一代，但是结核分枝杆菌完成这个过程需要18个小时。即便在营养丰富的罗氏培养基（内含蛋黄、甘油、马铃薯、无机盐等）中，仍需要2~4周才能看到菌落生长；液体培养基可以增加其与营养的接触面，但也需要1~2周才能长出菌落。因此，结核分枝杆菌感染的病程通常比较长。其细胞壁中还有大量分枝菌酸包围在肽聚糖层的外面，可影响染料的穿入，因此，抗酸染色阳性成了鉴定结核分枝杆菌的一个标志。厚厚而臃肿的细胞壁脂质也像是结核的"铠甲"，可以限制水分的流失，让其获得极强的"抗旱"能力。由于脂质的疏水性，一般的消毒剂难以渗入，所以它对外界条件有异常大的抵抗力，使得通常的灭菌方法奈何不了它。可以说，在细菌"江湖"里，结核分枝杆菌已经是"神"一般的存在了。当然，结核分枝杆菌也有对手，酒精、紫外线和将物品放到水里煮沸都可以将其轻松拿下。

　　结核分枝杆菌可以侵犯人体的任何部位，人体除了头发和指甲的任何部分，都可以被感染。结核分枝杆菌侵犯肺部就叫作肺结核，侵犯骨骼就叫作骨结核，侵犯淋巴结就叫作淋巴结结核。结核病虽然厉害，但是绝大部分对药物敏感的菌株基本都可以被杀死。不过，结核病的诊断常常存在困难，导致诊断的延后；而在特异性抗结核药物的治疗过程中，病人也可能出现各种不良反应，导致治疗的间断和失败。此外，结核分枝杆菌还能不断进化，对现有的常用抗结核药物产生耐药性而使药物失去作用。耐多药结核分枝杆菌

———————

① 微米，1微米的长度是1米的一百万分之一。

绝对是结核菌家族里的一方恶霸，极大地增加了治疗的难度。

结核
知识卡片

感染途径	空气中的细菌颗粒，随呼吸道飞沫被吸入人体。
潜伏期	入侵人体之后，宿主如果免疫力强，结核会进入休眠状态，"潜伏"在人体内，成为潜伏性结核感染。一旦宿主免疫力下降，免疫系统不能控制分枝杆菌结节，宿主结核分枝杆菌就会扩散到其他器官。全球的结核病潜伏感染者高达 25%，有 5%~10% 可能会在其一生中出现活动性结核，由此出现症状。
易感人群	人群普遍易感，尤其是开放性肺结核患者的密切接触者、免疫力低下的人群、未接种疫苗的人群和因职业接触肺结核患者的人群。
感染者症状	持续咳嗽、咳痰两周以上或者痰中带血，患者常有慢性发热（体温 38℃左右，午后发热为主）症状，夜间睡眠时出汗（盗汗），伴有疲劳、体重减轻、食欲不振等症状，严重时可咯血、胸痛。
如何诊断	• 痰结核分枝杆菌检查：痰抗酸涂片和痰培养。 • 免疫学检测：结核菌素试验和 γ - 干扰素释放试验。 • 分子检测：结核分枝杆菌的 DNA（脱氧核糖核酸）扩增及鉴定。 • 影像学检查：胸部 X 光或者胸部 CT（电子计算机断层扫描）。 • 支气管镜检查肺泡灌洗液，送检结核分枝杆菌检查。
如何治疗	至少 6 个月的四联（异烟肼、利福平、吡嗪酰胺和乙胺丁醇）抗结核药物治疗，切不可随意停药，否则容易复发，增加结核分枝杆菌耐药的风险。
如何预防	• 尽早隔离和治疗结核病患者。 • 避免密切接触结核病患者，正确佩戴口罩，不随地吐痰；工作和居住环境通风。 • 接种卡介苗。

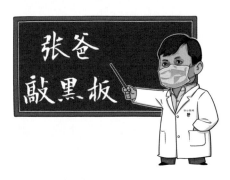

1. 如何预防结核病？

预防结核病最好的办法就是隔离。找出传染源，把他和其他人分开。肺结核病人咳嗽、咳痰、打喷嚏，都会喷出大量飞沫，这些飞沫里就有大量的结核菌。健康人离得近了，就有可能吸入这些飞沫，因而感染。所以口罩是个好东西，它能保护健康人，也能保护患者。作为健康人，自觉地离患者远一点儿，就是最好的预防。

现在中国每年新增 86 万结核病人，差不多是 2020 年（截至 7 月中旬）中国确诊感染新冠肺炎人数的 10 倍。可能还有无症状的结核病人，他们也会有很强的传播性。因此在这次新冠肺炎疫情暴发后养成的预防习惯在结核病的预防中也可以发挥很大的作用。

2. 肺结核的病原菌怎么传播？

结核杆菌主要通过患者咳嗽或打喷嚏喷出的飞沫传播。一个传染性肺结核病人一年中可能使 10~15 人感染结核菌。

3. 如果有患结核病的家属怎么办？

也不用太担心。肺结核患者只要相信医生，坚持正规治疗，做好个人防护，传染性就会大大降低。大多数患者都能在家里被治愈。

4. 哪些情况提示有结核病的可能?

你要是咳嗽、咳痰两周以上,那就要警惕了。如果你的痰中带有血丝,同时还有胸痛、盗汗的症状,午休起来低热,浑身乏力、食欲减退等,最好还是尽快到医院检查一下。

5. 怀疑得了肺结核,应该怎么办?

应该及时到县级结核病防治机构接受检查和治疗。我国各县(区)都设有结核病防治机构,专门负责结核病的诊断、治疗和管理工作。

流脑：
旅途中的不速之客

人群的大规模活动和传染病的传播流行有着密不可分的关系。十字军东征时，返乡的士兵把鼠疫从中东地区带回了欧洲，导致欧洲人口几乎减少了一半。而接下来我们要介绍的这个病原体，通过宗教活动迅速传遍了世界，并且造成了著名的非洲"脑膜炎地带"。

2000 年 4 月 9 日，美国疾病控制和预防中心（以下简称"美国疾控中心"）突然收到一则通知：欧洲一些国家的公共卫生机构观察到大量脑膜炎病例（据报道，沙特阿拉伯有 199 例）。这些患者都是当年的麦加朝觐者，或者是和他们有过密切接触的人。

到 2000 年 4 月 20 日，纽约市卫生部门也报告了 3 例脑膜炎病例，他们都和朝觐者有过接触。

第一位是返回的朝觐者。他接种过脑膜炎球菌四价多糖疫苗，该疫苗通常对脑膜炎奈瑟菌的血清群 A 具有免疫力。

第二位是回国朝觐者的家庭成员，该患者从来没有出现过这种疾病的症状。

第三位患者既没有参加朝觐，其家庭成员和其他近亲也没有去麦加旅行过，但在疾病发作前 5 天，该患者可能与返回的朝觐者或其家人发生过接触。

其实，早在 1987 年，血清群 A 引起的与朝觐有关的脑膜炎球菌疾病就暴发过。此后，沙特阿拉伯要求所有朝觐者接种脑膜炎球菌疫苗免疫。

但是，疫苗的配方因国家和地区而异。美国朝觐者接种的都是覆盖血清 A、C、Y、W–135 的四价多糖疫苗。其中，脑膜炎球菌血清群 A 和 C 的多糖疫苗，临床效率为 85%~100%，可以说保护效率很高；接种 W–135 多糖疫苗，也可诱导机体产生具有杀菌作用的抗体。

既然保护如此全面有力，为什么还会有人感染脑膜炎呢？

流脑的前世今生

假如要走出国门旅行，除了操心机票、旅程、名胜、打折商品店，是不是也该关注一下可能存在的疾病，提前"打好预防针"呢？

"脑膜炎地带"

1987 年，成千上万人聚集在沙特阿拉伯，参加一年一度的朝觐。

这原本是个全体穆斯林普天同庆的节日，但在那一年，却变成一场健康灾难。朝觐后仅数天，超过 2 000 个脑膜炎病例在沙特阿拉伯及世界其他国家和地区出现。

朝觐是伊斯兰教的宗教活动，是全球各地的穆斯林前往圣地——沙特阿拉伯麦加的朝圣之旅。麦加是穆斯林最神圣的城市，朝圣是穆斯林最神圣的宗教义务。只要身体许可、经济许可，所有成年穆斯林一生至少应该朝圣一次。伊斯兰教历的每年第 12 个月，来自世界各地数以百万计的穆斯林都会聚集在麦加，参加朝觐。

然而 1987 年的这次朝圣，却混入了一个不速之客——脑膜炎奈瑟菌。这种病菌随着朝圣返乡的穆斯林迅速传遍了世界，并且造成了著名的非洲"脑膜炎地带"。在非洲、亚洲部分地区，以及南美洲和苏联等地区，多次引发脑膜炎大规模流行。

非洲"脑膜炎地带"是撒哈拉以南非洲的一个地区，那里以脑膜炎发病率高著称。该地区从西到东包括冈比亚、塞内加尔、几内亚比绍、几内亚、马里、布基纳法索、加纳、尼日尔、尼日利亚、喀麦隆、乍得、中非共和国、苏丹、南苏丹、乌干达、肯尼亚、埃塞俄比亚、厄立特里亚，几乎覆盖了整个中非。

我国每年也会有大量穆斯林前往沙特阿拉伯，参加朝觐。国家会对其做出全方位的防控指导，包括要求出境前做好体检和预防接种，加强对传染病防控知识的培训；朝觐期间，加强病例监测和信息报告；回国入境时做好医学观察和随访等，以保障朝觐人员的身体健康。

发现脑膜炎病因

脑膜炎并不是一种新出现的疾病，许多古代文献都描述过脑膜炎的症状。不过有据可查的第一次病菌性脑膜炎暴发，是 1805 年在瑞士日内瓦。当时的欧洲，流行"瘴气理论"，认为所有的疾病都源自空气不良。在微生物学发展之前，人们完全不知道是什么造成了这些疾病，更没有意识到这些疾病还具有传染性。

第一个使用"脑膜炎"这个词的人，是约翰·阿伯克龙比（John Abercrombie）。1828 年，他出版了一部神经病理学教科书，讲述了自己对脑膜炎的认识。他在书中第一次用到了"脑膜炎"这个词。此后，这个名字被大家接受，成了这类疾病通用的官方名称。

直到 1882 年，人们才从受感染患者的脑脊液中分离出引发这种疾病的病原体。1887 年，荷兰生物学家安东·法伊克瑟尔鲍姆（Anton Vaykselbaum）首次将细菌感染视作脑膜炎的病因。1890 年，人们首次发现该生物体可携带于健康个体的鼻咽中。

19 世纪末，人们已经知道了几种细菌可以导致脑膜炎。但是，脑膜炎非常特殊：只有在患者死后才能被诊断识别。这不叫诊断，这叫验尸。医生能不能在患者还活着的情况下做出正确的诊断呢？

海因里希·昆克（Heinrich Quincke）想到了一个好办法：他使用空心针进行腰椎穿刺，获取脑脊液进行诊断。脑膜炎终于可以在早期被确诊了。

从血清疗法到疫苗

诊断方面虽然取得了长足进步，但治疗方面却相对滞后。

19 世纪的欧洲，医生们有两大"医术"，一是催吐，二是放血。按照当时的理解，人的所有疾病，都是体液造成的，不是体液过多，就是体液被污染了，只要放血和呕吐以减少体内的液体量，就能减轻炎症的压力。所以在 1805 年日内瓦脑膜炎大流行的时候，医生们就是用这样的"疗法"治疗疾病的。

直到 100 多年后的 1909 年，学界鉴定了脑膜炎球菌在免疫学上不同的血清型。这为病理学家西蒙·弗莱克斯纳（Simon Flexner）于 1913 年建立免疫血清疗法奠定了基础。

在 20 世纪初广泛流行脑膜炎球菌性脑膜炎期间，许多科学家都在寻找预防脑膜炎的方法。德国的格奥尔格·约克曼（Georg Jochmann）和纽约的弗莱克斯纳都研制出了免疫血清[1]。给动物注射能引发脑膜炎的细菌，可使动物获得特异性抗体。这种抗体可以预防脑膜炎，还具有治疗作用。而将马匹体内产生的抗体血清直接注射到脑膜炎患者的脑脊液中，成为当时治疗脑膜炎球菌性脑膜炎的主要方法，而且是首个有效的治疗方法。在后来的第一次世界大战中，抗体血清挽救了许多生命。

---

[1] 动物反复多次对同一种抗原物质免疫后，机体血清中含有大量的特异抗体，采取血液分离的方式得到的血清，被称为免疫血清，又称高免血清或抗血清，主要用于治疗和紧急预防接种。免疫血清注入机体后可立即发挥人工被动免疫作用，但这种免疫力维持时间较短，一般为 2~3 周。（胡建和，杭柏林，王丽荣. 动物微生物学［M］. 北京：中国农业科学技术出版社，2011.）

但是，免疫血清疗法仍然有不足之处。主要问题还是获取不易，成本太高，而且需要在动物体内培养并直接提取，因而无法控制毒性。

1935 年，磺胺类药物取代了免疫血清，成为治疗脑膜炎球菌性脑膜炎的首选治疗方法。这种药物比抗血清更便宜，风险也更低。

到 1941 年，在亚历山大·弗莱明（Alexander Fleming）发现青霉素后，免疫血清完成了自己的历史使命，彻底退出了治疗脑膜炎药物的行列。青霉素成了第一种常用的治疗脑膜炎抗生素，这标志着抗生素时代的开始。

第二次世界大战期间，美国军队中暴发过几次脑膜炎球菌性脑膜炎。青霉素在其治疗中立下大功。军方报告过一次脑膜炎的暴发案例：在用青霉素治疗后，感染的 71 名士兵中只有一人死亡。

正当人们以为"神药"在手，开始轻视脑膜炎的时候，病菌的耐药问题开始日益加重。20 世纪 60 年代，磺胺类药物开始对脑膜炎球菌性脑膜炎变得无效。现在，对于医疗保健专业的很多人而言，抗微生物药物的耐药性①已成为首要议题。治疗的有效性还能维持多久，已成为人类必须面对的问题。

那么，疫苗的情况又是怎样的呢？

1907 年，有学者尝试使用脑膜炎球菌灭活全菌体疫苗和外毒素疫苗，最终因不良反应大、免疫效果差而被迫放弃。

20 世纪 60 年代，戈奇利希（Gotschlich）等人在脑膜炎奈瑟菌

---

① 抗微生物药物的耐药性是指细菌在和抗菌类药物（如青霉素等）的对抗中，通过自发或者基因突变等形式，获得对抗药物的能力，使抗菌类药物活性减弱甚至失活，细菌因此成为耐药菌。

的培养液中提取了大分子荚膜多糖抗原，成功研制出 MPV–AC（其中 MPV 代表多糖疫苗，AC 代表血清型）。

脑膜炎球菌可根据不同的荚膜多糖主要细分为 8 个血清群。这 8 个血清群分别是 A、B、C、X、Y、Z、W–135 和 L。所以"MPV–AC"就是指这种疫苗对血清群 A 型和血清群 C 型脑膜炎有免疫力。随后，戈奇利希再接再厉，陆续研制出以荚膜多糖为基础的 MPV–A、MPV–C 和 MPV–ACYW。

为了提高荚膜多糖抗原在 1 岁以下婴幼儿中的免疫效果，20 世纪 90 年代，美国奇龙（Chiron）公司和惠氏（Wyeth）公司利用白喉毒素的无毒突变体（CRM197），百特国际（Baxter）以破伤风类毒素为蛋白载体，成功研制出了 MPCV–AC（MPCV 代表多糖结合疫苗，也就是说多糖和其他蛋白载体结合，从而增强疫苗的保护效果）。

2005 年，MPCV–ACYW 研制成功，这增强了脑膜炎球菌疫苗的免疫保护效果。

目前，在中国上市的脑膜炎球菌疫苗包括：MPV、MPCV 和含 MPCV 的联合疫苗。MPV 包括 MPV–A、MPV–AC 和 MPV–ACYW；MPCV 包括 MPCV–AC。为减少疫苗免疫接种剂次，2014 年，中国批准上市血清群 AC 脑膜炎球菌多糖结合 b 型流感嗜血杆菌联合疫苗（MPCV–AC–Hib），可以说是非常完备了。

中国不光重视疫苗研发，对于疫苗接种也非常重视，还制定了严格的接种规范。《国家免疫规划疫苗儿童免疫程序及说明（2016 年版）》规定：

　　MPV-A 接种 2 剂次，分别于 6 月龄、9 月龄各接种 1 剂，各剂次间隔至少 3 个月。

　　MPV-AC 接种 2 剂次，分别于 3 周岁、6 周岁各接种 1 剂，各剂次间隔至少 3 年。

　　MPV-AC 第 1 剂与 MPV-A 第 2 剂，间隔至少 1 年。

　　从疫苗到接种规程，中国虽说已经做得非常完备了，不过对于自身安全，也不能就此掉以轻心。假如要走出国门旅行，除了操心机票、旅程、名胜、打折商品，是不是也该关注一下可能存在的疾病，提前"打好预防针"呢？

　　回到前文提到的问题，为什么在接种了四价的多糖疫苗后还是会出现脑膜炎的传播呢？其实这是由多糖疫苗本身的局限性所决定的，多糖疫苗虽然可以使血液中产生抗体，但无法防止或消除藏在鼻腔中的细菌以及阻止由此造成的传播。因此，即使接种了多糖疫苗，还是可能会成为一名"无症状感染者"，成为传染源。

流脑知识小科普

　　流脑容易感染 15 岁以下人群，年龄越小，发病率越高。青霉素为首选药物。

　　脑膜炎奈瑟菌又称脑膜炎球菌，一旦感染，非常可怕。脑膜炎球菌性脑膜炎又称流行性脑脊髓膜炎，简称流脑，容易感染健康的年轻人。该病进展非常迅速，如果没有得到及时的治疗，可以在数小时内致死。在整个人群普遍易感时，可以在短时间内造成暴发，以冬、春季节常见。

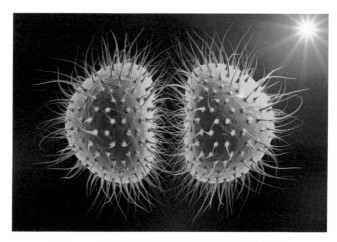

图 1-8　带有菌毛的成对排列的脑膜炎奈瑟菌

脑膜炎奈瑟菌是一种细菌性病原体，是革兰阴性双球菌，荚膜具有抗吞噬作用。脑膜炎球菌可根据不同的荚膜多糖细分为不同的血清群。A、B、C、X、Y、Z、W-135 和 L 这 8 个血清群最常引起人类感染。脑膜炎球菌脱离人体后非常娇弱，是一种不易培养的细菌，因此也加大了诊断的难度。

在抗生素和免疫血清疗法问世前，脑膜炎球菌感染的死亡率为70%~90%。20 世纪 30 年代中晚期出现磺胺类药物，以及随后的 10年内青霉素问世后，脑膜炎球菌的预后得到了显著改善。尽管目前支持治疗[1]有了很大进展，但这种疾病的死亡率，仍与20世纪60年代后期相近。根据美国疾控中心的报道，目前美国该疾病的死亡率为10%~15%。

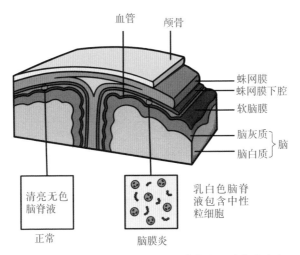

图1-9 细菌越过血脑屏障，造成脑膜炎症和脑脊液改变

流脑知识卡片

感染途径	通过气溶胶经呼吸道传播。
潜伏期	1~10天，平均为2~3天。
易感人群	主要发生在15岁以下人群。5岁以下儿童具有较高发病率，年龄越小，发病率越高，尤其是6月龄至2岁的婴幼儿。

① 支持治疗，其治疗的目的既不是消除病因，也不针对某些症状，而是为了改善病人的一般情况，如营养、精神状态等。——编者注

感染者症状	• 3 种综合征：脑膜炎、脑膜炎伴脑膜炎球菌血症，以及不伴脑膜炎临床证据的脑膜炎球菌血症。 • 脑膜炎典型初始表现：平素体健的患者突然出现发热、头痛、恶心、呕吐、注意力下降和肌痛。 • 特征：皮肤出现瘀点和瘀斑；脑膜刺激征呈阳性。 • 小儿可出现剧烈头痛、反复惊厥，并迅速昏迷。
如何诊断	• 主要依靠从临床标本（血液或脑脊液等）中培养的脑膜炎奈瑟菌使用特定的抗荚膜抗血清检测脑膜炎奈瑟菌荚膜抗原。 • 分子诊断检测脑膜炎奈瑟菌的 DNA。
如何治疗	• 青霉素为首选药物。 • 第三代头孢菌素，如头孢曲松和头孢噻肟——治疗 C 群首选。 • 磺胺类药物对 A 群有效。
如何预防	• 传染性强，应隔离感染者。 • 避免接触疑似患者，正确佩戴口罩，勤洗手。 • 暴露前进行疫苗接种。 • 对密切接触者，给予药物进行预防治疗，可以选用利福平、环丙沙星和头孢曲松。 • 接种脑膜炎球菌疫苗。

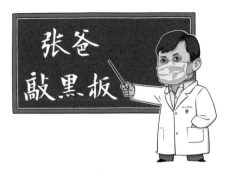

1. 什么样的人容易感染流脑？

一句话，免疫力低下的人容易感染流脑。这里既包括大家熟知的儿童，也包括老年人、艾滋病患者。不分年龄，只看体格。尤其是在春季，经常刮风，一天之内温差大，很容易造成人体免疫力下降。一旦病毒、细菌等致病微生物入侵颅内，就会导致流脑。

所以，流脑距离你我，其实不太遥远。

2. 为什么说感冒、发烧容易引起流脑？

不是感冒、发烧容易引起流脑，而是流脑的症状和感冒、发烧太相似，让你误以为自己是感冒、发烧了。

流脑常见的症状也是发热、头痛、脖子痛、全身肌肉酸痛，食欲减退，浑身乏力，看上去真的很像感冒。但是感冒导致的头痛会缓解，不会一直痛。如果你发现头痛一直不缓解而且有发热时，一定及时到感染科或者神经内科就诊，千万不要耽误。

3. 接种流脑疫苗可以防止感染吗？

可以，接种流脑疫苗可以减少感染机会，或减轻流脑症状。

目前在我国有两种流脑疫苗：A 群流脑疫苗和 A+C 群流脑疫苗。A 群流脑疫苗可以预防 A 群流脑，A+C 群流脑疫苗可以预防 A、C 两群流脑的发病。

我国流脑病例就是以 A 群为主的，其他血清群则比较少见。

天花：
人类根除的唯一传染病

天花是人类在全球范围内根除的第一种人类传染病，也是人类迄今为止根除的唯一一种人类传染病。人类尝试过根除麻疹、水痘、疟疾、结核等疾病，但这些疾病至今依然在全球肆虐。有些疾病有疫苗，有些疾病尚无有效安全的疫苗，因此人类和传染病的斗争还将继续。

1971 年夏，一场致命的传染病在阿拉尔斯克①暴发。

7 月 15 日，"列夫·贝格号"生物研究船从阿拉尔斯克起航。由于航行时间较长，这艘船原定在咸海附近的两个研究站稍做停留，计划于 8 月 8 日返回母港。

患者甲是船上的渔场专家。她平时负责织网，同时收集各种鱼类和植物并进行归档。她是最年轻的船员，也是甲板上工作最繁忙的人。大部分时间，她都在撒网捕鱼，然后把鱼带到甲板下的小型

① 阿拉尔斯克是当时苏联加盟共和国哈萨克斯坦的一座城市，在咸海北岸，约有 50 000 人。

实验室保存，对鱼进行简单分析，在实验室日志中注明。她本人在采访时描述，在整个航行期间，她都不能离船。

"列夫·贝格号"探险队的主要目的，是评估海洋生态受到的破坏程度，而造成这种破坏的原因，是农民把本该直接注入咸海的水流用来灌溉棉花等农作物。

咸海曾以 68 000 平方千米的面积名列世界第四大湖，但 20 世纪 60 年代以后，为了灌溉和种植棉花、谷物等农作物，苏联开启了引水灌溉工程。这导致流入咸海的水量大为减少，咸海面积也不断萎缩。到 2007 年，咸海的面积只剩下原来的 10%。2014 年，南咸海东岸 600 年来首次干涸。科学家预计，2020 年，咸海或将彻底从地球上消失。

途中，该船无意间偏离了原有航线，到了沃兹罗日杰尼耶岛（Vozrozhdeniya）附近。在那个小岛上，苏联国防部正在进行生物战实验。这个实验到底是干什么的，当时一直高度保密。一直到 2001 年 11 月，当时的首席卫生医师彼得·布尔加索夫（Pyotr Burgasov）接受采访，才揭开这个秘密。

他说，咸海的沃兹罗日杰尼耶岛上测试过最强的生物战配方。

在一次测试中，有 400 克带天花病毒的生物武器在岛上爆炸。其间，"列夫·贝格号"驶进了该岛周边海域 15 千米以内，按理说应该保持 45 千米以上的距离。

8 月 11 日或 12 日，患者甲抵达阿拉尔斯克，回家后不久便开始发病，出现发烧、头痛和肌肉酸痛的症状。

患者甲由母亲护理，当地全科医生探访了她。根据医生的记录，患者曾发烧 39℃，伴有咳嗽。医嘱中开的药有抗生素和阿司匹林，但没有明确诊断。

此后不久，患者甲全身散布了皮疹，发烧突然加重。

患者甲及其家人都已接种了天花疫苗。8 月 27 日，患者甲 9 岁的弟弟——患者乙，因发烧和皮疹而病倒。

儿科医生将患者乙诊断为荨麻疹，认为他的皮疹是一种过敏反应。通过服用四环素和阿司匹林治疗，患者乙在接下来的两周内完全康复。

患者乙有典型的天花症状：高烧持续 3 天，然后出现脓疱疹，皮疹覆盖了全身，脓疱直径为 2~3 毫米。皮疹持续两周，然后结痂。皮疹消失后，他的天花疤痕在大约两年后消失了。

在接下来的 3 周内，阿拉尔斯克的医生又发现了 8 名患者，其中包括 6 名成人和 2 个儿童。

这 2 个儿童未接种过天花疫苗，他们出现了出血性并发症，之后死亡。一名未接种疫苗的成年人（患者乙的 23 岁学校老师）也死于该疾病的出血性并发症。另外 5 名受感染的成年人已经接种了天花疫苗，幸运地活了下来。

天花的前世今生

在与天花长期相伴相杀的过程中，人们逐渐发现了天花的一个特征：出过天花的人，终生不会再得天花。

从人痘到牛痘

1492 年，在哥伦布的地理大发现之后，欧洲殖民者随之开始了在美洲的扩张之旅。相比他们手中的枪炮与钢铁，他们身上携带的天花病毒杀伤力更大，给印第安原住民带来了毁灭性的打击。美洲原住民人口在 5 000 万~1 亿，从 1492 年到 1600 年这 100 多年间，大约 90% 的原住民由于遭遇以天花为主的各种传染病而死亡。

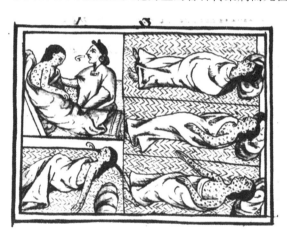

图 1-10　哥伦布地理大发现后，大量印第安原住民死于天花

其实天花是一种古老的疾病。发现最早的天花病例，来自古埃及法老拉美西斯五世。人们在他的木乃伊上，发现了天花的瘢痕。

天花在欧洲也称得上常客：将近 2 000 年前的一场天花，在罗马帝国境内扫荡了 15 年之久。城市废弃，田园荒芜，数百万人为之丧命，活下来的人不是瞎了眼睛，就是面部严重变形。中世纪更是天花的流行舞台，约 10% 的居民因此丧命，活下来的平均每 5 个人当中就有一个人的脸上有麻点。

但是，在与天花长期相伴相杀的过程中，人们逐渐发现了天花的一个特征：出过天花的人，终生不会再得天花。于是在中国，人们摸索出许多治疗的方法，比如让孩子穿天花病人穿过的衣服，把痘痂碾碎，放入孩子的鼻孔等来预防天花。

如今我们已经知道，天花病毒主要是通过呼吸道传播的，从鼻孔吸入相当于一次接种手术。通过天花的疱液传播，让孩子去穿病人穿过的衣服、盖病人睡过的被褥，也相当于接种。

天花的这一特性甚至决定过人类历史的走向。清朝顺治皇帝的许多皇子都有继位的机会，但是出过天花的皇子无疑有更大的优势。最终，6岁的玄烨因出过天花脱颖而出，成为新一任皇帝，年号康熙。他在位时，对天花的防治工作也上升到国家公共卫生的高度，安排专门的高官负责。中国的接种术也引来各国学习，最终经土耳其传到了欧洲。

不过人痘接种术也有一定的缺陷，主要是毒性难以把控。对于免疫力较弱的人来说，接种有很大的风险。童年时的爱德华·詹纳（Edward Jenner）就是受害者之一。在接种之后，他被折磨得痛不欲生，并且留下了终生的头痛后遗症。成年后的詹纳成长为一名乡村医生。在行医中，他偶然间发现：农场里的挤奶女工容易染上牛痘，这竟然能对天花免疫。经过将近30年的观察和研究，他终于发现，牛痘相比人痘，是一种毒性更低、更加安全的接种材料。

如今，人们知道，牛痘病毒是天花病毒的近亲，其症状和发病机理相当近似，所以牛痘病毒同样可以引发人体的免疫机制，产生

抗体，使其在 5 年内免于罹患任何天花病毒感染性疾病，并且能在
20 年内避免因重症天花导致的死亡。为了达到最佳的保护效果，有
必要定期复种疫苗。

　　由于当时还没有足够的保鲜技术，疫苗脱离人体后会很快失效，
所以詹纳便采取了"从手臂到手臂"的接种方法。一个儿童接种后，
接种部位会长出一个脓包，把脓包疱浆提取出来再注射给其他孩子，
就是所谓的"接力"接种。詹纳由此证明，人类感染的这种疾病是
可以接续传播的，他将这种接种方法命名为"疫苗"。

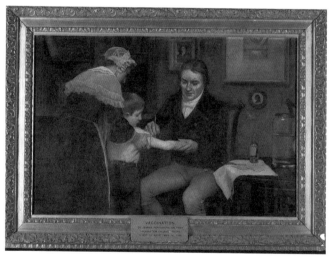

图 1-11　年轻的詹纳医生首次为患者接种疫苗

　　詹纳的接种术很快传遍了世界。俄国沙皇亚历山大一世在证实
牛痘效果之后，立刻下令全国接种，一口气接种了 200 万人。

　　1803 年，西班牙人带着 22 个来自孤儿院的孩子，让他们充当天
然的"保鲜器"。船一启动，就接种 2 个孩子，以后每周接种 2 个人，

10 周之后，舰队到达美洲，再换一批孩子上船，直到把疫苗带进了墨西哥——当年美洲最早被天花荼毒的地区。到 1806 年舰队回到西班牙时，舰队的医生们一共接种了 23 万个儿童，而通过他们接种的人，超过 450 万。

1805 年，东印度公司的医生亚历山大·皮尔逊将牛痘接种法带到了中国。这种先进的技术很快就在中国传播开来，最终取代了人痘接种法。鲁迅曾在《拿破仑与隋那》一文中写道："但我们看看自己的臂膊，大抵总有几个疤，这就是种过牛痘的痕迹，是使我们脱离了天花的危症的。自从有这种牛痘法以来，在世界上真不知救活了多少孩子。"①

1829 年，詹纳医生与世长辞。他的墓志铭这样写道：

> "碑后，是伟大的名医、不朽的詹纳长眠之地。他以自己的睿智，带给全世界半数以上的人类以生命和健康。被拯救的孩童歌颂他的伟业，将他的名字永留心间。"

这位伟大的乡村医生值得被人铭记，不仅仅在于他战胜了天花，更重要的是他发现了预防传染病最有效的办法——接种疫苗，由此开创了一个全新的医学领域：免疫学。因此，后世将爱德华·詹纳尊为"免疫学之父"。

不仅接种术在接力，医疗科技自身也在不断接力。当巴斯德的

---

① 书名中的隋那即詹纳的另一译法。该文章出自鲁迅.鲁迅全集（第六卷）[M].
北京：人民文学出版社，1991：146。——编者注

免疫学建立后，人们得以从微观角度，不仅真正看懂了天花的真相，也看懂了其他类似疾病的真相，由此产生的各种治疗方法也更加安全、更加有效。

全球根除天花计划

1959 年，世界卫生大会（WHA）采纳了目标为"全球根除天花"的计划。稳定的冻干疫苗研制成功，这意味着疫苗接种计划能够覆盖不太发达的热带国家。

1966 年，世界卫生组织启动了全球消灭天花行动。

1968 年，中非和西非首先消灭了天花。

1975 年，印度天花灭绝，这标志着亚洲天花灭绝。

1978 年，英国最后一名天花病人身亡。天花在詹纳的家乡宣告终结。

1980 年 5 月 8 日，世界卫生大会庄严宣布：天花，在世界范围内绝迹。

全球宣布根除天花，是现代医学的巨大成就。

是病魔还是心魔？

1980 年，世界卫生组织要求各国销毁保存的天花毒株，或者交到美国与苏联封存，并在 1993 年销毁这些病毒。但是鉴于天花恐怖的传播力和杀伤力，总有人抑制不住内心的冲动，想把它变成武器。

于是在无休止的争论中，彻底销毁的期限一再推迟。

2001年"9·11"事件之后，美国又遭到炭疽恐怖袭击的威胁，时任美国总统的小布什下令不得销毁封存的天花毒株。世界卫生组织也不得不让步，无限期推迟销毁天花毒株。

人类的医学技术，可以挑战病魔，但是，谁能降服人类内心深处的心魔？

天花知识小科普

天花病毒只能通过人类传播。某些动物的天花病毒与人类的很相近，也有感染人类的可能。

天花是一种传染性疾病，以发热、出水疱和脓疱疹为特征，在不具有免疫抗体的患者中，死亡率很高。

天花病毒是天花的病原体，天花病毒是痘病毒科中的正痘病毒。其他会感染人类的痘病毒包括接触传染性软疣、痘苗（天花疫苗中使用的病毒）和猴痘。与大多数DNA病毒不同，天花病毒是一种大个子的DNA病毒（200~400纳米），并不具备二十面体对称性结构。该病毒具有一个复杂的结构，带有一层外膜、两个侧面和一个哑铃状的核，其中包含一条单分子的双链DNA。

天花病毒只能通过人类传播。被吸入的天花病毒进入呼吸道，在该处局部繁殖，然后巨噬细胞通过循环扩散到局部淋巴结。病毒在局部淋巴结内繁殖后释放入血，导致原发性病毒血症，并播散到全身其他淋巴器官。全身淋巴器官内的病毒扩增后，再次释放入血，导致继发病毒血症。这个感染过程与患者的临床症状，尤其是特征性的天花疹有关。

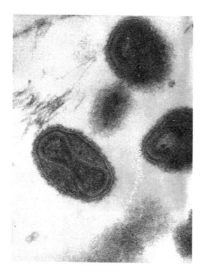

图 1-12　哑铃状的核衣壳结构

天花会以两种形式发生：重度与轻度。重度天花是一种严重的疾病，未接种疫苗的人，死亡率为 30%~50%；轻度天花是一种轻症感染，死亡率低于 1%。

因为天花疫苗的有效性，天花逐渐消失，因此，大多数临床医生都未见过天花病例，可能无法识别特征性病变。目前，世界上还有少数几个实验室保留着天花病毒；某些动物的天花病毒与人类的很相近，也有感染人类的可能。因此，许多国家储备了痘病毒疫苗，以防万一。

天花知识卡片

感染途径	• 天花只能通过人类传播。主要是通过呼吸道飞沫传播，例如通过打喷嚏或咳嗽传播。一旦口腔和咽喉中出现病毒疹，天花患者就会具有传染性。皮疹出现时的感染性最高。病人具有传染性，一直到最后的结痂脱落，传染性才消除。 • 与患者疱疹中的液体接触，也可以使天花病毒传播。病毒可以通过直接接触这些液体或被它们污染的物体（例如被褥或衣服）传播。 • 天花很少在封闭的环境（例如建筑物）中通过空气传播。
潜伏期	潜伏期长，传播间隔 2~3 周。
易感人群	未接种疫苗或者未感染者普遍易感。
感染者症状	• 典型症状：突然发高烧，剧烈头痛，腰酸和其他不适。随后，黏膜开始出现病变（黏膜疹），出现皮疹，涉及面部、近端四肢、躯干和远端四肢。死亡风险与皮疹的严重程度密切相关。 • 罕见症状：出血型天花，皮肤损害和黏膜出血；严重的虚脱、心力衰竭、弥漫性出血和骨髓抑制，通常会在 3~4 天带来致命的后果，因此，出血性天花又被称为"大锤天花"。
如何诊断	主要依靠分子诊断检测天花的 DNA。
如何治疗	• 对症支持治疗为主。 • 2018 年 7 月，美国批准抗病毒药特考韦瑞用于治疗天花。特考韦瑞靶向针对病毒成熟所需的病毒包膜蛋白，并抑制病毒从受感染的细胞中被释放。目前，该药物只能通过美国政府的"国家战略库存"获得。
如何预防	• 传染性强，应隔离感染者。 • 避免接触疑似患者，正确佩戴口罩，勤洗手。 • 接种牛痘疫苗。

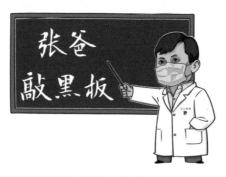

1. 现在我们还会感染天花吗?

1980 年，世界卫生组织就宣布消灭天花了。在那以前，人类只要碰上这个病，死亡率还是很高的，就算活下来，也是一脸麻子。

2. 新生儿还要接种天花疫苗吗?

从世卫组织宣布人类已消灭天花的那个时候起，全世界就统一不再接种天花疫苗了。

3. 世界上其他国家还有天花吗?

天花是人类历史上第一例在全球范围内被根除的传染病。这场胜利里有天花病毒的特殊性，比如只有人这唯一的宿主，没有无症状感染者，只有一种血清型，基因不易变异。但更重要的是，全人类共同努力，统一行动。

然而，令人担忧的是，类似天花、炭疽这样的病原体，因为传播性强、对人体伤害大等原因，容易被恐怖主义当作生物武器使用。现在全球都不接种天花疫苗了，一旦病毒被人恶意传播，后果不堪设想。

02

消化道传染病

生水不要喝，食物要煮熟

水卫生与食品卫生是关键。无论您在家还是在外旅游，都要把食品卫生放在第一位。在不能确保食品卫生和清洁饮用水的情况下，只要做到洗手和煮熟、烧开，也可以保证健康无虞。

胃肠道病原体感染导致的最常见症状是腹泻。尽管我们通常不将其视为严重疾病，但腹泻实际上是全世界传染病致死的第三大原因。每年将近 300 万人的死亡，大多数发生在那些欠缺基本卫生服务和公共基础设施的欠发达地区的 5 岁以下儿童中。目前，全世界约有三分之一的人口缺乏清洁、安全的生活用水，世界上约有六分之一的人口缺乏污水处理设施。在许多社区中，饮用水被粪便污染的情况很普遍。营养不良儿童的腹泻与缺乏基本卫生保健，这两者的结合往往导致致命的结果，世界上目前仍然有很多人每天都在与之做斗争。

在集体环境，例如大学校园中，有许多人共享餐饮和洗手间，胃肠道病原体可以通过被污染的食物或饮料或与被污染的物品表面接触而传播。经常洗手，厕所设施消毒，适当的烹饪和准备食物可减少传播腹泻病原体的风险。

胃肠道每天会面对数百万种微生物。大多数微生物最终被消化，变成人体的营养成分，就像我们吃的食物一样。覆盖胃肠道的黏液层充当抑制微生物附着的物理屏障。如果微生物无法附着在黏膜上皮上，则会随粪便被排出体外。

口腔和大肠都有丰富的正常菌群和微生物，这些微生物是我们体内的永久居民，有助于我们保持健康。由于正常菌群的成员长期适应其人类宿主，病原体难以与它们竞争。

但即使有这些防御措施，胃肠道也是常见的感染部位。少数微生物对胃酸、胆汁或酶消化具有天然的抵抗力，但多数其他微生物则通过藏在起保护作用的食物中而生存。一些微生物可产生包囊，以免受宿主的防御，直到它们到达肠道，开始繁殖并引发疾病。尽管正常的菌群会抑制微生物病原体的生长，但抗生素治疗或腹泻可能会使其失去平衡，使病原体更容易争得营养和微环境。

本章中介绍的传染病疫情强调，即使在拥有出色医疗保健、清洁用水和污水处理基础设施的发达国家中，胃肠道病原体仍然是导致疾病和死亡的重要病因。胃肠道疾病可以通过常见的介质（食物、饮用水和受污染的生活用水）在人群中传播。防止消化道传染病的暴发需要仔细并完全遵守防止微生物滋生或污染的公认做法与规范。

在自然灾害或战争摧毁了污水和水处理设施或将人口转移到原始地区的地方，胃肠道病原体比比皆是，并可能迅速传播，造成上千人死亡。有时，国际社会要协调努力来迅速进行干预，才能够避免造成更加重大的生命损失。

霍乱：
"死神"挥舞的镰刀

很多传染病的暴发流行，都对人类社会的发展造成了巨大影响。其中，霍乱是少见的传染性极强、致死率极高、多次横跨东西半球广泛流行的传染性疾病。近 200 年来，人类多次和它直接交锋。直到现在，在（贫穷、战乱等原因造成的）卫生条件没有保障的地区，霍乱依然直接威胁着人们的生命安全。

1994 年春，卢旺达爆发内战。3 个月内，50 万人丧生，390 万人流离失所。

7 月，100 多万名难民前往扎伊尔（即今刚果民主共和国）的戈马镇。

镇上的所有树木都被难民用来取暖和烹饪食物了。难民营环湖而建，而这面湖是该地区唯一的水源。这片地区的土壤，只是在坚硬的火山岩上积存的一层薄薄的表土。大多数难民出现了营养不良的状况。

1994 年 7 月 19 日，据国际关怀组织[1]估计，要用 100 辆卡车 24 小时不停地运送大米、豆类和食用油，才可能满足难民下一个月的生活需求。但是，距离戈马镇最近的机场太小，大型飞机无法降落；可以起降大型飞机的最近一个机场因战争遭到破坏，而且连接该机场与戈马镇的道路，也因战争而被封锁了。

大多数难民没有帐篷。营地中零星点缀着由塑料布和毯子制成的临时帐篷，救援者只能在飞机上根据这些帐篷辨认营地。

无国界医生组织[2]的负责人若埃勒·唐吉（Joelle Tanguy）的主要关注点不是食物和住所，而是传染病：在难民营中，她已经确认了一例霍乱。

1994 年 7 月 20 日，唐吉博士报告了霍乱的第一例死亡病例。另外 120 例死亡病例也随之确认。

1994 年 7 月 21 日，官方宣称，有 250 人死于霍乱疫情。而一些医生报告说，在通往戈马镇的途中，5 英里[3]内就有 800 人死亡。5 英里之外，官方决定停止统计。

1994 年 7 月 25 日，在确认首个死亡病例不到一周的时间里，官方报告的死亡人数已达 14 000，感染人数已达 90 000。人们用推土机挖掘岩石，建造乱葬坑。墓地出现了交通堵塞，卡车排着队等待

---

① 国际关怀组织（CARE，全称为 Cooperative for Assistance and Relief Everywhere），国际人道主义组织，非政府性质救援机构，宗旨是对抗全球贫困问题。

② 无国界医生组织于 1971 年 12 月 20 日在巴黎成立，是一个由各国专业医学人员组成的国际性的医疗人道救援组织，是全球最大的独立人道医疗救援组织之一。

③ 1 英里约为 1.6 千米。——编者注

卸下尸体。每辆卡车能够运载 40 具尸体，多辆卡车每天 24 小时不停运转。难民营里，人们用手帕、围巾和外科口罩围住口鼻，试图挡住腐尸发出的恶臭。

1994 年 7 月 26 日，官方报告的死亡人数为 18 000；而联合国官员在私下里估计，死亡人数为 50 000。

而这时，聚集此处的难民人数，估计已经达到了 240 万。一场灾难随时可能被引爆。

在通往戈马镇的道路上，尸体并排沿街放置，长度将近 100 米。联合国副秘书长彼得·汉森说："我们正面临着一场灾难。"援助工作人员安德鲁·米德尔顿的表达更为明确："这是一个……噩梦。"

媒体不断曝出最新致死数，而政府资源一时之间却无法解决如此严重的问题，疾病造成的死亡人数持续上升。

卢旺达难民的这场悲剧告诉我们：微生物仍然是人类健康的主要威胁。

霍乱的前世今生

霍乱曾经两次"染指"诺贝尔奖：发现霍乱弧菌的德国医生科赫获得诺贝尔生理学或医学奖，写下经典名作《霍乱时期的爱情》的哥伦比亚小说家马尔克斯则荣获诺贝尔文学奖。

我国目前有两种甲类传染病，一种是鼠疫，另一种就是霍乱。

在《国际卫生条例（2005）》里，世界卫生组织规定：必须实施国境卫生检验的三种国际检疫传染病，除了鼠疫和黄热病，就是霍乱。

1817 年以前，作为一种地方病，霍乱曾流行于南亚地区，尤其是恒河三角洲区域。凭借极高的致死率，霍乱给人们带来了无尽的恐惧。为了抵御这种恐怖的疾病，印度的加尔各答甚至专门建了一座霍乱寺庙，就像为天花疾病专门创造一尊"天花女神"一样。

印度人自古以来就有生饮恒河水并把排泄物和死者尸体抛入恒河的传统，这让霍乱在印度更加流行。随着英国殖民者占领印度以及全球贸易的发展，霍乱走出亚洲，乘着东印度公司的商船来到世界各地。1817 年以来，霍乱共有七次世界范围内的大流行，造成无数人死伤，仅在印度，死者就超过 3 800 万人。其中，第七次霍乱大流行从 1961 年一直延续至今，波及了五大洲 140 多个国家和地区，报告病例数达到 400 万例，实际发病数或远大于此。

七次霍乱大流行

第一次霍乱大流行（1817—1823）：发生在印度孟加拉地区的加尔各答附近。在这次疫情中，霍乱兵分三路：北路一直随着英国的军事行动延伸到尼泊尔和阿富汗；海路的东路沿着航道传播到斯里兰卡、印尼、中国和日本；海路的西路延伸到北非东海岸，并在中东上岸，一路蔓延到叙利亚和里海沿岸。可能是 1823 年年末的极端寒冷天气限制了人类的活动，也阻挡了霍乱的脚步，这次瘟疫暂且停了下来。

这次疫情在人类还没有反应过来前就平息了，但在事后看，这更像是第二次霍乱大流行的前奏。

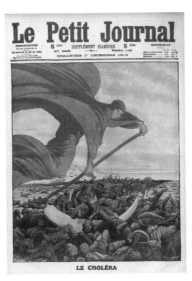

图 2-1 1912 年法国杂志《小巴黎人报》的封面，描述了当时流行于欧洲的霍乱情形，显示人类的生命在霍乱面前犹如草芥一般，任凭"死神"的镰刀挥舞，毫无抵抗之力

第二次霍乱大流行（1826—1837）：在上次止步的地方，霍乱跟随俄罗斯与欧洲其他一些国家的一系列战争，向欧洲西部蔓延，一路冲到了爱尔兰，导致爱尔兰 10% 的人口死亡。许多熬过了爱尔兰大饥荒的人却倒在了霍乱的手下。爱尔兰居民纷纷乘船出海，逃到了美国，也把霍乱带到了美国。霍乱接着迅速席卷美国西部，从加州到俄勒冈州，约有 6 000~12 000 人死于霍乱。在 1832—1833 年，霍乱又进入了中南美洲的墨西哥与古巴。

第三次霍乱大流行（1846—1860）：与前几次一样，还是从印度恒河三角洲开始蔓延。相比之前，这次疫情的蔓延速度明显快得多。1854 年是其中最黑暗的一年，仅英国就有 23 000 人死亡。

大灾往往孕育着大转机。一位名叫约翰·斯诺（John Snow）的英国医生，从第二次霍乱大流行时就开始研究霍乱。当时的防疫思路是古希腊的"瘴气理论"，它认为所有的疾病都是空气不好造成的。斯诺尽管已经意识到不是这样，但限于当时的科技水平，找不到证据支持自己的判断，于是，他用了一个非常巧妙的办法确认病原。他找到一份地图，在发生疫情的地方画短横线，总共画了 578 条线。画完之后，斯诺就发现了反常的地方：一家大型救济院有 500 人，但是很少有病患；而另一个地方却簇拥着大量病例，那么在疫情的核心区，一定有什么东西是所有人都能接触的，而这个东西就是传染源。斯诺经过排查，终于发现了一口公共水井。

斯诺带着成果找到英国议会，要求议员们封锁被污染的水源。议员们被说服了，关闭了那处公共水井，这一社区的疫情传播也随之终止。事后，人们在检查水源时才明白，是排污系统污染了饮用水源，导致了疫情扩散。斯诺也因为此次贡献，被誉为"流行病学之父"。

1858 年，在工程师约瑟夫·巴泽尔杰特（Joseph Bazalgette）的主持下，伦敦开始建造一项惊人的大工程——下水道系统，以解决泰晤士河的污染问题。这项工程从开始建设到投入使用，耗时 6 年，总花费数百万英镑。下水道系统启用后，泰晤士河的恶臭渐渐消失了，鱼儿重新出现，人们也可以放心地取用河水，伦敦从此再也没有暴发过大范围的霍乱疫情。

第四次霍乱大流行（1863—1875）：从印度蔓延到那不勒斯和西班牙。当疫情于 1866 年蔓延到伦敦时，有关部门已经有了经验。他们重点监控水源，发现从伦敦东部一个水库中用水的居民，其发病率远高于其他居民，就立刻下令所有人在用水前，必须先将水煮沸。这一命令被执行后，发病率迅速下降。斯诺的理论也进一步得到证实。

这次疫情最大的贡献是推动了政府对环境卫生的立法。1875 年，英国新的《公共卫生法案》颁布，涉及住房、通风、污水排放、饮用水供应、危险性贸易、触染性疾病等多种公共卫生问题，是当时世界上最高效、最全面的公共卫生法。时至今日，我们许多建筑设计规范和给排水设计规范，也都得益于此。城市变得越来越干净，人们的生活也越来越健康。

第五次霍乱大流行（1881—1896）：1881 年，又一次霍乱大流行暴发，这一次断断续续影响了 15 年，直到 1896 年才平息。英国和北美因为建立了干净的城市用水系统，受到的冲击微乎其微，但是德国就没那么幸运了，她几乎是用疫情证明了斯诺的理论。

德国的汉堡直接从附近的易北河取水，另一座城市阿尔托纳也在河边，唯一不同的是阿尔托纳有政府兴建的过滤水工厂。结果是阿尔托纳一个病例也没有，而汉堡却死了 8 606 人。事实面前，怀疑者终于哑口无言。1892 年，大城市汉堡开始系统地净化城市用水，至此，霍乱再也没有返回欧洲。

更重要的是，德国医生科赫在霍乱暴发早期，就深入疫区调查。

在埃及调查无果时，他又赶赴源头印度调查，终于发现了霍乱元凶：霍乱弧菌。从此，人类应对霍乱不再是被动挨打，而是有了有效防治的手段。

不过科赫不知道的是：早在 1854 年，意大利解剖学家菲利波·帕西尼就已经发现了霍乱弧菌，只是那时微生物学，尤其是细菌学还不成熟，相应的治疗手段跟不上，才导致帕西尼的成果没有引起广泛关注，科赫才不得不再次"发现"了霍乱弧菌。此外，科赫并没有因为发现而止步，而是在实验室中开始培养这些菌种，进而根据细菌繁殖和传播的特点，找出了控制霍乱疫情的方法。

第六次霍乱大流行（1899—1923）：到 1910 年，时值霍乱第六次大流行暴发，发达国家因为公共卫生水平的提升，受到的冲击相比前几次已经非常小了；而当时的欠发达国家和地区受到的伤害非常严重。比如埃及、阿拉伯半岛、波斯、印度和菲律宾最为严重，其他比较严重的地区包括 1910—1911 年的那不勒斯。

第七次霍乱大流行（1961 年至今）：不同于前几次，这次疫情从南亚次大陆的孟加拉湾出发。更重要的是，这次霍乱的致病菌是埃尔托生物型霍乱弧菌，不是科赫发现的 O1 群霍乱弧菌。人们之前建立的 O1 群霍乱弧菌防疫体系全部落空，这导致防疫工作更加困难，也导致疫情迅速蔓延，共计波及 140 多个国家和地区，报告病例数达到 400 万例。从这次起，O1 群霍乱弧菌被称为"古典霍乱"。此后两种霍乱弧菌交替作恶，此起彼伏，绵延到今天也没有彻底结束。如今每年仍然有 290 万人感染，约 10 万人死于霍乱。发病区主要集中在欠发达地区和卫生习惯不好的地区。

　　人们已经对霍乱的传播机制有了很多了解。就目前来看，缺乏对人类粪便的处理，缺乏饮用水处理，都会助长霍乱的传播。研究已经发现，水生动物能够作为传播媒介，长途运输的海鲜也可以传播疾病。

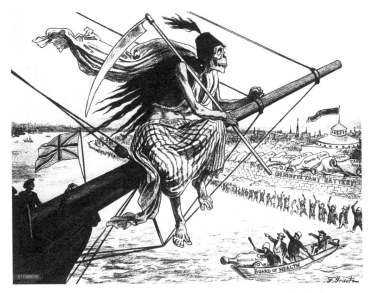

图 2-2　象征"死神"的霍乱随着贸易船只抵达新大陆

发现霍乱弧菌的人

　　霍乱是由霍乱弧菌引起的。霍乱弧菌通过饮食进入人体后，会在肠道繁殖，并分泌大量毒素，导致人体出现严重腹泻。

　　菲利波·帕西尼于 1854 年发现霍乱弧菌，并因此青史留名。

　　1846—1860 年第三次霍乱大流行期间，帕西尼出于对霍乱的兴趣，于1854年赶到佛罗伦萨进行实地研究。每当霍乱患者死亡后，他就立即对其进行尸检，并用显微镜对其肠黏膜进行组织学检查。在研究中，帕西尼发现了一种逗号形状的芽孢杆菌，他称之为弧菌。

1854年，他发表论文《霍乱的显微观察和病理学推论》，描述了该生物，以及它与该疾病的关系。他对生物体的微观载玻片做了清晰标记，并附上了研究日期和性质。最终确定，这就是导致霍乱的元凶。由于当时的"瘴气理论"如日中天，帕西尼的发现得不到足够的重视，而且受困于当时的技术条件，他没能进一步发现霍乱弧菌的防治办法。这个缺憾终于在30多年后由科赫接力弥补了。

不过帕西尼的功业不会被埋没，1965年，这种细菌被正式命名为"1854年帕西尼霍乱弧菌"。

霍乱在中国

1820年，霍乱传入中国。此后很长时间内，霍乱给国人的健康带来极大威胁。在1912—1938年这26年间，霍乱流行比较严重的年份就有13年，尤以1932年最为严重。时任全国海港检疫管理处处长的伍连德报告：这次霍乱侵袭了我国大部分地区，包括312个城市，共计10万余个上报病例，死亡超过3.4万人。但是，因为国际上已经有了成熟的防治经验，只要措施得力，疫情依然可控。比如1931年长江水灾，由于以伍连德为代表的专家组及时入驻，卫生、收治等工作做得及时、有效，霍乱没有流行。《白鹿原》第二十五章就描写过一场罕见的大瘟疫。这场瘟疫来势凶猛，持续数月，白鹿村里隔三岔五抬埋死人，主人公白嘉轩的媳妇仙草就是在这场瘟疫中死去的。这场瘟疫，实际上写的就是发生在 1932 年的关中大霍乱。疫情于几个月后渐渐散去，虽然后果惨烈，却推动了陕西现代公共卫生体系的建立。

据统计，1961—2011 年，中国累计报告霍乱病例超过 34 万例，死亡人数超过 5 000。新中国成立后，随着经济发展和公共卫生条件的改善，我国大力建立城市污水系统和饮用水消毒系统，霍乱在中国的发病数开始逐年下降。而随着医疗技术的进步，霍乱也不再那么可怕。近年来，中国的霍乱病例基本是零死亡。

颇有戏剧性的是，霍乱曾经两次"染指"诺贝尔奖的不同奖项：发现霍乱弧菌的德国医生科赫获得诺贝尔生理学或医学奖，写下经典名作《霍乱时期的爱情》的哥伦比亚小说家加西亚·马尔克斯则荣获诺贝尔文学奖。

整个人类史中，除了鼠疫，还没有哪种疾病能造成霍乱那样的大面积扩散和高死亡率。霍乱如同"死神"手中挥舞的镰刀，人类的生命任凭屠戮。

随着现代流行病学和微生物学的发展，以及现代城市环境的改善，人类有了对抗这位"死神"的武器。但尽管如此，一旦现有的社会秩序崩塌，基础设施被毁，人类的生命依旧可以被这位"死神"收割。

霍乱知识小科普

清洁水的供应和适当的卫生设备，是预防霍乱的根本。

霍乱是一种急性的分泌性腹泻疾病，由革兰阴性菌霍乱弧菌的产毒菌株引起。不产生毒素的霍乱弧菌菌株不会引起霍乱。根据脂多糖 O 抗原的结构差异，将霍乱弧菌进行血清免疫分类，在已确定的 200 多个血清群中，只有两种（霍乱弧菌 O1 群和 O139 群）与霍乱的大规模流行病有关。

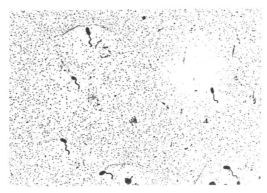

图 2-3   不同于造成细菌性痢疾的痢疾杆菌，霍乱弧菌是一种带鞭毛、会运动的细菌

霍乱在大约 50 个国家和地区有地方性流行，主要在非洲和亚洲，并曾在非洲、亚洲、中东、南美洲、中美洲及加勒比海地区引起大范围的地方性流行。

目前很难准确界定霍乱所致的疾病负担，因为在霍乱暴发的地区，公共卫生资源往往极其贫乏，因此疾病漏报严重。霍乱主要危害的是难以获取清洁水源的极度贫困的人群，因为病例最常通过摄入霍乱弧菌污染的食物或水而受到感染。

霍乱弧菌感染导致的疾病谱，从无症状的肠道定植到严重腹泻不等。在临床上，霍乱弧菌感染轻型病例，可能无法与其他原因水样腹泻疾病区分，但重型霍乱因体液和电解质大量、快速丢失，治疗不及时可在短期内死亡，这标志着它在临床上与其他原因导致的水样腹泻疾病是截然不同的。

霍乱知识卡片

感染途径	摄入受污染的食物或水。
潜伏期	12~72 个小时，平均为 1.4 天。
易感人群	感染多见于流行区居民以及旅行者等，人群普遍易感。
感染者症状	典型表现包括： • 急剧无痛性腹泻、呕吐。 • 大量水、电解质消失，迅速脱水和微循环衰竭。患者神志淡漠、烦躁、眼窝深陷、皮肤黏膜干燥无弹性、声音嘶哑、脉搏细速、血压低、腹直肌痉挛。 • 一般无发热。
如何诊断	• 大多数霍乱病例可根据特征性临床表现被诊断；所有伴或不伴呕吐的严重水样腹泻患者都需要考虑感染霍乱的可能，尤其是出现快速和严重脱水的患者。 • 进行粪便培养，分离出霍乱弧菌，从而确诊霍乱。在无条件进行粪便培养的情况下，暗视野显微镜检查如发现穿梭运动的弧菌，可支持诊断。

如何治疗	• 积极的液体补充是治疗霍乱的基础。根据脱水的程度和进行性丢失的体液评估，来确定给予的液体类型和量。除了严重脱水或休克的病例（这些病例需要快速补液，因此应接受静脉补液），其余可接受口补液。 • 抗生素可缩短腹泻的持续时间，减少腹泻的粪便排出量，并减少霍乱弧菌排菌的持续时间。对疑似或确诊霍乱情况下的中至重度脱水患者，建议用抗生素治疗。 • 给予霍乱患者充足的营养，这对预防营养不良和促进正常胃肠道功能的恢复，是非常重要的。
如何预防	• 清洁水的供应和适当的卫生设备，是预防霍乱的根本。 • 国际上的两种口服霍乱疫苗，已被证实在霍乱暴发高风险地区的保护效力为 60%~80%。在疫区或发生霍乱的高风险地区，使用这些疫苗预防霍乱，可能特别有帮助。

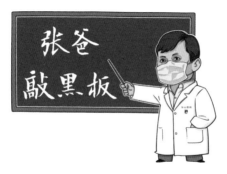

1. 霍乱的传染源和传播途径是什么？

霍乱是和鼠疫同列甲类传染病的烈性传染病。

霍乱病人或霍乱弧菌携带者是霍乱的传染源。

霍乱病人、霍乱弧菌携带者触碰过的器物、水和食物，他们的排泄物污染过的水和食物，以及在排泄物上叮爬过的苍蝇携带霍乱弧菌污染的器物、水和食物，以上三种途径，接触任何一种，都有可能感染霍乱。

2. 什么时候容易得霍乱？

我国的流行时间为 3—11 月，6—9 月是流行高峰。

3. 什么人容易感染霍乱？

没人能无视霍乱，胃酸缺乏者尤其易感。

4. 如何发现自己感染霍乱？

如果发现自己腹泻，而且有剧烈的无痛性水样腹泻，尤其是一天腹泻很多次的时候，应马上到医院就诊，并做霍乱弧菌的培养检查。

另外，应该叫上最近和你一起吃饭或密切接触的人，一起到医院做采集粪便检查或肛拭检查，以确定是否感染。

5. 如果不小心得了霍乱，有什么办法可以治疗吗？

霍乱的传染性很强。一旦发现感染霍乱，不管是轻型的还是霍乱弧菌携带者，都应该自觉接受隔离治疗。就算是霍乱症状消失、停服抗菌药物后，连续两天粪便培养未检出霍乱弧菌者才可解除隔离。

6. 感染霍乱可以被治愈吗？

只要及早发现，听医生的话，及时补充水分与电解质溶液，合理使用抗生素，治疗霍乱并不困难。

7. 有必要接种霍乱疫苗吗？

有必要。现在霍乱疫苗很成熟，能提供较好、较持久的保护作用。如果经常到野外工作、生活，或者经常去高危地带旅行、进行水上作业，建议接种霍乱疫苗。

8. 平时我们如何预防霍乱？

简单来说，就是十个字："管好一张口，勤洗一双手。"还要做到五"要"五"不要"。

五"要"：饭前便后要洗手，买回海产要煮熟，隔餐食物要热透，生熟食品要分开，出现症状要就诊。

五"不要"：生水未煮不要喝，无牌餐饮不要光顾，腐烂食品不要吃，暴饮暴食不要纵容，未消毒（霍乱污染）物品不要碰。

甲肝：
生吃海鲜有风险

甲肝，即甲型病毒性肝炎。它对我们来说并不陌生，曾经是常见的食源性疾病，令人闻之色变。如今，在大众的眼里，它似乎已经不再那么可怕了。但是在 30 多年前，它一度横扫上海滩，成为上海人乃至全国人的噩梦。虽然甲肝可防可控，但是它并未消失，一旦出现食源性污染，仍有可能造成多人感染的疫情。

说到甲肝，你听到最多的可能是海产品，尤其是贝类容易携带和传播甲肝，但你知道水果也可以传播甲肝吗？

据美国疾控中心报告，截至 2019 年 12 月 2 日，与黑莓有关的甲型肝炎疫情已导致 6 个州的 16 人患病，9 人住院，尚无死亡报告。这起多州暴发的甲型肝炎疫情，可能与来自农产品连锁店"新鲜百里香"（Fresh Thyme）的新鲜非有机黑莓有关。

回溯信息显示，这些浆果来自同一家配送中心。该中心将新鲜浆果运送到 11 个州的"新鲜百里香"农产品连锁店。美国食品药品监督管理局（FDA）敦促消费者：不要食用 2019 年 9 月 9—30 日从那 11 个州的"新鲜百里香"店购买的黑莓。

现在看来，这起疫情似乎只是累及了很少一部分人，但它却让我们想起了 30 多年前发生在上海的那场史无前例的甲肝大流行。

甲肝的前世今生

经此一疫，很多人养成了"饭前便后勤洗手"的习惯。在饭店吃饭使用公筷的做法，也是在那时得到推广的。

1988 年在上海市民的心头留下了难以磨灭的记忆。

一场突如其来的传染病暴发流行，打乱了上海这座大都市的正常生活。医院门诊空前拥挤，工厂仓库乃至旅馆和学校教室都摆满了病床，街头蔓延着关于疫情的传闻和流言……

今天，让我们回拨时钟的指针，回到 1988 年年初。

1988 年 1 月初，上海已经进入了深冬。天气阴沉沉的，一连好多天都看不到太阳。大街上，行色匆匆的人们面色凝重，心情似乎也跟这天气一样糟糕。

从一例到一万例

1 月中旬，上海报告了当年第一例甲肝病人。

此后，患者数量急速攀升。开始是每天一两百例，不久之后就变成每天三四百例，再后来变成每天一两千例。1月底，新增的患者数量已经变成每天 10 000 例左右了。

到 2 月 1 日，新增病人数量继续暴涨，竟然超过了 19 000 例。上海的各家医院都开始涌入大量病人，这些病人大多出现了身体发热、呕吐、乏力的症状，还有少部分病人出现了脸色发黄等典型症状。

在来势汹汹的肝炎疫情下，上海各家医院，不管是专为肝炎等传染病患者准备的传染病房，还是其他各种内外科病房，都已经人满为患。

然而，就算把整个上海所有医院、所有病房的床位全部加起来，也不过 5.5 万张。而甲肝病人的数量一天就新增过万，发病如此集中，病人住院成了大问题。就算医院不接收其他病人，把所有床位都腾给甲肝病人，床位也仍然供不应求。

每天天还没亮，就有大量病人到医院排队。病人害怕传染给自己的家人，所以都要求医生立即安排住院，如果医院没有床位，就自带折叠床和被褥在医院"安顿"下来。

在这种情况下，当时的上海市政府要求一些企业临时把仓库改成隔离病房，用来收治其染病的员工；当时正值中小学放寒假，有些学校就把教室腾出来改成临时病房；一些旅馆也被要求空出客房，用来收治病人；就连一些改建中的房子，也因为疫情的缘故暂停改建，变成了临时病房。

在这种严峻的形势下，紧张的市民们风声鹤唳。一旦传出有人感染了甲肝的消息，跟其住同一栋楼的人连楼梯的扶手都不敢摸了。谁家有病人，就会立刻遭到街坊邻里的"孤立"。而病人们非常能体谅家人和邻居，只要得病，就会立刻就医，想尽办法住院，以免连累周围的人。

一床难求的问题，给人们带来了很多麻烦。当时的上海，因为床位问题发生过很多纠纷，有很多病人和家属冲到病房抢床位。为了维持正常秩序，医院只好向警察求助。

至当年3月，这场甲肝疫情基本得到了控制。4月以后，发病率逐日下降。据统计，至5月13日，共有310 746人发病，31人死于该病。

对死亡病例进行的调研分析发现，死亡的31例患者都有一些慢性病：有的是患有慢性支气管炎、肺气肿，有的则原来就患有慢性乙型病毒性肝炎、肝硬化等。

虽然在暴发之初，人们就已知道是甲型肝炎病毒流行，但是，人们并不知道究竟是什么原因，导致来势如此凶猛的甲肝暴发流行。

为此，流行病学家、微生物学家和传染病专家进行了大量的调查分析，总结了那次甲肝暴发流行的特点：

（1）来势凶猛，发病急。

（2）病人症状明显，90%以上的病人出现黄疸，85%以上的病人甲肝抗体呈阳性。

（3）发病主要集中在市区，感染人群以青壮年为主，20~39岁的患者占83.5%。

（4）80%以上的病人有食用毛蚶史。同时，很多家庭都有两人以上发病的情况，而且发病的时间都比较集中。

都是毛蚶惹的祸

上述第四个特点尤其惹人注意。专家们据此认定：这次疫情和食用毛蚶有很大的关系。

上海市政府当机立断，下令严禁市场销售毛蚶，一经发现，立即重罚。对于这样的决定，很多人不解，凭什么就确定甲肝是毛蚶引起的？

那么，毛蚶到底是不是上海甲肝暴发流行的罪魁祸首呢？

毛蚶是一种生长在河口和海湾泥沙中的贝类生物，一直是上海人餐桌上的美食。上海人多喜欢生吃毛蚶。

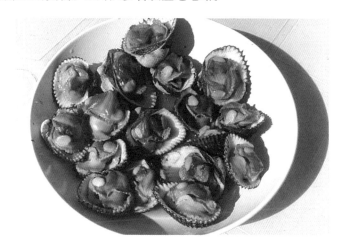

图 2-4　毛蚶

1987 年之前，上海各大菜市场上的毛蚶都来自山东潍坊附近的海域。到 1987 年年底，江苏启东毛蚶大丰收，迅速占据了上海市场。

糟糕的是，那一年，启东水域受到人畜粪便污染，甲肝病毒附着在富有超强吸附力的毛蚶体内，埋下了祸端。

贝类之所以有这么强大的携带病毒的能力，是因为贝类借助滤水系统进行呼吸和吃饭，一个小时能过滤水 5~40 升。这样一来，水体中的各种颗粒型物质就积聚在贝类的鳃和消化腺里。医学上管这种积聚能力叫作富集。

上海曾用人工培育的方式研究毛蚶携带病毒的能力。结果表明，毛蚶可浓缩甲肝病毒 29 倍，而甲肝病毒可在毛蚶体内存活长达 3 个月。

微生物学家分别用免疫电镜、甲肝病毒核酸杂交试验及甲肝病理组织培养分离等方法，对毛蚶提纯物进行甲肝病毒检测，获得的结果全部是阳性。

通常来说，要想从毛蚶体内分离自然受污染的甲肝病毒，是非常难的。但这一次，专家却成功地从受污染的毛蚶中分离出了甲肝病毒，可见受污染的程度有多么严重。

同时，流行病学家也拿出了有力的证据，证明毛蚶正是甲肝暴发的源头。

1988 年上海甲肝流行，总发病率为 4 083/100 000 人口。流行曲线在 1 月和 2 月出现了 3 个高峰。

一项对 1 208 对配对的病例对照研究，支持毛蚶是甲肝病毒的媒介。对食用毛蚶的患者进行的进一步研究表明，患有甲肝的人食用了更多的毛蚶。一项历史队列研究表明，1987 年 12 月 9 日—1988 年 1 月 3 日，大约有 31.7% 的人食用过毛蚶一次或多次。估计食用和不食用毛蚶的人的发病率，分别为 11.93% 和 0.52%。

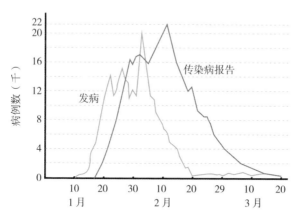

图 2-5　发病数的折线图显示在 1 月和 2 月共出现 3 个高峰

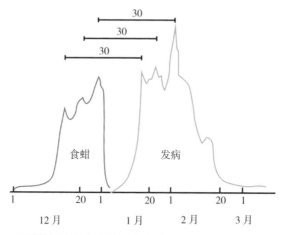

图 2-6　毛蚶的供应曲线中的 3 个峰值与流行曲线中的 3 个峰值相关

　　据统计，毛蚶的供应曲线中的 3 个峰值，与流行曲线中的 3 个峰值相关。研究人员从在上海市场和捕捞区域采集的毛蚶中，均检测出了甲型肝炎病毒。

　　卫生防疫部门经过跟踪检疫，确定这场甲肝疫情就是由毛蚶携带甲型肝炎病毒所致。市政府随即做出了严禁销售、食用毛蚶的决定，并开展了声势浩大的卫生知识宣传。

这场甲肝流行，对上海人民的身体健康和各项生产、公共交通，乃至日常交往等方面，都造成了极大的危害和损失，严重影响了当时的社会秩序。

对甲肝的极度恐慌，很快从上海市蔓延到了兄弟省市。

一时间，各大省市的人都对上海人产生了抵触心理，避之唯恐不及。大家都认为，上海人就是肝炎的传播源。在外地，上海生产的食品遭到封存；上海运出的蔬菜遭到扣押；民航飞机上，但凡标有"上海生产"的食品，都会遭到嫌弃，被乘客们当成垃圾扔掉；上海人到了外地，住旅馆会遭遇"客满"；上海人在外地下馆子吃饭，会被服务员拒之门外；上海人到外地开会，会场要单独划定区域将他们"隔离"。

这种情形，与2020年年初新冠肺炎疫情时期的武汉同胞们的遭遇何其相似。

甲肝暴发流行后，为了治疗疾病，控制甲肝蔓延，上海市投入了大量的人力、物力和财力。

经此一"疫"，上海人的卫生习惯发生了很大的改善。很多人养成了"饭前便后勤洗手"的习惯。在饭店吃饭使用公筷的做法，也是在那时得到推广的。

总而言之，1988年甲肝疫情的暴发，给上海市的公共卫生体系敲响了警钟，也可以说，全体上海人民共同经受了一次巨大的考验和锻炼。

甲肝知识小科普 〰〰〰〰〰〰〰〰〰〰〰

85℃高温下，1分钟就可杀灭甲肝病毒，所以加热食物很有必要。

甲肝是病毒性肝炎的一种。急性甲型病毒性肝炎患者预后大多良好，一般于病后3~6个月痊愈，并且获得终身的免疫力。与大家熟知的乙肝和丙肝不同，甲肝不会转入慢性感染的阶段。

甲肝主要由甲型肝炎病毒（HAV）感染引起，主要侵犯肝脏。HAV属于小RNA病毒科、嗜肝病毒属，人和脊椎动物是其自然宿主。HAV对外界环境抵抗力较强，在水源、土壤及毛蚶等水产品中可存活数天至数月，并可耐受酸碱（pH2~10）、有机溶剂及60℃以下温度。

甲肝具有很强的传染性。目前，全球每年约有1.1亿人感染HAV，其中880万人急性发病，病毒在许多发展中国家流行。甲肝与安全用水不足、卫生条件差和不良的个人卫生习惯紧密相关。感染病毒后，从潜伏末期至发病后10天，感染者的传播性最大。甲肝病毒通过消化道传播，从感染者的尿液、呕吐物，最主要的是粪便中排出，会污染食物（尤其是贝类水产）、餐具、水源。

甲肝
知识卡片

感染途径	粪—口途径传播；人际接触传播；摄入被粪便污染的水或食物，由此传播。
潜伏期	2~6 周，平均 1 个月左右。
易感人群	人群普遍易感。高风险的感染因素包括：居住在或前往卫生条件差的地区；与甲肝患者家庭接触或性接触；男性同性性行为；暴露于日托中心或寄宿机构；使用违禁药品。感染后可获终身免疫力，免受再次感染。
感染者症状	• 急性发病，首发症状为：突发的发热、恶心、呕吐、厌食、乏力和腹痛。 • 数日到一周内，会出现深色尿，随后巩膜、皮肤出现黄染。早期的临床表现通常会较轻。肝功能检查有明显异常。症状持续 2~6 周。
如何诊断	• 一旦患者突然出现胃肠道的症状和体征、黄疸，或者血清氨基转移酶升高，尤其是有甲肝暴露风险时，应当考虑急性甲肝。 • 在血清中发现甲肝的抗体时，确诊该病。
如何治疗	• 自限性疾病，无特效药物治疗。 • 应注意休息，清淡饮食，注意充分的营养支持。 • 肝功能异常者可应用护肝药物。 • 慎用可能引起肝损伤或通过肝脏代谢的药物。
如何预防	• 洗手；在卫生条件不佳的地区避免接触自来水和生食；恰当加热食物（加热至 85℃持续 1 分钟就可灭活病毒）。 • 接种甲肝疫苗。 • 甲肝患者需被隔离 21 天，密切接触者的检疫期为 45 天（按甲肝最长潜伏期规定）；甲肝患者如居家隔离，应严格实行分餐制。 • 甲肝患者应立即被调离直接接触食品类岗位。

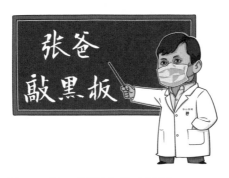

1. 甲肝、乙肝、丙肝有什么不同？

甲肝、乙肝、丙肝都是病毒性肝炎。只不过甲肝是通过消化道传播的，而乙肝和丙肝是通过血液传播、性传播和母婴传播的。

甲肝起病较急，病毒进入人体 2~6 周后，人就会出现发热、厌食、腹泻等症状。甲肝一般为自限性疾病。所谓自限性，就是不需要药物治疗，或者医疗干预，靠着自身免疫力就能痊愈。不过也有极少数病例症状重、黄疸深的，需要经过积极治疗才能痊愈。

乙肝比甲肝危险得多。它起病较缓，乙肝病毒携带者起初一般没有不适症状，肝功能正常，但急性乙肝有可能会出现暴发性肝衰竭，慢性乙肝有发展为肝硬化和肝癌的风险，需要尽早干预治疗。

丙肝发病急，症状较温和，但比乙肝更容易发展为肝炎后肝硬化或肝癌。

2. 甲肝会引发肝癌吗？

甲肝主要是急性肝炎，不会造成慢性肝脏损伤。所以，在正常情况下，甲肝不会引发肝癌。肝癌主要发生于慢性肝炎，是肝炎病毒长期损伤肝细胞造成的。

3. 吃海鲜是不是容易得甲肝？

海鲜确实是传播甲肝病毒的主要帮凶，尤其是贝类。因为甲肝主要是通过"粪—口"途径传播的。海鲜本身容易因为污水感染而携带病毒，这时候如果你追求"生鲜"，不充分加热就食用，感染概率就会增加。所以，别贪图那点儿"生鲜"，彻底煮熟再吃，是预防甲肝的有效手段。

4. 儿童必须接种甲肝疫苗吗？

我国是甲型肝炎高发地区，甲肝病毒感染率很高，儿童因自身免疫力不是非常完善，因此在遭遇甲肝病毒时很容易感染。甲肝疫苗是帮助儿童抵御甲型肝炎的疫苗，是世界卫生组织推荐接种的疫苗之一。

小儿麻痹症：
一个世纪的斗争

20 世纪 50 年代，身患小儿麻痹症（脊髓灰质炎）的人相当常见，或许我们的亲朋好友中就有人罹患过这种疾病，并因此留下了一定程度的残疾。随着时代的发展，脊髓灰质炎患者越来越少见了。你知道人类是通过怎样的努力，才把它控制住并接近消灭的吗？

脊髓灰质炎在世界绝迹了吗？

2000 年 8 月 16 日—10 月 17 日，非洲佛得角[①]报告了 33 起急性弛缓性麻痹病例，其中 7 人死亡（约 21%）。第一名患者是来自佛得角首都普拉亚的 2 岁儿童，该患者于 8 月 16 日出现麻痹症状。其他患者的年龄，从 3 月龄到 38 岁不等。

除了麻痹，受影响的人还会出现颈部僵硬、流感样症状和腹泻。酶联免疫吸附测定法[②]鉴定，病原体正是脊髓灰质炎病毒。

---

① 佛得角，塞内加尔和毛里塔尼亚以西的一个岛国，由 10 个小岛组成。
② 酶联免疫吸附测定法是酶免疫测定技术中应用最广的技术，主要用于测定特异抗体。

脊髓灰质炎的前世今生 〰〰〰〰〰〰〰

1988 年，全世界共报告了 35 万例脊髓灰质炎病例，涉及 128 个国家；到 2000 年，新发病例数降至 791 例，仅 12 个国家报告有病例出现。可以说，人类距离征服脊髓灰质炎只有一步之遥。

有了彻底消灭天花在前，人们自然十分期待下一个巨大成功，而脊髓灰质炎无疑是最接近成功的那个。所以世卫组织立下誓言：要在全球范围内消灭脊髓灰质炎。

数千年的历史

从史前时代起，小儿麻痹症就在不时地袭扰人类。在古埃及的壁画和雕刻中，经常能看到四肢肌肉萎缩的人，还有拄着拐杖走路的孩子。

最早有翔实记录的脊髓灰质炎病例，来自沃尔特·斯科特爵士。不过，当时这种病还不叫这个名字。1773 年，斯科特爵士患上了严重的"出牙热"，并被"剥夺了他右腿的力量"，那时的医学界对脊髓灰质炎还不了解，因此也谈不上有效治疗。不过，斯科特对自己的病情做了详细的记录，这段经历也对他的生活和文字创作工作产生了重要影响。

1890 年，瑞典学者卡尔·奥斯卡·梅丁（Karl Oskar Medin）成为第一个凭经验研究脊髓灰质炎流行病的人。因为梅丁所做的研究工作以及海涅先前的分类工作，该疾病被称为"海涅－梅丁病"。后来，因为这种病容易影响儿童，人们又把它称为"小儿麻痹"。

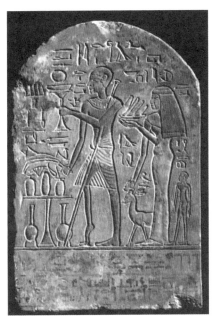

图 2-7 埃及的绘画和雕刻描绘了健康的四肢肌肉萎缩的人，以及带着拐杖
　　　　走路的孩子

　　但是，疾病并没有眷顾医生们的努力，反而因为人类的流动与聚集，出现了更大规模的疫情。

　　1841 年，美国路易斯安那州脊髓灰质炎大规模暴发；时隔 50 多年后，波士顿地区暴发疫情，出现 26 起病例；1894 年，美国佛蒙特州脊髓灰质炎暴发，共有 132 例确诊病例（18 例死亡），其中包括几例成人病例。

　　此后，美国各地开始出现大量不同程度的病例。截至 1907 年，纽约市报告了大约 2 500 起脊髓灰质炎病例。

1916 年，美国脊髓灰质炎感染超过 27 000 例，超过 6 000 人死亡，仅纽约就有 2 000 多人死亡。报纸每天都会公布脊髓灰质炎确诊病例的姓名和地址，患者的房屋被打上标记，患者的家人被隔离。1916 年的暴发流行引起了广泛的恐慌，当时的民众还知道敬畏疾病，有成千上万人逃往附近的山区度假胜地；电影院关闭，会议取消，公众聚会几乎不存在。儿童被警告不要从饮水机喝水，要远离游乐园、游泳池和海滩。

从 1916 年起，美国每年夏天至少有一个地区会出现脊髓灰质炎疫情。其中最严重的疫情，发生在 20 世纪 40 年代和 50 年代。在1949 年的疫情中，美国报告病例共 42 173 例，有 2 720 例死亡，相当于不到 20 人中，就有 1 人死亡。在儿童中，1 000 例感染者中就有 1 例发生脊髓灰质炎麻痹，而成人则是每 75 例感染者中就有 1 例。

"铁肺"与血清

为了治疗脊髓灰质炎，人们想出了许多"脑洞大开"的方法：神经移植、肌腱延长、肌腱转移、肢体延长或缩短。有残留麻痹症状的患者会使用支具进行治疗，用拐杖或轮椅等器具代替机体失去的功能，也有患者会使用诸如刚性支架和身体模型之类的装置，比如在电影《阿甘正传》中，男主人公幼年佩戴像人体外骨骼似的支具，就是当时的治疗方法之一。但这些方法往往会限制佩戴者的运动，反而更容易引起肌肉萎缩。除了支具，一些传统的、温和的按摩和被动运动，也被用于治疗脊髓灰质炎患者。

尽管大多数治疗方法效果不大，但还是有一些治疗方法产生了明显的效果，比如"铁肺"和抗脊髓灰质炎的抗体血清疗法。这些方法也对后来医疗事业的发展影响深远。

第一款用于治疗脊髓灰质炎患者的"铁肺"，是由哈佛大学的菲利普·德林克（Philip Drinker）、路易斯·阿加西·肖（Louis Agassiz Shaw）和詹姆斯·威尔逊（James Wilson）发明的。这款"铁肺"于1928年10月12日在波士顿儿童医院进行了测试，取得了成功。

最初的"铁肺"由连接两台真空吸尘器的电动机提供动力，并通过改变机器内部的压力来模拟人体呼吸机能。当压力降低时，胸腔扩张，吸入空气；当压力升高时，胸腔收缩，压出空气。它被叫作"负压呼吸机"，而扩张和收缩的动作，模仿的正是人体正常的呼吸机能。

随后，约翰·海文·爱默生（John Haven Emerson）用直接连到机器上的波纹管改进了"铁肺"的设计，使其生产成本更低。爱默生设计的"铁肺"一直持续生产到1970年。这一时期，还有其他呼吸辅助设备诞生，比如搏动式人工呼吸器，以及给呼吸问题较轻的患者使用的"摇床"。

在脊髓灰质炎流行期间，"铁肺"挽救了数千人的生命。但"铁肺"体积庞大，较为笨重，价格也非常昂贵。20世纪30年代，一台"铁肺"的生产成本约为1 500美元，而且机器运行成本高得吓人——患者可能要被困在"铁肺"中数月、数年，甚至终身。就算是这样，也不是每个患者都能获得使用"铁肺"的机会。不过，即使用上"铁肺",延髓型脊髓灰质炎①患者的死亡率还是超过了90%。

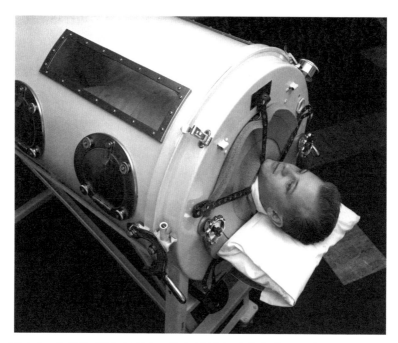

图2-8 由于胸部肌肉瘫痪,许多脊髓灰质炎患者无法自行呼吸。"铁肺"——一个调节气压的简单、气密的腔室,让患者呼吸,直到痊愈

"铁肺"的种种缺点,促进了更加现代的正压呼吸机,以及使用正压通气的气管造口术的发展。这种模式与"铁肺"正好相反,它直接把空气或者氧气通过气泵压入患者的肺部,帮助患者呼吸。正压呼吸机的推广,将延髓型脊髓灰质炎患者的死亡率从90%以上降低至20%。

---

① 延髓型是脊髓灰质炎中较为严重的一种类型,由于侵犯了人类重要的低级生命中枢——延髓,会导致呼吸不规则和呼吸暂停等危及生命的症状,甚至死亡。

1952 年，哥本哈根暴发了一次大规模脊髓灰质炎疫情。丹麦麻醉师比约·易卜生在哥本哈根布拉格达医院成立了第一个专门帮助最严重的脊髓灰质炎患者的呼吸中心。这个呼吸中心，就是今天重症监护病房（ICU）的前身。

尽管"铁肺"挽救了不少患者的生命，但它只是患者发病之后的治疗手段，最好的方法依然是发病前的预防。人们最早发现的预防手段是将感染恢复期患者的血清输入健康人体内。

1950 年，匹兹堡大学的威廉·哈蒙（William Hammon）从脊髓灰质炎幸存者的血液中分离出含有脊髓灰质炎病毒抗体的血清。哈蒙认为，血清可以预防脊髓灰质炎的传播，减轻脊髓灰质炎患者的病情。

1951 年 9 月—1952 年 7 月，近 55 000 个儿童参与了抗脊髓灰质炎血清的临床试验。试验结果非常鼓舞人心：约 80% 的血清能有效阻止麻痹性脊髓灰质炎的发展；如果环境能严格控制，这种保护能够持续 5 周。此外，血清还可减轻脊髓灰质炎患者的病情。

但是，大规模使用抗体血清预防和治疗脊髓灰质炎的做法，也有许多缺点，比如：血清提供的免疫力不会持续很长时间；抗体提供的保护作用不完全；每次疫情暴发期间都需要重新注射。为此，医学界的焦点很快转向研制脊髓灰质炎疫苗。

疫苗改变了世界

20 世纪 40 年代末和 50 年代初，波士顿儿童医院的约翰·恩德斯（John Enders）领导了一个研究小组，成功地在人体组织中培养了脊髓灰质炎病毒。这一重大突破最终促成了脊髓灰质炎疫苗的研发。1954 年，恩德斯和他的同事托马斯·韦勒（Thomas Weller）、弗雷德里克·罗宾斯（Frederick Robbins）获得了诺贝尔生理学或医学奖。

今天，世界各地用来对抗脊髓灰质炎的疫苗有两种：灭活疫苗和减毒活疫苗。

第一种由乔纳斯·索尔克（Jonas Salk）研制出来。1948 年，时任匹兹堡大学病毒研究所实验室主任的索尔克，得到美国国家小儿麻痹症基金会［现称"美国出生缺陷基金会"（March of Dimes）］的资助，开始研究脊髓灰质炎疫苗。

1952 年 7 月，索尔克在 43 个已经从脊髓灰质炎中康复的儿童身上做了实验，发现这些孩子的血清中都出现了抗体滴度升高的现象。索尔克于是开始在志愿者身上做进一步的实验，志愿者包括他自己、他的妻子和他的孩子。

实验结果令人振奋：志愿者全部获得了免疫力，而且没有任何感染。

1954 年，在众多顶级医药公司、医学实验室的通力合作下，一场国家层面上的疫苗人群实验开始了。这场实验总共花费 1 700 万美元，志愿者涵盖了美国、加拿大共计 180 万人。实验结果表明，有 60%~70% 的受试者获得了免疫力。

1955 年，索尔克的疫苗获得批准，当年就为 400 万人接种了。1957 年，美国出生缺陷基金会推动大规模免疫接种。此后，美国每年的脊髓灰质炎病例数量从最高近 58 000 例锐减到 5 600 例。

在索尔克取得成功 8 年后，阿尔伯特·萨宾（Albert Sabin）使用弱化（减毒）活病毒，研制了口服脊髓灰质炎疫苗（OPV）。这种减毒活疫苗可以在肠道内大量复制，产生抗体，但不会影响神经系统。萨宾疫苗的人体试验于 1957 年开始，并于 1961 年获得许可。随着OPV 的研制，第二波大规模免疫接种使得病例数量进一步下降：到1961 年，仅 161 起病例在录。

中国的脊髓灰质炎流行情况

在中国的历史上，脊髓灰质炎一直流行。自 20 世纪 50 年代起，就有疫情定期出现的记录。控制这一可怕疾病，是新成立的中华人民共和国的公共卫生工作重点之一。

到 1963 年，每年冬季的大规模免疫接种，已开始使用 OPV。

1978 年，OPV 被纳入新建立的国家扩大免疫规划中。随着疫苗在全国接种活动和常规免疫接种服务中越来越多地被使用，脊髓灰质炎病例数大幅减少。

1994 年 9 月分离的病毒，是最后一例本土脊髓灰质炎野生株病毒（WPV）。

2000 年，世卫组织西太平洋区域消灭脊髓灰质炎证实委员会宣布：中国为无脊髓灰质炎状态。

"糖丸爷爷" 顾方舟

顾方舟是我国著名医学科学家、病毒学专家，对脊髓灰质炎的预防及控制的研究长达 42 年，是中国组织培养口服活疫苗的开拓者之一，被称为"中国脊髓灰质炎疫苗之父"。他建立了脊髓灰质炎病毒的分离与定型方法，制定了脊髓灰质炎活疫苗的试制与安全性标准，主持制定了中国第一部《口服脊髓灰质炎减毒活疫苗制造及检定规程》，指导了中国后来 20 多年数十亿份疫苗的生产与鉴定。

中国防治脊髓灰质炎的努力，开始于 20 世纪 50 年代中期。当时中国的科学家已经能分离脊髓灰质炎病毒，但是要实现量产疫苗，中国还有很长的路要走。鉴于当时中国严重的脊髓灰质炎疫情，卫生部决定，派遣专门的工作组，去苏联学习疫苗的全套工艺。带队的正是时年 32 岁的顾方舟。

当时苏联生产的疫苗是灭活疫苗，也就是把培养出的病原体通过加热或者化学试剂杀死，只保留病原体信息的疫苗。这种疫苗胜在使用安全，但其接种量大、免疫期短，而且免疫途径单一。

在顾方舟小组学习期间，国际上对脊髓灰质炎疫苗该使用灭活疫苗还是减毒活疫苗，展开了激烈的争论。

减毒活疫苗的好处在于使用的是活着的微生物，它可以在人体内存活较长时间，诱导较强的免疫反应，理论上只接种一次就可以，而且价格低。唯一的顾虑是，减毒活疫苗有"毒力返祖"的可能。所谓"毒力返祖"，就是本来没事的人，接种了疫苗，反而得了脊髓灰质炎。那么，这个责任由谁来负？

关键时刻，顾方舟站出来拍板：我来负责，去学习研发减毒活疫苗。

顾方舟作为负责人，考虑的已经不只是纯技术问题了：同样的成本，减毒活疫苗的产量是灭活疫苗的 100 倍；推及接种成本，当时中国的家庭负担得起哪种？灭活疫苗要连打 3 针（脊髓灰质炎有 3 种类型，每种疫苗对付一种），中国家庭负担得起吗？国家财政承受得起吗？

时间不等人。顾方舟小组原本的学习计划是半年，截至 9 月，当时已经是 7 月了。于是，顾方舟小组抓紧这最后的时间，把减毒活疫苗的技术学到手。10 月，小组成员满载而归。

回国之后，顾方舟小组就开始了紧张的疫苗研制生产工作。1960 年 3 月，中国第一批脊髓灰质炎的减毒活疫苗试制成功。顾方舟带头让自己刚满月的儿子试用。他后来回忆说："豁出去了，自己制造的东西自己都不相信，怎么能让别人相信？"

这项举动，后来成为中国防疫人的传统。

在 1962 年之前，中国的脊髓灰质炎疫苗和国际上一样，还是液体的。但是，液体疫苗有几个痼疾：口味不好，孩子们拒喝；保存条件苛刻，需要 -40~-20℃的低温环境，基层没有条件；玻璃瓶运输不方便。基于此，顾方舟小组在 1962 年，研制了固体糖丸。糖丸不仅保存期长，而且便于运输，这下连边远山区都能覆盖了。

为了保证口感，研制小组还专门联系了北京糖果厂合作。1963 年，厂家一共生产了 1 000 万人份的糖丸；1964 年开始向全国铺开，当年共生产 6 000 万人份糖丸；1970 年，年产量达到 7 000 万人份；

1980 年后，年均 1 亿人份；1985 年达到年均 1.4 亿 ~1.6 亿人份。

从此，中国国内的孩子无论身在何处，都再不会被脊髓灰质炎伤害。

不过，中国防疫人并不满足。因为第一代糖丸都是单价疫苗，也就是每种糖丸只能对付一种类型的脊髓灰质炎，三种类型就需要三种糖丸。于是就产生了复杂的接种流程：出生 2 个月吃红糖丸，4~6 周后再吃绿糖丸，最后吃蓝糖丸。此外，这样的流程需要重复 3 年，到孩子 7 岁时再加强一次。这样的"持久战"无论对于防疫站还是父母来说，都很难做到不遗不漏。

经过 5 年的研究，中国防疫人终于找到 3 种类型病毒的最佳配比，研制出了三价疫苗。1984 年试点成功后，于 1985 年全面铺开。

1994 年 9 月，湖北襄阳出现最后一例脊髓灰质炎患者后，中国本土再也没有了脊髓灰质炎病例。在率先消灭天花后，中国又取得了一个对抗传染病的彻底胜利。

2000 年，世界卫生组织证实，中国本土脊髓灰质炎传播已经彻底阻断。顾方舟作为证实委员会的成员，代表中国在报告上签字。

那一年，顾方舟 74 岁。

脊髓灰质炎与慈善事业的发展

世界卫生组织估计，全世界有 1 000 万 ~2 000 万脊髓灰质炎幸存者。这种疾病的患者终身都会受到影响，余生常常离不开轮椅、拐杖、腿托等装置。

脊髓灰质炎不仅改变了幸存者的生活，还深刻地推动着社会文化变革：基层筹款运动的出现，彻底改变了人类医疗慈善事业建设；脊髓灰质炎幸存者中有许多名人，他们一直致力于帮助这一群体，共同刺激了美国现代残疾人权利运动。

1921 年，39 岁的富兰克林·罗斯福正在享受假期。他仗着自己年富力强，在冰冷的海水里游泳。不料，脊髓灰质炎病毒乘虚而入，在他免疫力下降之际侵入了他的肌体，让他后半生与轮椅为伴。虽然他尝试了各种治疗方法，包括佐治亚州温泉镇的水疗，但是仍然无法痊愈[①]。不过，此人到底是个硬汉，他坐着轮椅成功竞选州长，之后又成功竞选美国总统，并成为唯一一个四次当选的美国总统。他用行动诠释了自己的座右铭：没有什么是不可能的。

1938 年，在罗斯福的帮助下，美国国家小儿麻痹症基金会成立了，该基金会为麻痹性脊髓灰质炎患者的康复和脊髓灰质炎疫苗的研制提供资金。

基金会改变了原有筹集资金的方式：它并不是从少数富人那里寻求大笔捐款，而是面向数百万人征集小额捐款。筹款活动成功收集了数亿美元——超过当时美国所有慈善机构筹集的善款的总和（不包括红十字会）。截至 1955 年，美国出生缺陷基金会共投资了 2 550 万美元用于研究，这为乔纳斯·索尔克和阿尔伯特·萨宾的疫苗研制提供了资金，也资助了 1954—1955 年的疫苗临床试验，为数千个儿童提供了免费疫苗。

---

① 当时，罗斯福被诊断为患有脊髓灰质炎，后来有人指出他患的其实是格林 - 巴利综合征。

残疾人权利运动

脊髓灰质炎幸存者离开康复医院回家后，在上学和工作时，常会遇到各种不便和歧视。20 世纪初期，在家中或公共场所使用轮椅是一件非常可怕的事情，因为没有公共交通系统能够容纳轮椅，大多数公共建筑，包括学校，是残疾人无法进入的。许多因脊髓灰质炎而残疾的儿童，只能去专给"残疾儿童"而设的场所，否则就得丢掉轮椅上下楼梯。

脊髓灰质炎瘫痪人群日益壮大后，开始争取参与社会主流运动的权利。20 世纪 70 年代，脊髓灰质炎幸存者经常处在美国残疾人权利运动的最前沿。这些运动推动了立法，如：1973 年出台的为保护残疾公民免受歧视的《康复法案》和 1990 年通过的《美国残疾人法案》。脊髓灰质炎幸存者还领导了其他政治运动，比如 20 世纪 60 年代和 70 年代的无障碍设计运动（Universal Design）。

从 20 世纪初，脊髓灰质炎在世界多地出现广泛流行开始，人类和它的斗争已经延续了百年。自从 1988 年以来，世界已经为歼灭脊髓灰质炎投入了 30 亿美元。但是，一些国家的脊髓灰质炎仍然在流行，甚至有向邻国蔓延的势头。虽然在这场百年战争中，人类并没有获得全胜，但是疾病促进了血清免疫治疗技术和疫苗研发技术的进步，呼吸和危重症监护学的诞生，以及康复医学的发展。不仅如此，人类与脊髓灰质炎的斗争还改变了慈善事业，改善了残疾人的人权，以及使人们认识到只有全人类携起手来，才有可能消灭一种世界流行传染病。这一切都是这场百年战争给全人类留下的宝贵财产。

脊髓灰质炎知识小科普

90%~95% 的脊髓灰质炎病毒感染是无症状的。

亚洲和非洲发展中国家为脊髓灰质炎的主要流行地区，呈流行或散发，夏秋季多见。流行时隐性感染多见，病例数占 90% 以上。随着疫苗的广泛接种，全球脊髓灰质炎病例数减少了 99% 以上。我国 1995 年以来未再发现本土脊髓灰质炎野生株病毒病例，已经达到消灭该病的目标。

脊髓灰质炎是由脊髓灰质炎病毒引起的，这是一种非常小的病毒，具有多面体衣壳和单链，以正链 RNA 为遗传信息。3 种脊髓灰质炎病毒血清型分为 1、2 和 3 型。这些血清型的病毒均能引起运动神经元病，不过，在疫苗接种之前的时代，大多数麻痹型疾病由脊髓灰质炎病毒 1 型所致。

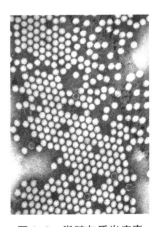

图 2-9　脊髓灰质炎病毒

实际上，在疫苗出现之前，脊髓灰质炎病毒感染非常常见，多发生于小儿。90%~95% 的脊髓灰质炎病毒感染是无症状的。病毒进入人体后，首先在胃肠道的淋巴组织进行初级复制。病毒随后播散至全身，引发无症状的首次（轻微）一过性[①]病毒血症。少数，即 4%~8% 的个体会发生第二次病毒血症（严重），导致"轻型病症"（顿挫型脊髓灰质炎）的症状，与常见病毒感染相似，症状包括头痛、咽痛、发热、恶心、呕吐、不适和乏力。部分具有严重病毒血症和顿挫型脊髓灰质炎的患者，通常在数日的无症状间期后出现中枢神经系统受累，其中一些患者的脊髓灰质炎病毒还会选择性地破坏运动神经元，表现为剧烈的背、颈和肌肉疼痛，以及出现运动无力。在所有脊髓灰质炎病毒感染中，只有约 0.1% 会发生这种麻痹。

脊髓灰质炎知识卡片

感染途径	脊髓灰质炎病毒通过粪—手—口污染途径传播。在流行期间，病毒也可能通过咽部传播。
潜伏期	3~35 天，一般为 7~14 天。从暴露到出现瘫痪多在 7~21 天。
易感人群	人群普遍易感，好发年龄段为 4 月龄 ~5 岁，感染后可获同血清型病毒的保护性抗体。

---

① 一过性，指某一临床症状或体征在短时间内出现并迅速消失。——编者注

感染者症状	• 不显性感染：90%~95% 的感染者在临床上无明显症状。 • 顿挫型：4%~8% 的感染者有发热、头痛、咽痛、倦怠、食欲减退、呕吐和腹痛症状；病程短，1~3 天即可恢复。 • 无瘫痪型灰质炎：1% 的感染者在顿挫型症状后，头痛、呕吐更为强烈，并出现脑膜刺激征。 • 瘫痪性灰质炎：不对称性肢体弛缓性瘫痪，严重者因累及生命中枢而死亡，三分之二的瘫痪型患者病后留有不同程度的后遗症。
如何诊断	• 根据流行病学史（流行地区、接触史、近期服苗史等）、典型临床表现及实验室检查，脊髓灰质炎的诊断并不困难。 • 顿挫型和无瘫痪型患儿，临床上难以与其他病毒感染区别，主要由病原学检查予以确诊。
如何治疗	对脊髓灰质炎尚无特异性抗病毒治疗药，因此治疗主要是支持和对症治疗，防治并发症，评估可能存在的远期后遗症和相应康复治疗。
如何预防	• 确诊患者在隔离的 40 天内，最初 1 周应强调呼吸道和消化道隔离，其后进行消化道隔离；对密切接触者，应进行医学观察 20 天。 • 自 2019 年 12 月起，在全国范围内实施 2 剂次脊髓灰质炎灭活疫苗和 2 剂次脊髓灰质炎减毒活疫苗的免疫程序，2 月龄和 3 月龄各接种 1 剂次脊髓灰质炎灭活疫苗，4 月龄和 4 周岁各接种 1 剂次 2 价脊髓灰质炎减毒活疫苗。

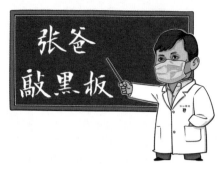

1. 哪些人群容易得脊髓灰质炎？

脊髓灰质炎主要影响 5 岁以下儿童。但如果人群抗体水平低，5 岁及以上儿童和成年人也能发病。

只要还有一个国家有脊髓灰质炎病毒传播，那么所有国家的儿童就都有感染该病的危险。受感染的人口只要在流动，就能造成脊髓灰质炎病毒跨地区或跨境传播，在所有未接受免疫接种的人群中迅速蔓延。

2. 现在在我国还会感染脊髓灰质炎吗？

中国历史上不仅有过脊髓灰质炎，而且曾经广泛流行。1960 年，中国自行研发成功脊髓灰质炎减毒活疫苗，推广使用后，脊髓灰质炎的发病和死亡人数急剧下降。1991 年，我国政府对世界做出实现消灭脊髓灰质炎目标的承诺。经过努力，1994 年 10 月以后，我国没有再发现本土脊髓灰质炎病毒病例。2000 年，世界卫生组织证实我国实现了无脊髓灰质炎目标。

2011 年，中国新疆发生过一次小规模的输入性脊髓灰质炎疫情，国家先后 8 次派出专家组支持防疫工作，开展 5 轮次儿童、4 轮次成人的脊髓灰质炎疫苗强化免疫，累计接种 4 300 万人次。

2012 年，世界卫生组织宣布：中国继续保持无脊髓灰质炎状态。

3. 脊髓灰质炎病毒能被消灭吗？

与大多数疾病病毒不同，脊髓灰质炎病毒能够被完全消灭。

脊髓灰质炎野生株病毒有三种，但没有一种能够在人体外长期存活。如果病毒找不到未接受免疫接种的人以形成感染，就会死去。野生 2 型脊髓灰质炎病毒于 1999 年被消灭。

伤寒：
无症状的超级传播者"伤寒玛丽"

大名鼎鼎的"伤寒玛丽"名叫玛丽·梅伦（Mary Mallon），她是爱尔兰裔美国人，是美国第一个被确认为与伤寒相关的病原体的无症状携带者。有数据称，她在厨师生涯中感染了约 51 人，其中有 3 人因此死亡。公共卫生当局强行隔离了她两次，在累计隔离近 30 年后，玛丽离开了人世。

伤寒的前世今生

"伤寒玛丽"作为第一个"无症状携带者"，被强制隔离了几十年。

艰难的发现

伤寒是一种凶猛的疾病。一旦感染，患者会发热、头痛、出玫瑰样疹、恶心、呕吐、腹泻或便秘，严重的还会精神错乱、说胡话和昏迷。肠壁的穿孔则会导致腹膜炎。据中国疾控中心统计，即使是在医疗条件成熟的今天，2017 年一年内仍有 10 791 例伤寒病例，还有 3 人因感染伤寒而死亡。

最早对伤寒进行系统研究的，是著名的化学家、微生物学创始人之一路易斯·巴斯德。当时的医学界流行"瘴气理论"，不认可传染病的理念，而且很容易把伤寒和其他疾病混淆，比如疟疾和痢疾。不过巴斯德是个细心的人，经过长期观察，他推测伤寒是水源污染造成的。他还提出过许多杀菌、净化环境的措施，可惜始终没有得到重视。直到逝世，巴斯德也没能揭开伤寒的真相。

1880 年，卡尔·约瑟夫·埃贝特（Karl Joseph Eberth）发现了伤寒的病原体——伤寒沙门菌。这一发现很快得到了微生物学界另一位重要人物——科赫的验证。又过了 6 年，细菌学家终于可以在实验中培养这种病原体，为下一步研发特效药奠定了基础。

在和伤寒的博弈中，人们发现伤寒的传播途径不只有巴斯德说的被污染的水，还有携带伤寒沙门菌的苍蝇、伤寒病人的排泄物，以及没有充分加热杀菌的牛奶。

学界更重要的收获，是发现有的健康人也会排出沙门菌。这就表明，一些看起来没病的人，也可能是传染源。这对于当时的人来说，实在是个难以理解的概念：人要么生病，要么健康，怎么会既携带病菌又能健康地活着呢？

直到 1906 年，一个案例真实地摆在人们的眼前，人们才知道，原来真有这样的人。

她就是"伤寒玛丽"。

超级传染者

玛丽·梅伦因为擅长做甜点，很受富豪家庭的青睐。1906年，她被雇去给一户富豪家庭当厨师。短短10天之内，这家人就陆续出现了伤寒症状。全家11口人，竟然有6人患上了伤寒。这引起了当地伤寒专家乔治·索珀（George Soper）博士的注意。

索珀在伤寒防治方面功力深厚。早在1903年，纽约小镇伊萨卡暴发了一次伤寒疫情，坐落于此的康奈尔大学也遭到波及。索珀指挥当地人治理水源，给环境消毒，顺利度过了疫情期。许多人认为，是索珀恢复了伊萨卡和康奈尔大学的健康。

索珀接手后，经过一番细致排查，很快锁定了厨师玛丽。因为他发现玛丽先后在8个家庭当过厨师，其中有7个家庭暴发了伤寒病例，感染人数共有22例。这无论如何都太不寻常了。

索珀找到玛丽，希望她能配合调查。玛丽当然不接受。当时连医学界都还没接受"无症状携带者"这样的理念，何况是玛丽这样的非专业人士。不得已，索珀和卫生部门的官员用强制手段，把玛丽送进了威拉德·帕克（Willard Parker）医院，让其接受检查和治疗。

果不其然，在玛丽的尿液、粪便和血液样本检测中，研究人员发现了大量的伤寒沙门菌，而玛丽的生活状态却没有任何异样，这表明玛丽就是典型的"无症状携带者"。

玛丽的特殊遭遇引起了众多媒体的关注。1908年，《美国医学会杂志》称她为"伤寒玛丽"。之后的一本教科书在定义伤寒时，也用了"伤寒玛丽"来称呼她。民众也为应该隔离她还是放了她争论不休。最终，玛丽还是被关了将近 3 年。

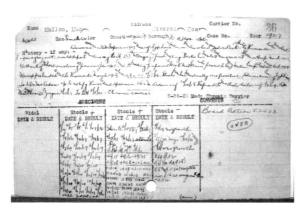

图 2-10　玛丽的病例记录

无效治疗

在此期间，卫生部门一星期检验一次她的粪便。根据官方记录，在 163 份标本里，有 120 份发现了伤寒沙门菌。医生给玛丽开了乌洛托品（一种由氨和甲醛制成的药物），但没有效果，而且药物的副作用让玛丽感到很不舒服。医生尝试用其他药物改变她的饮食习惯，还给了她泻药。但一切的努力都是白费，测试显示她仍是伤寒病菌的携带者。

研究人员发现，玛丽体内的伤寒沙门菌集中在胆囊。于是索珀博士建议玛丽将这个器官移除，这样她就不再是伤寒病菌的携带者了。他解释说，胆囊就像阑尾，人体没有它，也可以正常存活。

但是玛丽拒绝让医生手术。"我不会让你们拿刀碰我。我的胆囊没有任何问题！"

无奈之下，卫生部门只好继续将玛丽隔离，尝试其他治疗方法。

再掀波澜

1910 年，卫生部门已经试过了所有的治疗方法，都没能清除玛丽体内的伤寒沙门菌。无奈之下，卫生部门和玛丽达成协议：只要玛丽答应不再从事和食品相关的行业，并且每个月向卫生部门报告，她就可以重获自由。同时，卫生部门会出面帮玛丽找到合适的工作。

玛丽同意了这份协议。在随后的第一年里，玛丽非常自觉地遵守了所有规则，每月向卫生部门报告。但是，后来她的报告越来越迟，最后她干脆玩起了失踪，不再报告了。

直到 1915 年，人们都已经忘记玛丽的时候，曼哈顿的斯隆妇女医院突然暴发伤寒疫情。一共有 25 人被诊断出感染伤寒，其中 2 人死亡。

索珀博士再次主持了调查。他发现，在伤寒病例出现的 3 个月前，医院雇用了一位新厨师"布朗太太"，而那位"布朗太太"的检测结果是阳性。这时，"布朗太太"失踪了，索珀不禁起了疑心。他检查了厨房的工作记录，将其与他之前收到的威胁信进行字迹比对，很快就认出了玛丽的笔迹。

这次，玛丽惹了众怒。1915 年 3 月 27 日，公共卫生当局逮捕了她，又把她送去隔离。这一次，玛丽没能再出来，直到 1938 年 11

月 11 日去世。

玛丽死后，人们通过尸检发现，她的胆囊中依然有活的伤寒病菌。

为什么是"伤寒玛丽"？

玛丽不是第一个伤寒病菌携带者，也不是唯一一个伤寒病菌携带者，那么为什么玛丽会成为"无症状携带者"的代表呢？

因为她的遭遇最集中地反映了那个时代个人利益和公众健康利益的冲突。这在当时的美国社会引起了广泛的讨论。最终，大多数人赞同应该首先保障公众的健康权利，美国总统也因此被授权，可以在必要的情况下对传染疫区实施隔离。

同时，这种冲突也是当时的卫生条件造成的。

20 世纪初的美国纽约，涌入了大批的贫困移民，形成大面积的贫民窟。那里的卫生条件只能用"脏、乱、差"来形容。这导致各种传染病肆虐，生存环境日益恶化。许多孩子被各种肠道疾病夺去了性命。

在巴斯德和科赫这样的巨人已经离去、抗生素时代还未到来的时期，医疗工作者既没有针对病原体的药物，也没有足够的理论向公众解释清楚传染病的原理。所以，防治工作只能依靠像索珀那样的一线医疗人员，通过兢兢业业地完善公共卫生系统，来维持公众健康。他们面对的不只是一种疾病，而是一个个活生生的人，以及一种社会文化现象。

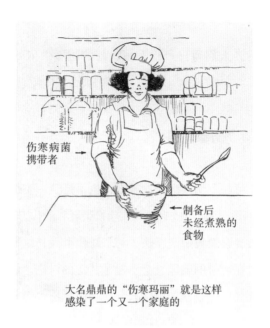

伤寒病菌
携带者 →

→ 制备后
未经煮熟的
食物

大名鼎鼎的"伤寒玛丽"就是这样
感染了一个又一个家庭的

图 2-11　挂在餐饮场所的一张海报

从这个角度来说，以索珀为代表的公共卫生人员的贡献，并不
亚于那些研发出新药的科学家。

历史上死于伤寒的名人

美国第 9 任总统威廉·亨利·哈里森，于 1841 年患伤寒，在上
任 32 天后去世。这是美国任期最短的一位总统。

亚伯拉罕·林肯的政治对手史蒂芬·道格拉斯，于 1861 年 6 月 3
日死于伤寒。

美国第 16 任总统亚伯拉罕·林肯和玛丽·托德·林肯的儿子威

廉·华莱士·林肯，1862 年死于伤寒。

1871 年，英国的爱德华七世国王还是威尔士王子时，感染了伤寒，几乎丧命。当时，人们认为他的父亲阿尔伯特亲王 10 年前也是因伤寒而死。

美国大亨和政治家阿马萨·利兰·斯坦福（Amasa Leland Stanford）的儿子小利兰·斯坦福，在 1884 年 15 岁时死于伤寒。为纪念儿子，老斯坦福投资创建了大名鼎鼎的斯坦福大学。

伤寒知识小科普

慢性伤寒病菌携带者会给其他人带来感染风险，特别是在制备食物时。

伤寒仍然是一个全球性健康问题，据估计，2000 年，全世界有 2 160 万例伤寒，超过 21 万例患者死亡。在世界范围内，伤寒在人群拥挤且卫生条件差的贫困地区最为流行。

据估计，中南亚、东南亚和非洲南部的伤寒沙门菌感染率较高（超过 100 例 /100 000 人年）。亚洲和非洲的其他地区、拉丁美洲、加勒比海地区和大洋洲的发病率属中等：（10~100）例 /100 000 人年。

引起伤寒的微生物通常为肠道沙门菌伤寒血清型，以前被称为伤寒沙门菌。其他沙门菌血清型，特别是肠道沙门菌甲型、乙型或丙型副伤寒血清型，可引起相似的综合征。"肠热症"是伤寒和副伤寒的总称，而"伤寒"和"肠热症"常互换使用。

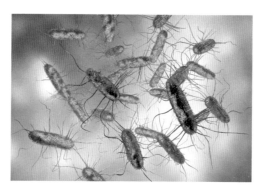

图 2-12　肠道沙门菌

伤寒感染者中存在慢性携带者。慢性沙门菌属携带的定义：急性感染后超过 12 个月，粪便或尿中排出沙门菌。伤寒沙门菌感染后的慢性携带率为 1%~6%。慢性携带更易发生于女性和存在胆石症或其他种胆道异常的患者。尿液中的慢性携带很少见，几乎都与泌尿道异常（如尿石病和前列腺增生）或同时存在膀胱血吸虫感染相关。

慢性携带者会给其他人带来感染风险，特别是在制备食物时。"伤寒玛丽"的故事，强调了无症状携带者在维持人际传播循环中的作用。

伤寒的治疗依赖抗菌药物，但是由于耐氨苄西林、复方磺胺甲噁唑和氯霉素的伤寒菌（亦称为多重耐药伤寒）的出现和快速传播，伤寒的治疗也变得更加困难。此外，因为对临床上重要的氟喹诺酮类和三代头孢菌素的敏感性下降，巴基斯坦地区甚至出现了泛耐药伤寒，这已成为全球重要问题，特别是在亚洲。

伤寒
知识卡片

感染途径	摄入受污染的食物或水。
潜伏期	平均为 1~2 周，其长短与感染菌量有关，食物型暴发流行可短至 48 小时，而水源性暴发流行可长达 30 日。
易感人群	感染多见于流行区居民、旅行者、清洁工人、细菌实验室工作人员及医务工作者、携带者家属。
感染者症状	• 典型表现包括：相对心动过缓、脉搏—体温分离和"玫瑰疹"（躯干和腹部的淡红色斑疹）。 • 可能出现肝脾肿大、肠道出血和穿孔，进而导致继发性菌血症和腹膜炎；部分严重患者可出现精神症状，精神恍惚、表情淡漠、呆滞、反应迟钝、听力减退。
如何诊断	• 基于相符的临床表现，同时培养显示有致病菌生长。 • 可使用血液、大便、尿液、玫瑰疹、十二指肠内容物或骨髓作为样本进行培养，但大多数培养获得阳性的比例都不是很高。 • 许多病例是基于有迁延性发热且排除其他原因后推断为伤寒的。
如何治疗	• 首选氟喹诺酮类药物，常用左氧氟沙星或环丙沙星。其他药物可选用第三代头孢菌素、氨苄西林（或阿莫西林）、阿奇霉素、复方磺胺甲噁唑等。 • 对于携带者，首选抗菌药物治疗。对于有胆结石等疾患的患者，若抗菌药物治疗无效，可考虑原发病的手术处理。
如何预防	• 注意饮食卫生，旅行者前往环境卫生和个人卫生可能较差的地区时，务必注意不饮生水、不吃不洁食物。 • 全球现有 3 种疫苗可以预防伤寒沙门菌：胃肠外给药的 Vi 多糖疫苗、口服伤寒沙门菌 Ty21a 菌株活疫苗，以及胃肠外给药的 Vi 结合疫苗。这些疫苗都不能彻底预防伤寒，持续面临暴露风险时需要定期复种。

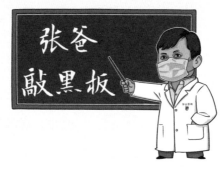

1. 伤寒病的高发季节和地区是什么?

伤寒一年四季都"上班",夏秋两季经常"加班"。越是卫生条件差、缺乏安全饮用水的地方,它就去得越勤。

2. 如何自我诊断?

如果你在伤寒流行地区,莫名其妙地就持续发热或反复发热 3 天及以上,体温超过 38℃,伴有头痛、浑身乏力、腹部不适等症状,那你就很有可能成了伤寒疑似病例。

3. 有何有效预防伤寒?

一种方法是免疫接种。以往使用的伤寒、副伤寒甲、乙三联菌苗,国内已不供应,现在我国已经可以提供伤寒新型疫苗了——Vi 多糖疫苗(单价,不包括副伤寒甲、乙)已试制成功,保护率为 70% 左右,反应轻微。成人剂量为 0.5 毫升(含多糖菌苗 30 微克),前臂外侧肌注射,一年一次。

另一种方法是,加强饮用水卫生管理和污水处理,做好粪便管理和污物处理。加强食品卫生管理,灭蝇。加强渔船民及流动人口管理,以及携带者管理。总而言之,卫生管理是预防伤寒的主要手段。

03

媒介传染病
灭蚊、灭鼠、灭跳蚤

媒介传染病防不胜防。在家搞好卫生，在外防蚊虫叮咬是第一位。外出旅游穿长裤，野外宿营用蚊帐，都是防控的关键。

动物在微生物学领域中很重要，它既可以作为病原体的储存宿主，也可以跨物种传播病原体并感染人类（人畜共患疾病），还可以作为将微生物病原体传播给人类的媒介（媒介传染病）。预防人畜共患疾病的关键是要将人群与动物储存宿主分开。随着人口的持续增长和人类居住区越来越多地侵占自然，人们和啮齿动物（如老鼠）及其他野生动物的接触也越来越多。在公共服务有限的城市地区，垃圾的堆积为啮齿动物提供了食物和栖息地，导致了人畜共患疾病的暴发。

通过控制传播疾病的昆虫或其他节肢动物媒介的种群数量，可以预防媒介传播的疾病，这需要社区和个人的共同努力。例如，在公众支持下大面积喷洒杀蚊药物可降低相关疾病暴发的风险；个人可以通过避免在蚊子活动高峰期去户外、晚上使用蚊帐及喷涂驱蚊剂来降低感染蚊媒传染病的概率。此外，可以通过尽量减少与啮齿动物和其他可能传播疾病的动物的接触来减少疾病的暴发，清除房屋附近的垃圾来减少啮齿类动物的栖息地和食物来源。

在世界范围内，许多欠发达国家缺乏用于公共卫生的资源，导致几种媒介传染病进入了"十大传染病杀手"之列。致死人数最多的媒介传染病是疟疾，它在 2012 年一年之内就造成约 62.7 万例病例死亡。然而，全球发展速度最快的媒介传染病不是疟疾，而是登革热。过去 50 年里，登革热的病例数量增加了 30 倍。

尽管人畜共患疾病导致的死亡人数相对于其他传染病而言相对较低，但是由于多种原因，这些人畜共患疾病也需要得到重视。首先，许多人畜共患疾病会损害人类的多个器官系统，导致很高的死亡率。因此，快速诊断和积极干预治疗对于防止生命的损失是必要的。此外，一部分人畜共患疾病的病原体有变成生物武器的潜力，这是防范生物恐怖主义最为关键的一个问题。鼠疫耶尔森菌、炭疽芽孢杆菌、土拉弗朗西斯菌和肉毒梭菌都是 A 类生物制剂，被认为是最危险的潜在生物武器。这些病原体相关疾病的暴发可能是有人有意释放造成的结果，必须对其进行彻底调查。

鼠疫：
黑死病离我们并不遥远

"贵为"甲类传染病的鼠疫，从本质来讲是一种人兽共患的传染病，如果不治疗，死亡率会很高。鼠疫曾经在世界范围内出现三次大流行，在 14 世纪曾夺走欧洲三分之一人口的生命。我们从近 30 年来世界上鼠疫暴发最频繁的地区——印度洋上的岛国马达加斯加开始说起。

1995 年 3 月，马达加斯加的港口城市马哈赞加发生了一场疫情。所有患者都是一样的症状：高烧，颈部、腋窝或腹股沟区域淋巴结肿大。最终，一共有 507 名患者入院，其中 40 人死亡，病死率高达 7.9%。

这是典型的鼠疫症状。

人类其实早已有了治疗鼠疫的成熟经验，本不该出现这么严重的后果。但是马哈赞加的医疗资源极为有限，患者至少要等待两天才能住上院。家属的迟疑和盲目采用"传统疗法"，也屡屡延误治疗。

这些鼠疫患者大多数（82.9%）生活在马哈赞加南部，这是当地人口最稠密的地区，也是最贫困的地区，更是垃圾最多的地区。环境恶劣造成老鼠成灾。研究人员对患者发病前 15 天内的老鼠死亡情况进行了调查。在接受调查的人中，56.9% 的人反映，在室内或房屋附近发现过死老鼠；43.1% 的人在周围没有发现死老鼠。在注意到死老鼠的人中，有 57.6% 的人是在家中发现死老鼠的。

城市的北部和东部是城乡接合部，这里植被多、人口少，鼠疫发生率中等。情况最好的是西南部，这里有港口和古老的殖民小镇，街道宽阔，有完善的下水道网络，公寓和商业用房都位于二楼以上，人口密度较低，病例也最少。

另一个麻烦是研究人员在本次疫情中鉴定出一种耐氯霉素的分离株和一种耐氨苄青霉素的分离株，他们怀疑马达加斯加高地地区的患者已经出现了耐药的情况。2017 年，科学家在马达加斯加发现了三株新的鼠疫耶尔森菌。此外，研究人员发现一株鼠疫耶尔森菌对抗生素具有耐药性。

2014 年和 2017 年，鼠疫又两次在这里暴发，感染人数和死亡人数一次比一次多。和以往鼠疫通过啮齿类动物啃咬传播的形式不同，这次 60% 以上的病例是以肺炎形式发病的，暴发地点也从以往的农村转移到了城市。

2017 年 8 月，一名 31 岁男子死于肺炎。当时，他正乘坐拥挤的小巴士前往首都塔那那利佛。

同年 9 月 11 日，疫情得到地方当局和巴斯德研究所的确认。当局称，这次鼠疫暴发"令人担忧"，因为病例数量每天都在迅速增长，而且许多病例出现在人流量大的地方。据报道，首都弥漫着恐慌情绪，主要医院人满为患。政府宣布暂停在体育场馆之类的场所举行公众集会，"因为这些地方很难追踪接触者"。

11 月 8 日，感染总人数超过 2 000，死亡人数上升到 165，但传播速度有所减缓；到 11 月 15 日，已有 2 119 例鼠疫病例，死亡 171 人；11 月 28 日之后，没有新的感染报告。

世界卫生组织表示，鼠疫再次暴发的可能性很小，但马达加斯加总理奥利维耶·马哈法利·苏鲁南德拉萨纳（Olivier Mahafaly Solonandrasana）还是在 2017 年 11 月 23 日敲响了警钟。

鼠疫的前世今生

鼠疫杆菌又被称为鼠疫耶尔森菌。许多年来，关于鼠疫杆菌到底是谁先发现的，一直都有争论。

鼠疫已经折磨人类数千年了。考古发现表明，在距今 2 800~5 000 年的亚洲和欧洲的人类牙齿中，已经检测到了鼠疫耶尔森菌的遗传物质。

三次大流行

人类历史上记录了三次主要的鼠疫大流行。

第一次大流行是 6 世纪暴发的"查士丁尼瘟疫"，它在此后一直到 750 年都阴魂不散，屡次反复，给东罗马帝国带来了毁灭性的打击，整个地中海地区的重要港口城市都受到了影响。有历史学家估计，鼠疫在 200 多年里造成 2 500 万~1 亿人死亡，这个数据相当于第一次鼠疫暴发时欧洲人口的一半。

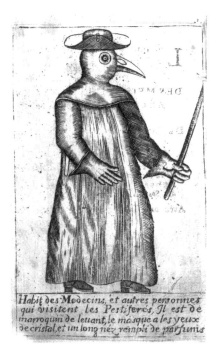

Habit des Medecins, et autres personnes qui visitent les Pestiferes, Il est de marroquin de leuant, le masque a les yeux de cristal,et un long nez remplj de parfums

图 3-1　中世纪鼠疫流行时的医生装束：铁嘴载着香草，以净化空气

第二次大流行，即 14 世纪的"黑死病"，在亚欧大陆和北非造成了 7 500 万~2 亿人死亡，也有一种说法是 7 500 万~1 亿，世界估计人口数量从 4.5 亿减少到 3.5 亿~3.75 亿。

自从 14 世纪的"黑死病"流行，鼠疫的杀伤力变得广为人知。17—18 世纪鼠疫在英国伦敦与法国马赛暴发后，它的临床特征及高死亡率被更准确地描述。人们虽然已经知道此病跟拥挤的居住环境及恶劣的卫生条件极有关联，但仍未能确定导致鼠疫的真正原因。

第三次大流行始于 1855 年的中国云南省，根据世界卫生组织的描述，这次鼠疫一直活跃到 20 世纪 60 年代。

香港鼠疫

19 世纪 90 年代，席卷中国南部的鼠疫蔓延至香港。

1894 年春，广州方面报道称，有 10 万人死于鼠疫。该病一般通过海港传入，人们害怕往来频繁的船只再次引起疫情向全球蔓延。果然，1894 年 5 月，建满中式楼房的太平山地区饱受此瘟疫的蹂躏。香港首例病例发现于 1894 年 5 月 8 日，由刚从广州返回香港的国家医院署理院长詹姆斯·娄逊（James Lowson）发现。接着，他于当时由华人社会人士主办的东华医院诊断出了 20 多例同类病例。

为控制疫情，香港洁净局采取了预防措施，具体包括：逐家逐户搜寻病患，为受影响的房屋进行消毒，快速处理尸体，设置医护专船"海之家"（Hygeia）隔离病人。

但是华人社会不接受这样的措施。当时人们对西医仍深存恐惧，也不信任港英政府。为了不被发现，鼠疫患者经常搬家。家里有鼠疫患者死亡的，家人为了隐瞒事实，竟把死者支起来糊弄搜查人员。文武庙执委派发传单，内有医治鼠疫的中医药方，而病人却拒绝从东华医院迁往"海之家"。更有人谣传鼠疫患者将被运到欧洲制成药粉，给皇室服用。

愤怒的民众包围了东华医院，医治鼠疫病人的西医不得不配备手枪。洁净局与当时极具势力的东华医院执委发生了冲突，谴责他们利用危机达到政治目的。港督下令把炮艇停泊在东华及太平山对面，以防止更大的暴乱。把华人病患迁往"海之家"的措施也被取消了，病人被送往充作临时医院的坚尼地城"玻璃厂"。此外，坚尼地城警察局被改建为"坚尼地城医院"。

当时，很多人已决定迁到广州居住，这不单是为了逃离他们难以接受的鼠疫政策，也是为了确保在死后能被安葬在祖国，而不是被人撒点儿石灰草草埋在坑里。

鼠疫杆菌的发现

国际社会对香港暴发鼠疫的反应，是派科学家来港，利用这个机会协助查找病因。19 世纪末正是微生物学的"黄金时期"，细菌论已被广泛接受，人们知道有些疾病是由特定的细菌感染引起的，比如淋病、伤寒、肺结核和肺炎。这一进步主要归功于欧洲两大微生物学家：法国的路易·巴斯德与德国的罗伯特·科赫。

鼠疫在中国已流行多年，但西方科学家一直无法对这种病进行研究。因为华人害怕西医，更不愿尸体被人解剖。而鼠疫在香港肆虐时，尸检在当地已经合法化，于是西医的机会来了，他们可以去印证鼠疫是否也是由细菌引起的。

1894 年 6 月 12 日，日本科学家北里柴三郎（Kitasato Shibasaburo）和他的团队抵达香港。北里是科赫著名的合作伙伴，此时他已在微生物学上做出了重要贡献：1889 年，他分离出破伤风杆菌；1890 年，他与医学家埃米尔·阿道夫·冯·贝林（Emil Adolf von Behring）合作研发出了破伤风的血清疗法。

在英国执政者的协助下，北里团队在坚尼地城医院开始了他们的工作。这里条件先进，既有实验室也有解剖设备。在解剖尸体后，北里很快发现了引发腺鼠疫的细菌，只是不能确定细菌的类别。

6 月 15 日，法国医生亚历山大·耶尔森（Alexandre Yersin）抵达香港。耶尔森是巴斯德的门生，在另一种重要传染病白喉的研究方面颇有建树，他在 24 岁那年就分离出了白喉的致病菌。然而耶尔森并不喜欢巴黎稳定的工作环境，而是更喜欢冒险和挑战。他曾在越南当船医，还曾前往地图上找不到的地方探险。

鼠疫在香港暴发时，耶尔森受法国政府委派前来调查。可是，耶尔森却没有得到香港官方的欢迎。起初，耶尔森想接触鼠疫患者的尸体都会受到阻挠。后来，在一位意大利传教士的协助下，耶尔森贿赂了负责弃置尸体的英国水手，才成功解剖了死者的淋巴结。他通过显微镜观察到致病细菌，描述了病菌的特征，并进行了细菌培养。

许多年来，关于鼠疫杆菌到底是谁先发现的，一直都有争论。虽然北里比耶尔森早几天发现，而且率先在医学论著中发表了这一发现，但他的描述缺少了他惯有的精确。耶尔森的准确描述及培养出的鼠疫杆菌得到了更多人的认可，因此，鼠疫杆菌又被称为鼠疫耶尔森菌。

接下来必须面对的问题是：细菌从何而来。

耶尔森等研究者注意到，疫区的街头巷尾总有一些死老鼠。于是，他们马上得出结论：死老鼠也受了杆菌的感染。3 年后，当印度暴发鼠疫时，巴斯德的另一位得意门生保罗－路易·西蒙德（Paul-Louis Simond）证实：鼠疫是通过跳蚤由老鼠传播给人的。

耶尔森在返回巴黎后，利用在香港找到的杆菌，在很短的时间内就研制出了对抗鼠疫的血清。

1896 年，香港又暴发了一次鼠疫，只是规模小了一些。耶尔森重新回到了香港。同年 6 月 26 日，他首次成功医治了一名患鼠疫的中国学生。耶尔森继而在越南芽庄的巴斯德研究所成立了血清制造中心，成为一代传奇人物。

伍连德与东北鼠疫

伍连德是中国公共卫生事业的开创者和中华医学会的创办者之一，因为其对中国科学的贡献和被全世界的认可，被梁启超誉为"国士无双"。1910 年，我国东北地区暴发了鼠疫。当时的东北，政治环境比较复杂，清朝的势力、日本的势力和俄国的势力在这里盘根交错，清政府必须找出一个能力超强、资历服众的人物主持东北抗"疫"。伍连德毕业于英国剑桥大学，又在西方做过传染病研究，是到东北主持医疗防务工作的不二人选。

伍连德到达东北时，他手上懂点儿医学知识的只有不到 50 人，全城可用的防疫力量也不过就是 1 100 多名官兵和 1 000 多名警察，可用资源少得可怜。当他赶到时，北里柴三郎的团队已经在解剖老鼠尸体了。

令伍连德不解的是：为什么北里团队不去解剖鼠疫患者的尸体，而是去解剖老鼠呢？因为北里吸取了上次的教训，不再胡乱解剖患者尸体，而是认真寻找病原。

当时的医学界已经初步认识到鼠疫是如何传播的，并认为鼠疫分为三种：腺鼠疫、肺鼠疫、败血症型鼠疫（脓毒血症型鼠疫）。腺鼠疫通过"鼠—蚤—人"的传播渠道传染，也就是老鼠得病，跳蚤叮了老鼠，再去叮咬人类，以此完成传播。人在感染鼠疫杆菌之后，会出现肺部感染，就会患上次生性肺鼠疫。这也就是欧洲人在鼠疫病人身上可以观察到肺部病灶的原因。这就造成了当时医学界的一个思维定式，即认为鼠疫的传播必须有老鼠和跳蚤这两个媒介才能完成。

但伍连德经过观察发现，这次疫情似乎有些不同。在进行了一番调查后，他认定，这不是已知的"鼠—蚤—人"的传播模式，而应该是一种"人—人"的直接传播模式。

伍连德于是断然采取措施，利用自己手头不多的人力资源，对疫区实施隔离。一旦发现一人感染，和他接触过的人立刻要接受隔离观察。为了切断呼吸道传播这一传播途径，伍连德改进了旧式口罩。过去的多层口罩过厚，容易造成呼吸不畅，伍连德用两层纱布组成的"伍氏口罩"解决了这一问题。"伍氏口罩"因为保护程度高，制作成本低，所以大获医学界的赞扬，也成了现代口罩的一个蓝本，在未来的呼吸道传染病防范中起了至关重要的作用。

经过此事人们才知道，原来鼠疫还有一个"人—人"传播渠道，不需要老鼠和跳蚤作为中介，只是通过人和人的近距离接触，通过飞沫和呼吸道分泌物就足以完成传播。这也就解释了历史上关于黑死病的一些令人匪夷所思的记载——"说话就可以传播",也解释了为什么鼠疫可以蔓延得如此之快。

1911 年中国东北鼠疫被有效控制,是人类历史上第一次在没有特效药的情况下,在人口密集的大城市防治烈性传染病的成功案例。它也为日后人们再次遇到的类似事件提供了有益的参考。

1918 年,又一次肺鼠疫在蒙古暴发。10 个月内,死亡人数近 2 万。1920 年,鼠疫蔓延到我国东北地区。伍连德率众人严阵以待,抗击疫情,在哈尔滨人口已经是 10 年前的 3 倍的情况下,这次疫情中只有 9 000 人死亡。

1927 年,国际联盟卫生组织授予伍连德"鼠疫专家"称号,他成为国际鼠疫头号权威。因为他对抗击鼠疫的贡献巨大,他在 1935 年被提名诺贝尔生理学或医学奖。

鼠疫的现状

1943 年,美国加州大学伯克利分校博士、罗格斯大学教授赛尔曼从链霉菌中析离得到的链霉素,成为治疗鼠疫的特效药。有了它之后,鼠疫就再也没有造成过全球性的大流行。

但是,世界上仍然有一些国家和地区遭受着鼠疫的威胁。目前,北美洲(主要是美国西南部和太平洋沿海地区)、南美洲、非洲、亚洲、俄罗斯仍有鼠疫存在。

2000—2009 年,全球 16 个国家报告了 21 725 例鼠疫病例,死亡 1 612 人(死亡率为 7.4%)。2010—2015 年,世界卫生组织又报告了 3 248 例鼠疫病例，死亡 584 人。由于世界上还有不少像马达加斯加一样普遍存在鼠疫或暴发鼠疫的地区，加上诊断设施和检测系统不完善等原因，实际发病数据可能更高。

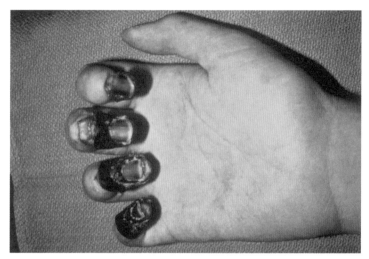

图 3-2　鼠疫患者手指末端坏死和出血、坏疽

由此可见，虽然在抗生素时代来临后，鼠疫就再也没有造成过全世界的流行，但鼠疫仍然属于甲类传染病，如果不有效预防，仍然会有非常高的死亡率。如果社会不稳定，鼠疫依然可能在现代折腾出不小的水花，在局部地区暴发流行，造成人员感染和死亡。

鼠疫知识小科普

单纯靠老鼠是无法传播鼠疫的，还要有一个病原体——鼠疫耶尔森菌和一个媒介——跳蚤。

鼠疫曾经是中世纪的噩梦，鼠疫的英文名字是 plague，它也有"瘟疫"的意思，可见这个病对欧洲人来说就是瘟疫的化身。

看名字我们就知道鼠疫是由老鼠传播的疫病，然而单纯靠老鼠是无法传播这个疾病的，还要有一个病原体——鼠疫耶尔森菌和一个媒介——跳蚤。

导致鼠疫的罪魁祸首就是鼠疫耶尔森菌，它属于耶尔森菌属，是一种革兰阴性球杆菌。这个家族里面还有两种感染人类的病原体，就是小肠结肠炎耶尔森菌和假结核耶尔森菌。遗传学研究表明，鼠疫耶尔森菌可能是在人类鼠疫的首次大流行之前不久，由导致肠道疾病的病原体假结核耶尔森菌演变而来的。在鼠疫患者的血液、痰液、脑脊液或从腹股沟抽吸出来的脓液中都可能找到鼠疫耶尔森菌，涂片可以看到形状类似于"闭合的安全别针"的细菌体。

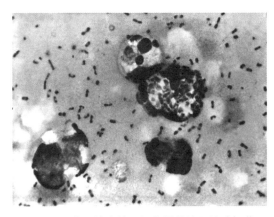

图 3-3　淋巴结涂片可见大量革兰阴性球杆菌

鼠疫耶尔森菌主要感染啮齿动物，人类被认为是无助于自然疾病周期的偶然宿主。那么鼠疫耶尔森菌是如何从动物传到人类的呢？实际上它是通过跳蚤传播的，跳蚤承担了媒介的作用，构成"啮齿动物—跳蚤—人"的传播方式。跳蚤在吸血的时候把鼠疫耶尔森菌带入了消化道，然后在叮咬人类的同时把病原体传播给人类。

人类感染的鼠疫有腺型、肺型、败血症型及轻型等。腺鼠疫是鼠疫的最常见类型，占病例总数的80%~95%，主要表现为发热、头疼和局部淋巴结肿痛。如不进行及时治疗，病菌可能播散到肺部导致肺鼠疫，患者会出现剧烈胸痛、咳嗽，咳大量泡沫粉红色或鲜红色血痰，呼吸急促并呼吸困难。肺鼠疫患者亦可传播鼠疫给健康人。部分败血症型鼠疫患者可能出现出血、器官衰竭和休克，且由于皮肤广泛出血、出现瘀斑、发绀、坏死，死后尸体呈紫黑色，因此鼠疫在中世纪又被称为"黑死病"。鼠疫之所以可怕，是因为如果不治疗，估计死亡率为60%~100%，而如果及时进行治疗，鼠疫的死亡率不到15%。

鼠疫
知识卡片

感染途径
- 被已感染的啮齿动物身上的跳蚤叮咬；被已感染的家猫咬伤或抓伤；直接处理被感染的动物组织；吸入被感染动物的呼吸道分泌物；吸入被感染人类的雾化飞沫；食用受污染的食物；暴露在实验室。
- 跳蚤叮咬及与被感染动物接触是鼠疫向人类传播的最常见途径。

潜伏期	腺鼠疫：2~5 天；原发性肺鼠疫：数小时至 3 天。
易感人群	人群对鼠疫普遍易感，无性别和年龄差别，存在一定数量的隐性感染。病后可获持久免疫力。
感染者症状	主要表现为： • 发病急剧，寒战、高热，体温骤升至 39~41℃，呈稽留热。 • 剧烈头痛，有时出现中枢性呕吐、呼吸急促、心动过速、血压下降。 • 重症患者早期即可出现血压下降、意识不清、谵妄等。
如何诊断	• 对 10 天内到过鼠疫流行区，有可疑鼠疫动物或患者接触史，起病急骤、病情迅速恶化的高热患者，且具有典型临床表现者，应做出鼠疫的疑似诊断。 • 获得病原学结果可以确诊，包括涂片、培养、血清免疫抗体检查和分子检测等。
如何治疗	链霉素为首选，亦可选用氨基糖苷类、氟喹诺酮类、第三代头孢菌素及四环素等。
如何预防	• 一旦发现有任何类型的鼠疫疑似患者，都应采取飞沫传播预防隔离措施，直到排除肺炎，痰培养阴性，并且至少进行了 48 个小时的有效抗菌治疗为止。 • 减少接触是最好的预防措施。 • 接触（距离 1~2 米）确诊或疑似肺鼠疫患者应进行暴露后预防。成年人的预防包括服用多西环素（每天口服 2 次，每次 100 毫克，持续 7 天）。

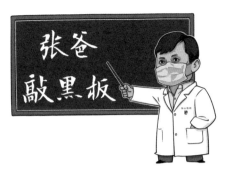

1. 现代社会还会发生鼠疫吗？

从本质来讲，鼠疫是一种人兽共患的传染病。人原本不是鼠疫杆菌的自然宿主，只有在被携带了鼠疫致病菌的跳蚤叮咬后，人类才可能患上腺鼠疫。腺鼠疫如果得不到及时治疗，就容易发展成肺鼠疫。而肺鼠疫患者会通过咳嗽、咳痰，甚至说话、呼吸，释放大量携带病菌的飞沫，附近的健康人直接吸入带有病菌的飞沫，就会患上原发性肺鼠疫。

鼠疫如果不治疗，死亡率非常高。历史上在世界范围内出现过三次鼠疫大流行，造成大批人感染和死亡，此病在当时几乎无解。但是在细菌学发展起来后，人们找到了鼠疫的罪魁祸首。抗生素时代来临后，再也没有出现过全世界的大流行，今后如无意外，再次发生鼠疫大流行的概率也几乎为零。但是最近几年我国北方地区屡屡有散发性病例报告，它们虽然没有酿成流行，但不容忽视。

因此，鼠疫虽然"贵为"甲类传染病，但现在也只是传染病界的一个"过气明星"，只是有时候还会出来"表演"一下。在日常生活中，尤其是在野外，一定要避免和各种野生动物亲密接触。

2. 鼠疫应该如何预防？

广泛开展灭鼠运动，彻底灭蚤，减少被跳蚤叮咬的机会，保护易感人群，避免接触染病或死亡动物。

参与鼠疫治疗或进入鼠疫疫区的人员必须穿着防护服，包括戴口罩、帽子、手套、护目镜，穿胶鞋及隔离衣。

3. 人是如何感染上鼠疫的？

自然界很多动物都可以感染鼠疫，尤其以啮齿动物（鼠类、旱獭等）为常见。野生食肉类动物（狐狸、狼、猞猁、鼬等），野生偶蹄类动物（黄羊、岩羊、马鹿等），家畜（犬、猫、藏系绵羊等）也可感染鼠疫，并在被人们接触、猎捕或剥食时将鼠疫传染给人类。

4. 感染鼠疫后有哪些症状？

鼠疫患者一般都表现出危重的全身中毒症状，发病急剧，出现恶寒战栗，体温突然升高至 39~41℃，呈稽留热。所谓稽留热，就是高烧不退，能长达几天甚至几周，24 个小时内体温波动不超过 1℃。头痛剧烈，有时出现呕吐、头晕、呼吸急促，很快陷入极度虚弱状态。心动过速，血压下降，血常规检测白细胞计数增高。

鼠疫重症患者表现为意识模糊，昏睡，狂躁不安，谵语，颜面潮红或苍白，有重病感和恐怖不安，眼睑结膜球结膜充血，即出现所谓的"鼠疫颜貌"。

疟疾：
四个诺贝尔奖和一个传染病

本节要介绍的疾病，不但历史悠久，而且危害极大。也正是因此，先后有四位和该病相关的科学家获得了诺贝尔奖。导致该病的寄生虫已存在了 5 万~10 万年，迄今为止，它引发的疾病在所有媒介传染病中致死人数最多。5 岁以下儿童是最脆弱的群体，平均每两分钟就有一名儿童死于此病。

2002 年，长期暴雨导致印度部分地区洪水泛滥。这些地区很快出现了大量周期性发烧的病人，尤其是阿萨姆邦东北部，6 周内就有数 10 万人患病，73 人死亡。

患者会先发热，但感觉极度寒冷，接着发高烧，大量出汗，再退烧，周而复始。有的患者的发热症状每 2 天循环一次，还有的患者每 3 天循环一次。除了发烧，患者还会呕吐、剧烈头痛、贫血，脾脏和肝脏肿大。

在患者的血涂片检查中，人们发现了一种原生动物病原体，并最终确定了此次流行的疾病的真实面目：疟疾。

据阿萨姆邦疾控中心官员披露，至少有 40 万人疾病检测呈阳性。

2002 年以前，仅仅在阿萨姆邦，平均每年就约有 100 人死于疟疾。而在 2002 年当年，有 1 200 多人因疟疾死亡。

疟疾的前世今生

2015 年的诺贝尔生理学或医学奖，颁发给了三位科学家，其中之一就是中国科学家屠呦呦，以表彰她成功研发治疗疟疾的良药——青蒿素。

科学家推测，导致恶性疟疾的寄生虫已经存在了 5 万 ~10 万年。只是直到大约 1 万年前，这种寄生虫的种群规模才随着农业的进步和人类住宅区的发展而增加。一些证据表明，恶性疟疾的寄生虫的源头宿主是大猩猩。

而人类和疟疾对抗的历史，可以追溯到 4 000 多年前。中国古人称之为"瘴气"。公元前 2700 年，《黄帝内经》就描述过疟疾的症状。公元 4 世纪，疟疾曾导致大量希腊人的死亡。希波克拉底描述道，疟疾患者会周期性地发烧，有"间日发作的""三日发作的""恶性发作的""每日发作的"。但是在微生物学发展起来之前，人们一直不知道疟疾到底是什么引起的。

寄生虫和蚊子

19 世纪，以巴斯德、科赫为代表的科学家相继发现了许多致病细菌，由此揭开了传染病的奥秘。人们由此推想：疟疾应该也是某种细菌导致的。法国科学家阿方斯·拉韦朗（Alphose Laveran）经过实地考察，终于在 1880 年确认：疟疾不是由细菌导致的，而是由一种寄生在患者红细胞内的单细胞动物引起的，拉韦朗称它为疟原虫。疟原虫分为五类，包括恶性疟原虫、间日（两天一次）疟原虫、三日疟原虫、卵形疟原虫、诺氏疟原虫。它们的发病机理也印证了当年希波克拉底的观察。

拉韦朗的发现，在微生物学的基础上拓展出了一个新的概念：病原生物学。它不但包括细菌，也包括了疟原虫这样的单细胞动物。这对于此后发现病毒等微生物极具开创意义。1907 年，拉韦朗因此获得了诺贝尔生理学或医学奖。

不过拉韦朗仍然有问题没有回答：疟原虫是怎么传染给人的？这项工作由科学家罗纳德·罗斯（Ronald Ross）接力。当时他在印度行医，他发现印度当地疟疾横行，而蚊子是最有可能担任媒介的。为此，罗斯解剖了无数的蚊子。1898 年，他终于在一种叫作"按蚊"的蚊子体内找到了疟原虫。罗斯用它在鸟类身上做实验，结果鸟也患上了疟疾。罗斯还发现，只有雌性"按蚊"才会传播疟疾。1902年，罗斯因此成就也获得了诺贝尔生理学或医学奖。

但是罗斯依然没有完成最后一环：疟原虫是如何侵入人体的？这个问题在 1899 年由意大利科学家格拉西（G. B. Grassi）给出了答

案：按蚊叮咬了患疟疾的病人，疟原虫随之进入按蚊体内。随后，疟原虫会寄生在按蚊的唾液中，到下次按蚊叮咬人类时，疟原虫就会随之进入人体。

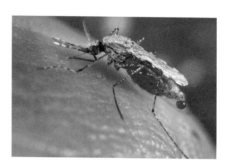

图 3-4　雌性按蚊是传播疟疾的媒介

发现奎宁

虽然人们到这一刻才知道全部真相，但这却不妨碍人们早早找到解决方法。

人们很早就发现，把金鸡纳树的树皮磨成粉末冲水喝，就可以治疗疟疾。

金鸡纳树原产于南美高原，19 世纪中期，英国学者把金鸡纳树引种到了印度尼西亚。但是金鸡纳树只适合生长在海拔 800~3 000 米的山地，这导致天然原料非常稀缺。1820 年，法国化学家佩尔蒂埃从金鸡纳树皮里提炼出了奎宁，这才真正找到金鸡纳树治疗疟疾的奥秘。在此后的一百年间，奎宁一直是治疗疟疾的特效药。而这一成果也为后来人工合成奎宁打下了基础。

"二战"爆发后，世界陷入战乱，天然奎宁更加供不应求，而频繁的野外作战，加剧了疟疾的肆虐。

1944 年 4 月 10 日，有机化学家罗伯特·伯恩斯·伍德沃德（Robert Burns Woodward）人工合成奎宁的实验成功。这条消息大大鼓舞了士气，帮助在疟疾肆虐中作战的士兵摆脱了心理阴影。

但是伍德沃德却在此后的 60 多年间一直饱受质疑，因为许多人重复他的实验步骤，却怎么也成功不了。直到 2008 年，美国科罗拉多大学的罗伯特·威廉斯（Robert Williams）和亚伦·史密斯（Aaron Smith）按照伍德沃德的方法，完全还原当时的实验条件，才在实验室中合成了奎宁。

合成奎宁失败的原因让人哭笑不得：实验室太干净。后来的人用的都是新鲜铝粉，而要想成功合成奎宁，则需要让新鲜铝粉在空气中暴露一段时间，充分氧化。

由于合成技术过于复杂，人工奎宁并没有完全取代天然奎宁。但人们在探索合成奎宁中用到的方法和理论，促进了有机合成化学的发展。伍德沃德后来合成了更多复杂的有机化合物，被誉为"现代合成化学之父"，获得了诺贝尔化学奖。

然而，使用奎宁的毒副作用比较常见，包括恶心、呕吐、听力和视力减弱等，当疟疾对奎宁产生耐药性后，奎宁副作用多的缺点就更加凸显，它逐渐被氯喹替代。

氯喹的副作用相对少见，但由于它的作用机制和奎宁相似，疟疾对它也逐渐产生了耐药性。到了 20 世纪 80 年代，耐氯喹的疟疾开始横行全球，人类急需新的良药。

良药青蒿素

2015 年的诺贝尔生理学或医学奖，颁发给了三位科学家，其中之一就是中国科学家屠呦呦，以表彰她成功研发治疗疟疾的良药——青蒿素。

早在 1969 年，屠呦呦就已经开始研发抗疟新药。她带领的课题组收集了 2 000 多个古典药方，编写了以 640 种药物为主的《抗疟单验方集》，对其中 200 多种中药进行试验，经历了 380 多次失败。直到 1971 年，课题组才从青蒿素乙醚提取物中，分离出了抗疟有效单体，并将其取名为"青蒿素"。在这个过程中，中国古老的医学居功至伟。起初，青蒿素的疗效并不比奎宁更理想。但是屠呦呦在分析葛洪的《肘后备急方》中的"绞汁"做法时，领悟到高温破坏了青蒿素的有效成分。在改用沸点较低的乙醚后，她获得了纯度更高的青蒿素，它相比奎宁更加安全，副作用更小。尤其是对于治疗有耐药性的疟疾来说，青蒿素的效果更好。

在青蒿素问世以前，疟疾的死亡率达到 10%~20%。由于疟疾发生地多数为人口稠密、卫生条件落后的地区，所以这个数字相当惊人。

即便是在卫生条件大为改善的 2015 年，世界卫生组织仍然统计有 2.12 亿例疟疾病例，发病率为 94/1 000。仅 2015 年一年，就有约 42.9 万人由于没有得到及时治疗而死于疟疾。有人统计，光是从 2000 年到 2015 年，青蒿素就拯救了全球约 620 万个生命。

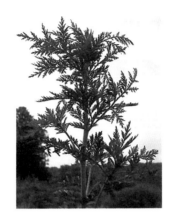

图 3–5　青蒿素提取自草本植物黄花蒿

疟疾的另类用途

不过，疟疾带给人们的不只是灾难，还有一些另类的用途。有一位科学家还因为发现了其另类用途而获得了诺贝尔奖。

1917 年到 20 世纪 40 年代，朱利叶斯·瓦格纳–尧雷格（Julius Wagner-Jauregg）医生在治疗梅毒时偶然发现，疟原虫侵入人体，刺激人发烧，竟然可以对付三期梅毒。因为发烧本身就是人体的一种免疫反应，被激活的免疫系统将梅毒螺旋体一并杀灭了。于是瓦格纳–尧雷格特意把间日疟原虫注入人体，以刺激人体免疫系统去对付梅毒，然后再治疗疟疾。这种另类的做法收获了奇效。1927 年，瓦格纳–尧雷格凭借这项技术获得了诺贝尔生理学或医学奖。但是，因为该治疗方法太过危险，曾导致大约 15% 的患者死亡，所以后来不再使用。

世界疟疾日与疟疾的未来

2007 年 5 月，第 60 届世界卫生大会通过决议：从 2008 年起，将每年 4 月 25 日或个别成员国自行决定的一日或数日，设为"世界疟疾防治日"。我国结合实际情况，决定将每年 4 月 26 日定为"全国疟疾日"。

2015 年 5 月，世界卫生大会通过了《2016—2030 年全球疟疾技术战略》，为所有疟疾流行国提供了一个技术框架，以指导和支持区域和国家规划，控制和消除疟疾。

这项战略确定了全球可行的宏伟目标，其中包括：

• 到 2030 年，将全球疟疾病例发病率至少降低 90%。

• 到 2030 年，将全球疟疾死亡率至少降低 90%。

• 到 2030 年，至少在 35 个国家中消除疟疾。

• 在所有已无疟疾传播的国家中，防止再次发生疟疾传播。

然而，根据世界卫生组织最新的《世界疟疾报告》，近些年人们在减少疟疾病例方面，并没有取得重大进展。2017 年，估计的疟疾死亡人数为 41.6 万，与前一年相比几乎没有变化。2018 年，这一数字为 40.5 万，仍然没有明显改观。如果这样下去，2030 年的目标将难以实现。因此，需要采取紧急行动，使全球对疟疾的重视重回正轨。而实现目标的关键，掌握在受疟疾影响最严重的国家手中。

疟疾知识小科普

引发疟疾的是疟原虫。疟原虫是一种真核生物，具有复杂的生命周期，疟原虫在蚊子宿主体内经历其发育周期的一部分。感染的蚊虫通过叮咬人类传播病原体。

从历年的《世界疟疾报告》来看，2015—2018 年，全球估计疟疾病例总体呈上升趋势，估计死亡病例总体呈下降趋势。非洲区域疟疾病例数量占全球总数的比例过高，并且这个比例还在上升。2018 年，该地区疟疾病例占全球疟疾病例总数的 93% 和疟疾死亡病例总数的 94%。大约 19 个国家（除了印度，均是撒哈拉以南非洲国家）占全球疟疾负担的 85%。

在疟疾高传播地区，5 岁以下儿童特别容易受到感染、生病和死亡，三分之二以上（67%）的疟疾死亡病例出现在这一年龄段。截至 2018 年，5 岁以下儿童疟疾死亡人数已从 2010 年的 44 万下降到27.2 万。但疟疾仍是 5 岁以下儿童的一大杀手，每两分钟就有一名儿童死于此病。

引发疟疾的是疟原虫，寄生于人体的疟原虫主要有间日疟原虫、三日疟原虫、卵形疟原虫和恶性疟原虫，其中恶性疟原虫是最致命的一种。疟原虫是一种真核生物，具有复杂的生命周期，疟原虫在蚊子宿主体内经历其发育周期的一部分。感染的蚊虫通过叮咬人类传播病原体。疟原虫寄生在红细胞内，大量破坏红细胞。感染的红细胞在破裂时，释放大量的裂殖子和各种代谢产物，导致人体出现高热，随着红细胞的破坏，患者可出现不同程度的贫血。

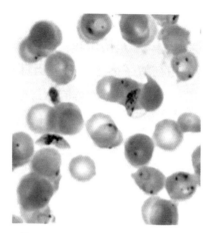

图 3-6 血涂片显示细胞内病原体

间日疟与三日疟的预后良好。恶性疟若无并发症出现，死亡率低于 0.1%，而脑型疟疾的病死率可达约 15%~20%。

随着国际交流的频繁开展，不同地区的传染病之间也可能只有一个航班的距离。因此在中国，输入性疟疾并不少见，因为劳务性输出、商务旅行和度假旅行，前往疟疾流行区的人也成了输入性疟疾的高风险人群。

疟疾
知识卡片

感染途径	传播方式主要为经雌性按蚊叮咬传播。国内疟疾传播的主要媒介有中华按蚊、微小按蚊等。也可通过输血或使用被疟原虫污染的注射器传播。

潜伏期	间日疟或卵形疟为 10~20 日，三日疟为 20~28 日，恶性疟为 10~14 日。
易感人群	人群对疟疾普遍易感。疟区居民因反复感染疟原虫，对疟原虫有一定免疫力。初次进入疟疾流行区感染者，症状常较重。各种疟疾之间无交叉免疫。
感染者症状	• 特征性的周期性发热，具体周期取决于感染的亚种：间日疟与卵形疟为 48 个小时；三日疟为 72 个小时；恶性疟很不规则，为 36~48 个小时。 • 典型发作可分为三个阶段。①发冷期：有畏寒和寒战，持续 10 分钟至 1 个小时，体温迅速上升；②发热期：寒战停止后继以高热，脸色潮红，体温可达 39~41℃，常伴有头痛、全身肌肉关节酸痛和显著乏力，但无毒血症表现，恶心、呕吐较常见，一般持续 4~8 个小时；③出汗期：高热后患者突发全身大汗，体温骤降，此时患者自觉明显好转，但极度疲乏，有明显睡意，一般持续 2~3 个小时。 • 慢性感染者可能出现脾脏和肝脏肿大。 • 恶性疟原虫还可引起脑出血，导致全身抽搐、昏迷和死亡。
如何诊断	• 血涂片：因疟原虫在红细胞内发育，显微镜下仔细观测外周血涂片，可鉴定不同种类的疟原虫。 • 免疫学方法：疟疾快速诊断检测法可检测特定抗原（蛋白质），它由疟原虫产生，存在于感染个体的血液中。一些快速诊断检测法可检测到单一种属，15~30 分钟就可得出结果。
如何治疗	• 氯喹：用于治疗卵形疟原虫、三日疟原虫和大部分地区的间日疟原虫感染。 • 青蒿素：对各种疟原虫的红内期无性体均有作用，作用机制可能是抑制原虫蛋白的合成。可于 48 个小时内清除原虫血症，故可迅速改善疟疾患者的症状。大多数恶性疟原虫对氯喹具有耐药性，目前多首选青蒿素类药物治疗它。 • 伯氨喹：通过清除休眠子，防止卵形疟原虫和间日疟原虫引起的疟疾的复发。

如何预防

预防的关键是减少蚊虫的叮咬机会，尽量穿着长袖衣和长裤，减少暴露部位。使用含有 DEET（避蚊胺）的驱蚊剂，使用扑灭司林等药水处理过的蚊帐。在蚊子活动频繁时（清晨日出和黄昏日落时），避免外出。去往疟疾流行地区之前，可准备氯喹或多西环素预防疟疾。

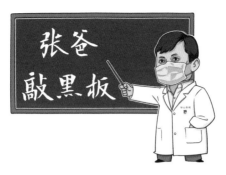

1. 疟疾主要在哪些国家和地区流行?

根据世界卫生组织发布的数据,全球 86% 的疟疾病例发生在非洲,9% 的病例发生在东南亚,其余 5% 的病例分布在全球其他地区。

那么非洲大陆都是疟疾流行区吗? 不是的。宏伟的金字塔所在的国家——埃及,并不是流行区! 同样不是流行区的非洲国家还有利比亚、阿尔及利亚、摩洛哥等北非国家。

当然,根据世界卫生组织的报告,疟疾负担最重的还是非洲地区。据估计,超过 90% 的疟疾死亡病例位于非洲,流行区主要在撒哈拉沙漠以南的非洲国家。

2. 我国目前还有疟疾病例吗?

在我国,疟疾曾经主要流行于云南、海南、贵州等南部地区和安徽、河南、江苏、湖北等中部地区。近年来,随着消除疟疾计划的推行,我国已连续多年没有本地疟疾病例报道。

3. 如何自我诊断是否感染了疟疾?

到上述疟疾流行区生活、居住过的公民,如出现发冷、发热、出汗、乏力等症状，应当尽快去医院检查。

4. 疟疾是如何传播的？

疟疾主要通过媒介按蚊传播，也可通过输血传播。在我国已知的 60 余种按蚊中，中华按蚊、嗜人按蚊、微小按蚊和大劣按蚊被公认为我国疟疾的主要传播媒介。

5. 如何预防疟疾？

预防疟疾最有效的办法是防止蚊虫叮咬。清晨日出、黄昏和夜晚是蚊虫活动的高峰期，这时最好不要到野外去给蚊虫"送血"；如果是工作需要，那就一定要穿长袖衣和长裤，手、脸、脚踝这些容易暴露的地方可以涂抹驱避剂，防蚊叮咬；睡前可在卧室喷洒杀虫剂或点蚊香；睡觉时使用普通蚊帐或长效蚊帐；房屋安装纱门、纱窗。另外，预防疟疾应禁止疟疾患者献血。

6. 如何通过临床表现在早期识别疟疾？

典型的疟疾发作会先后出现寒战、发热、出汗退热的周期性症状（即冷—热—汗），呈间歇性发作的特点。但初发患者临床发作常不典型。

发作前 3~4 天常有疲乏、头痛、肌肉痛、腹部不适、畏寒和低热等，这几乎是每一个发热的疟疾患者都有的症状。

在体格检查和辅助检查中会有一些比较特异的表现：黄疸、肝脾肿大、贫血、轻度肝损、网织红细胞计数增高等，有的患者在发作后口唇部可出现单纯疱疹，有的患者的血常规结果中血小板下降较贫血出现得更为早而明显。碰到这样的病人，除了考虑肝胆系统、血液系统疾病，千万不能忽略疟疾的可能性。

总之，对于不明原因引起的发烧，有没有在疟疾流行区被蚊子叮咬是很重要的线索！

登革热：
蚊子出没，请注意

登革热是一种蚊媒传播的病毒传染病，全球病例增速与 30 年前相比明显加快，多地出现暴发，中国出现本地传播病例的地区也越来越多。一项估计数据显示，全球每年大约有 3.9 亿例登革热感染病例，出现临床症状的病例数大约为 9 600 万。另一项研究显示，全球共有 128 个国家和地区、39 亿人面临感染登革热的风险。

1998 年 1 月 1 日—8 月 29 日，加勒比海上的岛国波多黎各突然陷入登革热疫情的恐怖之中。

这个小岛面积 9 104 平方千米、人口 319 万（2019 年估计数），面积和人口大概都是中国海南岛的三分之一，而确认的登革热病例就有 4 677 例（另有 5 000 例疑似病例尚未证实）。共有 4 190 名患者住院，其中 2 888 名感染者（29.5%）的病例报告显示重症表现。而患者的年龄范围则覆盖了 0~98 岁（中位数为 23 岁）的全部年龄，其中 10~19 岁的人数最多，受害最严重。患病人数随着年龄的增长而下降，而登革出血热发病率最高的是 55~59 岁的人群。此次疫情共导致 5 人死亡。在疫情高峰期，报告的病例数大约是以往 5 年平均值的 6 倍。

今天人们都知道，登革热是通过蚊子叮咬传播的，而 1996 年波多黎各的一项大型调查发现，人们对登革热和埃及伊蚊的认知水平很高。那当时为什么没能有效防治登革热呢？这是因为人们还不知道如何定位和消除蚊子幼虫的栖息地。就算有人有心去做，他们也得不到周围人们的积极反馈，更没有激励措施。

登革热的前世今生

对付登革热，最有效的并不是特效药，而是良好的公共卫生。

病名的由来

登革热这个名字中的"登革"，源自西班牙语单词"dengue"，它的原始含义是"装腔作势"。之所以取这个名字，是因为当时人们发现，在西印度群岛感染了登革热的奴隶，会出现花花公子一般的姿势和步态，因此这种疾病一度也被称为"花花公子热"。有意思的是，花花公子的英语单词是"dandy"，其发音和"dengue"相近。

美国开国元勋本杰明·拉什医生倒是比较以人为本。他在分析 1780 年费城流行病的报告中，使用了"断骨热"一词，准确地描述了病人的感受。在该报告标题中，他使用了更正式的术语"呕吐发热"。

直到 1828 年后，登革热这个名词才被广泛使用，而其他历史上使用过的称呼还包括"伤心热"等。重症登革热还曾被称为"传染性血小板减少性紫癜""菲律宾出血热""泰国出血热""新加坡出血热"，但是"登革热"这个病名还是保留下来了。

两个流行高峰

目前最早记载的登革热流行发生在18世纪。今天人们已经知道，登革热是通过一种叫"埃及伊蚊"的昆虫，在叮咬了患有登革热的人的血液后，再去叮咬健康人传播的。原本这只是一种地方病，但是随着15—19世纪奴隶贸易活动及全球化的加剧，密闭的货舱和染病的船员带着埃及伊蚊和登革热病毒从非洲向全球传播。

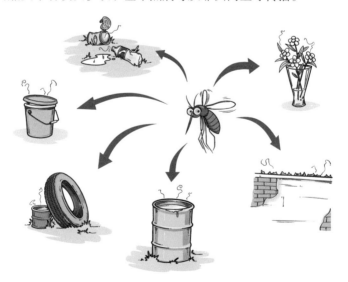

图 3–7 伊蚊可以在各种积水容器中滋生

　　登革热在世界的流行，有两个高峰。

　　第一个高峰是 20 世纪 40 年代，其背后的推手就是"二战"。战争时期兵员频繁调动，尤其是层出不穷的丛林战，更加剧了登革热的传播与扩散。1942—1945 年，日本报告了 200 万例病例，美国报告了 8 万多例。而在中国，自从 1930 年上海发生登革热流行，疫情随后一路蔓延到江苏、浙江、福建、广东、台湾。此病传染程度之烈，让美军都防不胜防。1945 年，汉口流行登革热时，全城有 80% 的人患病。美军占领汉口机场后，先遣队的 48 人中有 40 人患病，美军因此不得不取消了行动。

　　"二战"结束后，各国纷纷安静下来舔伤口，登革热也随之归于沉寂。1970 年以前，只有 9 个国家经历过登革热流行。它们分布在东南亚和西太平洋地区，而且无论是患病人数还是传播范围，都处于历史较低水平。

　　但是从 1977 年开始，登革热卷土重来，愈演愈烈，这一年成为未来超过 40 年的登革热全球大流行的起点。而且，这次是登革热和登革出血热一起暴发，目前，这种疾病在非洲、美洲、东地中海、东南亚和西太平洋地区的 100 多个国家流行。受影响最严重的是美洲、东南亚和西太平洋地区，2008 年，这些地区报告的病例超过 120 万例。到了 2015 年，光是美洲就报告了 335 万例；2016 年，美洲仍旧有 334 万例登革热病例。

　　卫生条件比较好的欧洲也不能幸免。2010 年，法国和克罗地亚首次报告了登革热的本地传播情况，其他 3 个欧洲国家也发现了输入性病例，欧洲存在暴发登革热的潜在危险。2012 年，葡萄牙马德

拉群岛暴发登革热，出现 2 000 多例病例，葡萄牙大陆和欧洲其他
10 个国家发现了输入性病例。自此，登革热真正成了全球流行病。
2010 年，东南亚国家联盟和世界卫生组织联手发起一项运动，把每
年的 6 月 15 日定为国际抗登革热日，希望能通过这种方式唤起人们
对登革热的重视，促使人们共同采取行动，一起消灭登革热。

对付登革热，最有效的并不是特效药，而是良好的公共卫生。
目前全世界每年约有 50 万名重症登革热患者需要住院治疗，估计每
年的病死率为 2.5%。但是公共卫生建设较好的国家已经将病死率降
低到了不足 1%，由此也带来了 2017—2018 年相关数据的下降。

就在世界即将迎来曙光时，2019 年登革热再次暴发。这次暴发
范围仍然集中在西太平洋地区、东南亚这几个传统疫区，而中国正
处于这些地区的包夹之下。

登革热在中国

那么中国情况怎样呢？中国的流行趋势基本和世界保持同步。

1910—1940 年，中国暴发了严重的登革热疫情；20 世纪 40 年
代到 70 年代，中国大陆没有发生疫情；从 1978 年广东佛山暴发疫
情开始，中国跟随世界，进入了登革热的流行期，连中间的起伏也
和世界大致同步。

在 1995 年和 2013 年我国出现的两次登革热流行中，登革热报
告病例达数千例。2014 年，中国广东大规模暴发登革热，全年报告
病例超过 4 万例。同年，云南、广西、福建、台湾等地出现了登革

热的本地暴发。2019 年，中国又迎来新的输入型暴发，除了 2014 年暴发的地区之外，江西等从未出现登革热本地流行的省份也出现疫情暴发。

在人口流动日趋频繁的今天，没有哪个国家可以把疾病封堵在国门之外，也没有哪个国家可以单独面对疫情，这需要全球各地一起协作，共同面对。疫情面前，没有谁能独善其身。

登革热知识小科普

登革病毒主要通过雌性伊蚊叮咬人体传播。感染后，人体会对同型病毒产生持久免疫，但对不同型病毒束手无策。

登革热是一种通过蚊子传播的病毒性疾病，近年来在世界各个区域迅速传播。登革热在整个热带地区普遍存在，因降雨、温度和无计划的快速城市化，这些地区的登革热流行风险日益增加。登革热为自限性疾病，预后良好，非重症患者病死率低于 1%。20 世纪 50 年代，菲律宾和泰国登革热流行期间，重症登革热病例首次被发现。今天，重症登革热影响着许多亚洲和拉丁美洲国家，它已成为这些国家的儿童和成人住院、死亡的主要病因之一。

登革热是由登革病毒（Dengue virus，简称 DENV）经蚊媒传播引起的急性虫媒传染病，共有四种各不相同但又密切相关的病毒血清型：DEN–1、DEN–2、DEN–3 和 DEN–4。感染登革病毒后，人体会对同型病毒产生较持久的免疫，但这种免疫对不同型病毒感染不能形成有效保护。若再次感染不同型的登革病毒，机体可产生增强性抗体，导致重症登革热的发生。

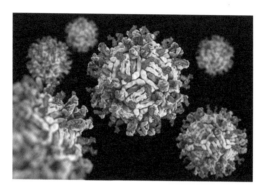

图 3–8　登革病毒

登革热的传播媒介以埃及伊蚊居多，其次是白纹伊蚊。埃及伊蚊生活在城市栖息地，主要在人造容器中繁殖。与其他蚊子不同的是，埃及伊蚊在白天叮咬，它的活动高峰期是清晨和黄昏。雌性伊蚊在每个叮咬周期内都会叮咬多人。伊蚊卵在干燥环境中可存活一年多，并在与水接触时孵化。

白纹伊蚊——亚洲排在第二位的登革热传播媒介，已扩散到北美洲和欧洲的超过 25 个国家，主要原因是旧轮胎（繁殖地）和其他商品（如富贵竹）的国际贸易。白纹伊蚊具有很强的适应性，因此可以在欧洲较冷的温带地区生存。

登革热广泛分布于有伊蚊存在的热带、亚热带地区，包括东南亚、西太平洋地区和美洲，多呈地方性流行。登革热在我国主要流行于广东、海南、广西、福建、云南、台湾等地，一般流行于夏秋季，8~10 月为高峰期。

登革热知识卡片

感染途径	登革病毒主要通过雌性蚊子叮咬人体传播，以埃及伊蚊居多，其次是白纹伊蚊。
潜伏期	4~10 天。
易感人群	人群普遍易感。重症登革热的高危人群：老人、婴幼儿和孕妇，登革病毒二次感染者，有糖尿病、高血压、冠心病等基础疾病者，肥胖或严重营养不良者。
感染者症状	高热、头痛、肌肉和骨关节剧烈酸痛、皮疹、淋巴结肿大、白细胞及血小板减少等，严重者出现休克、出血或多脏器功能损伤。
如何诊断	急性发热期血液中分离出登革病毒，检测出登革病毒 NS1 抗原或核酸阳性。
如何治疗	• 没有特异性的治疗方法。 • 对于重症登革热，早期识别和及时救治至关重要。
如何预防	• 防蚊、灭蚊；避免蚊虫叮咬，如穿着长袖衣和长裤，使用驱蚊剂。 • 第一种登革热疫苗 Dengvaxia®（CYD-TDV）被批准用于登革热的流行地区。建议在接种疫苗前进行筛查，只有那些被证明感染过登革热的人才可以接种疫苗。接种疫苗可降低患上重症登革热的风险。

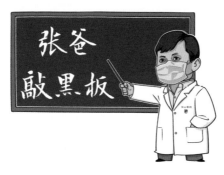

1. 登革热在什么地区高发?

由于全球气候变暖及快速城市化等原因，全世界的登革热病例数相比 30 年前增速明显。登革热在东南亚、西太平洋地区、美洲、地中海东部和非洲等地区已经成为一些国家的地方性流行病，而且有些地区的疫情较为严重。如果要去这些地区旅行，需要注意防范登革热。

中国出现本地传播病例的地区也越来越多。登革热的主要传播媒介是白纹伊蚊和埃及伊蚊。白纹伊蚊俗称"花蚊子"，在我国分布广泛，作息时间和人相反，日出前后和日落时分是它们"上班"的高峰时段。埃及伊蚊主要分布在海南、广东、云南等地区，是典型的"家蚊"，喜欢和人类共处一室，所在即使是在家里，也要注意驱蚊灭蚊。

2. 感染一次登革热后，会产生免疫力吗?

目前已知的登革热有四种类型。人在初次感染其中一种登革病毒后，就会对同型病毒产生较持久的免疫力，可持续数年，但对其他类型的登革病毒的免疫力只能维持很短时间。

3. 登革热有疫苗可以预防吗？

目前的登革热疫苗只适合感染过登革热的人接种，无登革热患病史的人还不能通过注射疫苗预防登革热。而且目前没有特效的抗病毒治疗药物，唯一的办法还是听医生的话，积极配合治疗。

对于登革热，治疗原则是早发现、早诊断、早治疗、早防蚊隔离。重症病例的早期识别和及时救治是降低登革热病死率的关键。

4. 如何防控登革热？

对于普通人来说，应对登革热传播的主要手段还是消灭身边的蚊子，起码不要让它们近身。

对于临床工作者来说，最关键的是要监测登革热症状患者，及时合理处置重症登革热患者。

无论是在登革热流行地区，还是在非流行地区，医务人员都应该掌握重症登革热的警示体征，减少和避免登革热死亡病例的出现。今后，可能会有更多地区把登革热作为常见传染病纳入常规管理。

斑疹伤寒：
虱子、战争和集中营

对多数人来说，斑疹伤寒是一种非常遥远而陌生的疾病，然而它在人类历史上却刻下了一道又一道深深的伤痕。它究竟是何方神圣，如今为何又消失不见了呢？我们还是从一个暴发案例说起。

战争是瘟疫的最大推手，瘟疫是战争的最大帮凶，而战争成就的难民营，则是瘟疫最好的温床。这些瘟疫中，就包括流行性斑疹伤寒。

自 1993 年位于非洲内陆的一个国家布隆迪内战暴发后，超过 76 万名难民生活在可怕的难民营中。那里卫生环境恶劣，干净水源难找，疾病四处横行。

在难民营中，人们必须集中在狭窄的土地上劳作。离开营地的人会被当成叛军，遭到政府军射杀。两个主要部落为夺权发生的内战，变成了对平民的屠杀。

在这种背景下，布隆迪的难民中出现了流行性斑疹伤寒。

这种疾病的暴发，可能始于 1995 年恩戈齐一座监狱中的因犯。因犯们感觉头痛、发冷、发烧、虚脱、神志不清、畏光、呕吐和起皮疹（通常从躯干开始）。监狱因犯的死亡率为 15%。

当时人们还不知道这是什么病，只好根据病人挣扎的样子，称之为"蜷缩病"（在当地语言中叫 sutama，意为"蹲伏""蜷缩"，因为患者经常因肌肉剧痛而蜷缩）。

1995 年底，体虱携带瘟疫从监狱挣脱出来，席卷了布隆迪海拔较高的寒冷地区。

1997 年 2 月，102 名患有"蜷缩病"的难民接受了临床检查和对病史的询问。在初步评估期间，其中大多数人都有该病的典型表现。研究人员收集了患者的血清样品，发现并清除了感染患者的体虱。通过免疫荧光显微镜分析血液血清，研究人员发现，存在针对病原体的抗体，病原是一种只存在于细胞内的微生物。这种微生物就是流行性斑疹伤寒的病原体——普氏立克次体。

截至 1997 年 9 月，已临床诊断出 45 558 例流行性斑疹伤寒病例，其中大多数出现在海拔 1 500 米以上的地区。

斑疹伤寒的前世今生

战争是斑疹伤寒的最大推手，肥皂是对付斑疹伤寒的最好武器。

斑疹伤寒作为一种疾病的最早描述，可能出现在 1083 年意大利萨勒诺附近的拉卡瓦修道院。

1546 年，病毒和感染专著《传染与传染病》(*De Contagione et Contagiosis Morbis*) 出版，意大利医生吉罗拉莫·弗拉卡斯托罗 (Girolamo Fracastoro) 在这部作品中详细描述了斑疹伤寒的症状。

1916 年，传染病学家恩里克·达·罗恰·利马 (Henrique da Rocha Lima) 证明，普氏立克次体是斑疹伤寒的病原。

普氏立克次体是利马用两位科学家的姓氏命名的，他们就是在研究流行病时死于斑疹伤寒的病理学家霍华德·泰勒·立克次 (Howard Taylor Ricketts) 和动物学家、寄生虫学家斯坦尼斯劳斯·冯·普洛瓦泽克 (Stanislaus von Prowazek)。

1930 年，认识到普氏立克次体是流行性斑疹伤寒的病原体后，生物学家鲁道夫·韦格 (Rudolf Weigl) 通过研磨吸血后感染了的体虱，研究出了一种实用而有效的疫苗生产方法。但是，用这种方法生产疫苗非常危险，对进行疫苗生产操作的人来说，感染的可能性很大。

1938 年，细菌学家赫勒尔德·R. 考克斯 (Herald R. Cox) 提出了新方法，这种方法用的是鸡蛋，操作起来更安全，可批量生产。到 1943 年，用这种方法生产的疫苗已被广泛使用。

在充分认识斑疹伤寒并找到攻克它的办法之前，人类曾经饱受这一疾病的折磨。斑疹伤寒致死的人数，往往比战争还要多。

是谁打败了拿破仑？人们今天的共识也许是极端寒冷天气和俄国人坚壁清野的正确策略。但是在 2001 年，在立陶宛首都维尔纽斯，人们发现了一座埋葬着 3 000 具遗体的坟墓。经过 DNA 检测发现，

这些人就是 1812 年拿破仑东征时死于途中的士兵，而他们大多死于
斑疹伤寒。

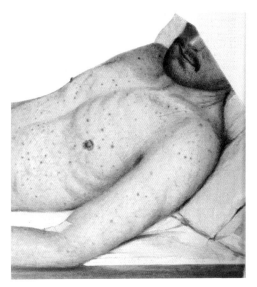

图 3-9　流行性斑疹伤寒患者躯干上的皮疹

斑疹伤寒有两种：一种是流行性斑疹伤寒，多发于冬春两
季，由虱子传播；另一种是地方性斑疹伤寒，多发于夏秋两季，以
"鼠—蚤—人"的形式传播。

战争是斑疹伤寒的最大推手。作战期间，士兵们不能洗澡换衣
服，导致体虱大量滋生，人员密集又给了病原体最有利的传播环境。
于是曾经战无不胜的拿破仑大军就这样被小小的虱子打败了。

这不是虱子第一次改变历史，也不是最后一次。

1527 年，神圣罗马帝国的查理五世攻打教皇，把教皇变成了阶
下囚。他还没高兴多久，教皇的盟友法国军队赶来，把查理五世围

在城中。正当查理五世弹尽粮绝之际，法国军队中暴发了斑疹伤寒，兵力近乎消亡殆尽。法军不得不撤围而去。1530 年，教皇为查理五世加冕，承认他是正统的统治者。当时有学者调侃道，这次加冕源自"斑疹伤寒的力量"。

"一战"爆发后仅 3 个月，斑疹伤寒就出现在塞尔维亚。到第二年，斑疹伤寒的死亡病例数激增。在军队交战的过程中，斑疹伤寒入侵俄国，随后在 1918—1922 年横扫整个俄国。

"一战"之前，俄国平均每年只有 8 万例左右的斑疹伤寒病例，但在 1918—1922 年的短短 4 年内，苏俄共出现了 2 000 万~3 000 万例病例，其中约 10% 的人病死。1919 年，列宁甚至喊出了"不是社会主义打败虱子，就是虱子打败社会主义"的口号，肥皂和消毒用的燃料成了最稀缺的物品。

吸取历史教训，苏俄对士兵的卫生极其重视，还专门准备了洗澡用的列车，包含 9 节车厢，有沐浴、洗涤和消毒的全套设备，它们被直接发往前线。这些举措让苏俄军人的斑疹伤寒发病率始终控制在低水平。

除了军队，另一个最适宜虱子滋生、传播病原体的环境就是监狱。

16 世纪，斑疹伤寒在监狱等拥挤环境中很普遍，因为这些地方容易滋生体虱。由体虱传播病原体所引发的斑疹伤寒，也被称为"监狱热"。

监狱里黑暗、肮脏，空间狭窄，气流不通，人员密集，最适合监狱热的传播。很多犯人还没等到下一次庭审，就因为监狱热而死掉了，就连把囚犯带到法庭的工作人员也不能幸免。1577 年 7 月

6 日—8 月 12 日的"黑色审判"（Black Assize）事件，至少导致英国牛津地区 300 人死亡，其中就包括当时的首席法官罗伯特·贝尔。

人类制造的最大监狱，叫作集中营。"二战"期间，在纳粹集中营里，成千上万的囚犯死于斑疹伤寒。到了"二战"之后，斑疹伤寒横行于另一种监狱——难民营。本章开篇里提到的布隆迪恩戈齐监狱的疫情，就是"二战"之后斑疹伤寒最大规模的一次暴发。

为了战胜斑疹伤寒，人们想尽了办法。欧洲曾经用 DDT（双对氯苯基三氯乙烷）大规模杀灭虱子和跳蚤，它的确有效抑制了斑疹伤寒的流行，但却给自然环境造成了严重的破坏。

要想彻底攻克斑疹伤寒，还要有能治疗它的药物。但是在这之前，先要弄明白斑疹伤寒究竟是什么引起的。

1909 年，拿破仑兵败 97 年后，病理学家霍华德·泰勒·立克次来到墨西哥城，研究在这里流行的斑疹伤寒。他成功分离出了病原体，但是他本人却不幸感染了斑疹伤寒，不治身亡。他分离出的病原体就以他的名字命名为立克次体。

1915 年，同样独立发现斑疹伤寒病原体的寄生虫学家普洛瓦泽克也在研究中感染，不幸去世。为了纪念这两位科学家的贡献，流行性斑疹伤寒的病原体从此被命名为普氏立克次体。

1948 年，对立克次体有强效灭杀作用的氯霉素和四环素问世。虽然氯霉素有可能破坏造血系统功能，而四环素可能导致四环素牙，但这两种抗生素对斑疹伤寒都有很好的疗效。随着有效抗生素的出现和可以杀灭虱子跳蚤的各种杀虫剂的问世，以及卫生水平的不断提高，斑疹伤寒已经得到了有效控制。

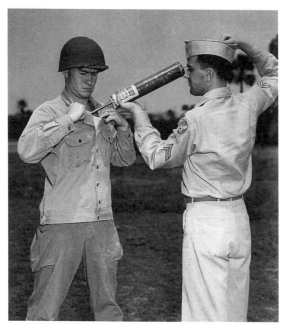

图 3-10   一名美军士兵正在演示如何使用 DDT 手工喷涂设备。
DDT 被用来控制携带斑疹伤寒病原体的体虱的传播

但是，真正能制服斑疹伤寒的，是和平的环境、健康有序的卫生环境及自律自觉的卫生习惯。或许肥皂才是对付斑疹伤寒的最好武器。

斑疹伤寒知识小科普

体虱、头虱、阴虱均可作为传播斑疹伤寒的媒介。斑疹伤寒患者病后可获持久免疫力。

流行性斑疹伤寒又称虱传斑疹伤寒或典型斑疹伤寒，它是由普氏立克次体通过体虱传播引起的。体虱是流行性斑疹伤寒的主要媒介，头虱和阴虱也可作为媒介。体虱以吸血为生，叮咬患者后，普氏立克次体在体虱肠壁细胞内繁殖，胀破细胞后排入肠腔。体虱在吮吸人血的同时将含病原体的粪便排泄到皮肤上，或因宿主搔抓而被压碎，普氏立克次体即可通过伤口或抓痕进入人体而使人感染。感染者自潜伏期末至退热后数天均具传染性，整个传染期约为 3 周，但第一周的传染性最强。人体在感染后会产生两种截然不同的临床症状：在被体虱叮咬后 10~14 天，发生急性的重症感染；在原发感染后 10~50 年内，在相对免疫抑制的时候发生感染，这被称为复发性斑疹伤寒，最早于 1913 年由内森·布里尔（Nathan Brill）在纽约市西奈山医院描述。

斑疹伤寒患者未经治疗的死亡率和经过治疗的死亡率存在显著差异：未经治疗的死亡率为 10%~60%，而在初始感染后的 8 天内用抗生素治疗，死亡率接近 0。

**斑疹伤寒
知识卡片**

感染途径	通过体虱叮咬或伤口、抓痕暴露于体虱排泄的含病原体的粪便而感染。
潜伏期	一般为 5~21 天，平均为 10~12 天。

易感人群	人群普遍易感，15 岁以下的儿童患者病情较轻。病后可获持久免疫力。
感染者症状	• 急性期症状包括：严重头痛，持续高热，发热约 5 天后胸部出现瘀点样皮疹（或斑丘疹）并扩散到躯干和四肢，严重的肌肉疼痛，发冷，血压下降，木僵，对光敏感，谵妄，以及各种中枢神经系统症状。 • 复发性斑疹伤寒症状轻微，多见于老年人，患者常出现发冷、发热、头痛和皮疹。
如何诊断	• 血清免疫检测：外斐反应效价 >1∶160 或效价逐渐升高即可确诊。 • 分子检测：聚合酶链反应（PCR）方法检测立克次体特异性 DNA。
如何治疗	• 四环素、多西环素和氯霉素均有效。 • 治疗须持续至体温正常后 2~3 天。
如何预防	• 灭虱是控制本病流行及预防本病的关键。 • 加强个人卫生，勤沐浴、勤更衣。

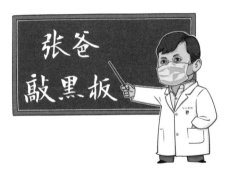

1. 斑疹伤寒和伤寒有什么区别?

伤寒是由伤寒沙门菌引起的疾病,主要经过"粪—口"传播,如厕后洗手、注意饮食安全是预防关键,0~2岁儿童也可通过接种疫苗预防;斑疹伤寒是由立克次体引起的疾病,主要通过螨、蚤、虱和蜱传播,勤洗衣物、注意个人卫生即可预防。

历史上,伤寒和斑疹伤寒因为症状相似,常被误诊为同一种疾病,所以流传下来的名字像"兄弟"似的。而且,在战场或者卫生环境条件较差的国家和地区,这两种病更容易暴发流行,因而它们被称为"战争和贫穷的附庸"。所以这两种病到今天仍然是国际公共安全问题之一。

2. 如何预防斑疹伤寒?

首先要注意个人卫生。衣服常换,被褥常晒,自身常洗,只要身上不滋生虱子,就不容易被传染。

其次要注意环境卫生。清扫住所和周围环境,堵鼠洞,断绝老鼠食物来源,破坏跳蚤幼虫滋生地,在野外活动时加强个人防护。

3. 斑疹伤寒能治好吗？

流行性斑疹伤寒是通过感染了普氏立克次体的体虱等虫媒传播的。历史上曾发生多次斑疹伤寒大流行，特别是在战争期间，斑疹伤寒产生了巨大危害，无数人因此丧命。这一方面是脏乱差的战场环境造成的，另一方面是当时医学界对斑疹伤寒不了解造成的。

现有的斑疹伤寒疫苗虽然无法阻止发病，但可以减轻病情。如果保持良好的卫生，杜绝体虱等媒介，再进行及时有效的抗菌治疗，该病死亡率可以降至 0。

4. 得知周边环境有斑疹伤寒流行，应该采取什么措施？

对于地方性斑疹伤寒，灭虱、灭鼠是首要任务。灭虱可以使用物理法（水煮、蒸汽），也可以用药物。灭鼠可以堵住鼠洞，断绝鼠类食物来源。老鼠和虱子没有生存条件了，人的生存条件就改善了。

04

血液、性和
母婴传播疾病

规范亲密行为，切断传播途径

道路千万条，安全第一条。疫苗不到位，切断传播途径最有效。

之所以要把血液、性和母婴传播的疾病放在一起，是因为这类疾病的传播方式往往是打包组合的。比如，梅毒主要通过性行为传播，但输血和母婴也是传播途径；乙型肝炎主要通过母婴传播，但也有少部分是通过输血及性行为传播的；丙型肝炎主要的传播途径是血液传播，而性行为传播也不少见；HIV（人类免疫缺陷病毒，也叫艾滋病病毒）同样如此。有这样的相似之处，主要是由于这些病原体大多对温度变化和干燥很敏感，一旦离开了人体就容易失去活性，因此它们需要直接密切接触才能成功传播。这类病原体尽管不像呼吸道病原体那样容易传播，但仍然很普遍。

如果单从性传播疾病来讲，泌尿生殖道具有许多重要的防御作用，可防止微生物病原体的附着和生长。而微生物病原体则会以多种方式绕过这些防御，例如，梅毒螺旋体会突破黏膜或皮肤表面的微小破口来绕过正常防御。

而血液传播的方式则几乎是直接跳过了人体的物理防护屏障，直接将病原体接种进人体，因此血液传播非常高效。然而，这种传播方式在现代医学发展出类似注射器、针头这类医疗器械和现代输血技术被普及应用前并不常见，因此，医源性感染往往会成为通过血液传播的传染病暴发的导火索。随着这些传染病被认识，人类已经认识到普及一次性医疗器械和输血前筛查相关传染病的重要性，相关的法律规定被推广执行，因此该类问题近年来已经逐渐减少。

本章强调血液、性和母婴传播疾病的广泛性和预防的困难性。从理论上讲，该类传染病的预防似乎并不困难，然而，制订减少不安全性行为、不安全用血和降低母婴传播的有效策略，以及制定提供治疗和预防该类疾病的公共资源的政策并不简单，对这类疾病的管理面临着极大的现实挑战。

艾滋病：
它已不再是绝症

艾滋病，即获得性免疫缺陷综合征。它在 1981 年刚被发现时，只分布在少数男同性恋者中，如今已经扩散到全球各个群体。艾滋病已成为 21 世纪最初 10 年全球十大死因之一，而在撒哈拉以南非洲的部分地区，艾滋病已经成为当地人的主要死因之一。

艾滋病带来的不只是病痛，还有饥荒。

1981 年发现的艾滋病曾经席卷全球，2002 年以后，艾滋病的感染率开始下降。但是在欠发达地区，新增感染人数仍在上升。这些地区包括撒哈拉以南非洲、东欧、东南亚、拉丁美洲、加勒比等地区，尤其以撒哈拉以南非洲地区的情况最为严重。

撒哈拉以南非洲拥有全球人口的 10%，而感染人数却达到了全球感染人数的四分之三。这一地区的 HIV（人类免疫缺陷病毒）总感染率是 7%，南非的病例数量在该地区最多，占 25%；其次是尼日利亚，占 13%；然后是埃塞俄比亚、赞比亚和津巴布韦。斯威士兰的 HIV 感染率达到全世界最高——27.2%，大概相当于每 3 人当中就有 1 人感染。

2016 年，非洲东部和南部新增 HIV 感染人数已从 2010 年的 110 万下降到 79 万，下降了约 28%。但是埃塞俄比亚和马达加斯加等国的新感染病例较往年有所增加。

艾滋病的高发病率夺走了许多家庭的劳动力，并严重影响了家庭收入。农作物产量暴跌的家庭中，约有 60% 与艾滋病相关的死亡有关。2002 年的一项研究表明，大约 70% 的被调查家庭因艾滋病丧失主要劳动力。

截至 2016 年年底，全球报告的艾滋病统计数据如下：

- 约有 3 670 万名艾滋病病毒感染者。
- 当年 180 万人成为艾滋病病毒新感染者。
- 当年 100 万人死于艾滋病病毒相关原因。

在这场世纪瘟疫中，女性受伤害更重。2016 年，撒哈拉以南非洲地区感染 HIV 的成年人口中，有 50% 是女性，新感染 HIV 的患者中有 56% 是女性。性别差异在青少年中尤为明显：15~19 岁女性的 HIV 感染率是同龄男性的 5 倍。

2016 年感染的 15 万名儿童中，有 70% 生活在撒哈拉以南地区。儿童直接或间接承担着很大一部分 HIV 负担，这进一步掏空了家庭积蓄。此外，据估计，有 2 500 万名儿童因艾滋病过早失去双亲成为孤儿，这给社会造成了巨大的负担。

　　艾滋病、干旱、洪水，有时还包括缺乏远见的国家政策和国际政策，导致农业产值持续下降，并严重影响家庭收入。仅在2001年，艾滋病就在6个面临饥荒的主要农业国家中造成将近50万人死亡，其中大多数人正值壮年。直到现在，依然有超过1 400万人面临饥荒的风险。

　　艾滋病正在深刻地割裂这个世界，把人类分成治得起病的，和治不起病的。

艾滋病的前世今生

　　艾滋病太过原始，太过简单，以至于它有近乎无限的变异可能。

起源：合成的病毒

　　关于艾滋病的起源，至今众说纷纭。不过其中最靠谱的说法，仍然是"自然形成说"。经过多方研究确定，最初的艾滋病病毒来自非洲的黑猩猩。在非洲的四种黑猩猩里，有两种能被艾滋病病毒感染，其中喀麦隆的黑猩猩是HIV-1的源头，是它在感染了两种猴子身上的病毒后，在自己体内合成了HIV-1，比起以"猴—人"为感染途径的HIV-2，这种合成病毒的危险性要大得多。今天人们说起艾滋病，主要说的也是HIV-1。

艾滋病病毒其实相当脆弱，它一旦离开宿主，几分钟内就会死掉，所以它一定要通过短期近距离的接触才能完成传播。今天已知的艾滋病的三种传播途径为血液传播、性传播、母婴传播。

艾滋病病毒跨越物种界限，在进入人类世界之前经历了一个复杂而漫长的过程。

在艾滋病原发地区，当地人有猎杀大猩猩、猴子的习俗。同时，一些猴子也被当作宠物饲养。在密切接触或者宰杀的过程中，猩猩和猴子的血液很容易通过细小的切口进入并感染人体。

20世纪30年代，许多旅行者进入非洲，而当地居民又进入了城市，这让艾滋病有了快速传播的渠道。

1969年，美国圣路易斯的一名15岁男孩因不明原因死亡。1989年，研究人员在对封存样本进行检查后，才确诊他死于艾滋病。但是这个男孩不吸毒，没输过血，没离开过美国，甚至没有离开过自己的家乡，唯一的原因是：这个男孩是同性恋。这也从侧面证明，早在20世纪60年代，艾滋病病毒已经悄无声息地潜入了美国。

为什么同性恋性行为容易使人感染艾滋病，正常性交反而不会轻易感染？

统计表明，HIV阳性女子传染健康男性的概率是1‰~2‰，也就是发生500~1 000次性行为才可能会有一次感染；反之，HIV阳性男子传染健康女性的概率是2‰~3‰。相比而言，男同性恋之间的感染概率要大得多。这是因为阴道的上皮细胞在性交时不易有破损，而直肠黏膜上的柱状上皮细胞非常容易破，一旦出血就极易感染。

特效药：特别短的有效期

人类发现并确认艾滋病病毒是在 1981 年，这时距离巴斯德、科赫的时代已经过去了一百多年。在这一百多年间，微生物学有了长足的发展。显微镜越来越精密，医药、化工业越来越成熟，发现的微生物也越来越多，从最小的病毒到较大的细菌，形成了"长长的链条"。所以，在第一次面对艾滋病病毒时，人类是自信满满的。但是，艾滋病却以自己独有的方式，挑战着人类的科技水平与想象力。

人类第一个想到的是特效药，但是找来找去，就是找不到合适的。好不容易从海洋鱼类中找到一种叫"叠氮胸苷"的物质，可以用来抑制病毒的生长，但是没过几年，病毒就产生了耐药性。吃药之后的前 6 个月病毒的确得到了抑制，但是 6 个月后这种药就无效了。

疫苗：遇上了游击高手

人类对付传染病的另一个武器，就是疫苗。人类战胜的第一个传染病——天花，靠的就是疫苗的威力。经过这么多年的发展，疫苗工业日趋成熟，基因序列分析也让疫苗研发如虎添翼。科学家通过对艾滋病病毒的基因测序，发现艾滋病病毒只有 9 000 个碱基对，结构非常简单，并且很快确定了能产生抗体的片段。按理说，疫苗诞生应该是指日可待。但是在 20 世纪 90 年代的一次历时 3 年的大型测试中，疫苗全部无效。原因令人哭笑不得：艾滋病病毒太过原始，太过简单，以至于它有近乎无限的变异可能。

说到这里，需要说一下艾滋病病毒的感染机制。细细梳理起来，它简直就是一部谍战大片。

艾滋病病毒有一层外膜，膜上全是大头针一样的"刺"，这就是病毒的包膜蛋白。这层膜就是艾滋病病毒的"间谍"，它去和人体免疫细胞上的"带路党"（T 淋巴细胞上的 CD4 受体）接头，然后"间谍"和"带路党"会连接在一起，打开一个通道。艾滋病病毒内核就是从这个通道进入淋巴细胞内部进行繁殖的。新生的病毒内核在发育成熟后，就会突破淋巴细胞，进入人体。此时，病毒内核是没有细胞外膜的，于是它就会去"撕下"一部分淋巴细胞的外膜，来做自己的外膜。等到外膜被抢光了，淋巴细胞就死了；淋巴细胞死得多了，人的免疫力就丧失了。所以艾滋病的学名叫"获得性免疫缺陷综合征"。

那么可不可以破坏艾滋病病毒的外膜，让它不能和淋巴细胞结合？科学家最初正是沿着这个思路进行研究的。他们观察到艾滋病病毒的外膜有一段基因序列，它也叫 V3 序列，可以产生特定的蛋白质，这种蛋白质可以刺激人体产生抗体。这是一个绝佳的突破口。科学家纷纷开始朝着这个方向发力。但是，科学家很快就发现自己掉入了病毒的包围圈。因为不但每个患者的 V3 序列不一样，就连同一个患者不同患病时期的 V3 序列也不一样。科学家试图给序列做细分型号，以求穷尽病毒变异的可能。比如，HIV–1 在非洲主要是 A 亚类，在欧洲是 B 亚类，后面从 C 一直排到 K，中间的 E 和 I 又被发现是重组的，还要继续细分，后来又发现光分成亚类还不够，还要把它们重新划分成组。然而现在已经有了 M 组、N 组和 O 组了，还没有看到穷尽的可能，这样下去，恐怕连 26 个字母都不够用了。

更要命的是，不同细分型号的艾滋病病毒的感染能力和主要传播途径也不一样，有的主攻同性传播，有的主攻异性传播，有的主攻母婴传播。不仅如此，人类能感染不止一种细分型号，也就是说，所有的细分型号都有可能造成感染。这就意味着，即便有疫苗防住了一种细分型号，人类还是有可能感染其他细分型号。

2007 年 9 月，美国国立卫生研究院（NIH）和默克公司宣布，它们联合研发的艾滋病疫苗经过三年的大型临床试验后，宣告失败。

艾滋病病毒像一个天生擅长游击战的原始部落酋长，让习惯了面对"正规军"的人类束手无策。

艾滋病知识小科普

若 HIV 感染者在急性期或无症状期就开始抗逆转录病毒治疗（ART），则其预后良好，预期寿命可与非感染者相当。

人类感染的 HIV 很可能源于非人类灵长类动物，它引发的疾病是一种人畜共患病。HIV-1 和 HIV-2 是目前确定的两种 HIV，HIV-1 是最主要的类型。

HIV 会通过性交、暴露于被感染的血液或在围生期 ① 进行传播。对所有传播方式而言，HIV 感染源个体的病毒载量越高，传播的风险就越大。

HIV 的性传播风险因暴露的类型不同而存在很大差异。一般而言，相比于其他暴露，导致黏膜破损和出血的暴露，其传播风险更高。无保护的肛交传播 HIV 的概率最高。其他行为因素也会影响总体的 HIV 性传播风险，如是否使用安全套、性伴侣的数量，以及消遣性药物影响下的性行为。在撒哈拉以南非洲这样的 HIV 感染重灾区，异性传播是主要因素。其他地方的主要感染方式有所不同。在中欧、东欧及亚洲某些国家，注射毒品正在加剧 HIV 的流行。

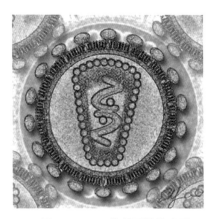

图 4-1　HIV 横截面的模式图

因为 HIV 抗逆转录病毒疗法的显著进步，HIV 感染者的生存率和生活质量发生了重大变化。所有 HIV 感染者均应接受抗逆转录病

---

① 围生期也称围产期，分为产前、产时和产后三个阶段，一般是指怀孕第 28 周到婴儿出生后一周。

毒治疗，若感染者在急性期或无症状期就开始抗逆转录病毒治疗，且保持良好的治疗依从性，长期维持病毒载量低于检测下限，则其预后良好，预期寿命可与非感染者相当。但发展成艾滋病患者后，病死率较高，因此及早诊断和治疗是降低 HIV 感染者病死率的关键。但是在资源有限的国家中，仍有很大一部分 HIV 感染者无法获得这种治疗，也有人不接受抗逆转录病毒治疗。

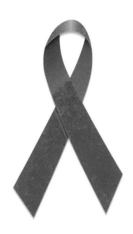

图 4-2　对 HIV 和艾滋病关心的国际符号：红丝带

　　1988 年，世卫组织宣布，将每年的 12 月 1 日定为世界艾滋病日，旨在提高人们对由 HIV 感染引起的艾滋病大流行的认识，并哀悼死于该病的人。世界各地的政府和卫生官员、非政府组织和个人，一般通过有关艾滋病预防和控制的教育来纪念这一天。人们在这一天还会扎起红丝带，提醒自己：艾滋病是全人类共同的敌人，抗击艾滋病道阻且长。

**艾滋病
知识卡片**

感染途径	艾滋病患者是传染源。感染途径主要有性接触传播、血液传播和母婴传播。
潜伏期	在急性感染者中，从HIV暴露到出现症状之间的间隔常为2~4周，但也发现潜伏期最长可达10个月。
易感人群	人群普遍易感。高危人群主要包括男同性恋者、有不洁性行为者、静脉吸毒者等。
感染者症状	• 感染HIV之后的3个月内，大多数患者无症状或临床症状轻微，患者可出现发热、咽痛、头痛、厌食、腹泻、全身不适、关节肌肉痛等类似流感的症状。 • 如不进行治疗，大多数感染者在约2~10年后会发展为艾滋病患者。此时因患者机体免疫功能下降（CD4+ T淋巴细胞计数<200个/mm^3），会出现各种机会性感染和肿瘤。艾滋病常见机会性感染包括念珠菌病、肺孢子菌肺炎、活动性巨细胞病毒感染、结核、隐球菌性脑膜炎和弓形虫脑病等，肿瘤包括卡波西肉瘤、淋巴瘤、肛门癌、宫颈癌等。
如何诊断	血液中HIV抗体阳性或检出HIV的RNA均可确诊为HIV感染。然而，在感染HIV后，机体需要一段时间才能产生HIV特异性抗体，从而导致在此之前HIV抗体检测呈阴性，这段时期被称为窗口期。
如何治疗	高效抗逆转录病毒治疗（HAART）。
如何预防	• 杜绝不洁注射、不安全性行为。 • 女性HIV感染者如需生育，应在生育前咨询医生。 • 暴露后预防是一种紧急手段，需要在暴露发生后的72个小时内服用药物。

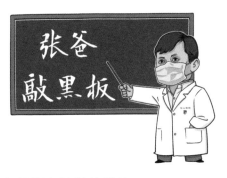

1. 如何认识与防范艾滋病？

当前中国的艾滋病情况还是比较严重的。2018 年我国报告新发现 HIV 感染者 / 艾滋病患者 14.9 万例，其中性传播导致的病例比例超过 90%；平均每小时新发现 17 例 HIV 感染者 / 艾滋病患者。瘾君子因为共用针具，也是高危人群；到非正规的牙科诊所、文身店进行消费，由于消毒没有保障，有一定概率感染艾滋病。

洁身自好是最好的防范手段，同时也要注意自我保护。自觉进行婚前检测，孕妇在刚怀孕时应接受相关检测，在进行不以怀孕为目的的性交时坚决使用安全套，不进行、不接受高危的性交方式等等，都是防范艾滋病的必要手段。

2. 怎样判断一个人是否感染了艾滋病病毒？

从外表是看不出来的，唯一的办法是到正规医院进行病毒检测。如果初筛试验是阳性，还需要做艾滋病病毒抗体确认试验，只有确认试验结果也是阳性，才能够判断的确是感染了 HIV。

3. 艾滋病患病早期一般有什么症状？潜伏期有多长？

艾滋病症状分为三个阶段：急症期、无症状期和艾滋病期。急症期为早期阶段，症状通常出现在初次感染后的2~4周内，主要症状有发烧、身体无力、咽喉疼痛、肌肉酸痛、关节疼痛、淋巴结肿大等症状，部分患者还会伴随腹泻、便血等症状。

假如挺过急症期，患者就进入了无症状期，有些患者可能没有明显急症期症状而直接进入无症状期。无症状期一般持续6~8年，患者可以像正常人一样生活工作，但这时艾滋病病毒已经在患者体内不断复制，损伤人体免疫系统了。等超过一定限度，患者就会进入艾滋病期，这时一切都晚了。

4. 检查出 HIV 阳性之后要马上吃抗病毒药吗？

不要等检查出 HIV 阳性再去吃抗病毒药，而是要在发现自己暴露，比如破损手指沾染艾滋病人的血液、同 HIV 感染者发生了无保护的性行为之后的 72 个小时内，赶紧服用抗病毒治疗的药物。至于具体应服用哪些药物，要看在当地能找到哪些药物，以及医生在评估后开具哪些药物。

5. HIV 携带者和艾滋病患者有什么区别？

HIV 携带者是经过病毒检测，发现体内带有 HIV，但是还没有出现临床症状的人；艾滋病患者则是已经出现临床症状的人。两者是"今天"和"明天"的关系。

6. 得了艾滋病能治好吗？

根据目前的医疗科技水平，最有效的是针对 HIV 的抗病毒疗法。如果在急症期或无症状期（早期和中期）采用这种疗法，效果最好，患者的预期寿命会和健康人相当，但是患者需要终生服药。

7. 艾滋病估计要过多久能被完全治愈？

目前还没有完全治愈艾滋病的手段，患者要做好长期服药和终生服药的准备。虽然目前还没有确切的时间，不过相信人类终究会攻克这种疾病。

8. 婚检发现伴侣患有艾滋病，还要不要和他在一起？

从医学角度来看，只要对方接受正规治疗，长期服药，自己是可以避免被感染的。至于要不要继续在一起，这已经不是医学的问题了。

9. 接吻会传染艾滋病吗？

艾滋病的主要传播途径是性接触传播、母婴传播和血液传播。接吻是体液密切接触的一种，不过健康的一方如果没有口腔溃疡或其他皮肤黏膜损伤，也是不容易被感染的。但是建议还是不去冒这个险为好。

10. HIV 能通过蚊子传播吗？

蚊子好不容易吃口饭，哪儿会轻易吐出来？真相是：蚊子的口器相当复杂，分成 6 个部分，你可以把它叮进人体的"管子"想象成一根吸管，中间有一条纵向的隔断，一边注入麻醉和抗凝血成分，另一边吸血，所以蚊子体内积蓄的含 HIV 的血液是不会注入人体的。蚊子口器上沾染的含 HIV 的血液载毒量很低，低到不足以传播 HIV。

综上所述，蚊子叮了艾滋病人再去叮别人，不会传播艾滋病，但是会传播其他疾病，也要注意防范。所以，灭蚊与艾滋病无关。

HPV 感染：
女性宫颈癌的元凶

HPV 即人乳头瘤病毒，可导致良性肿瘤（生殖器疣）和恶性肿瘤（宫颈癌），几乎所有宫颈癌病例都是 HPV 感染所致。目前尚无有效药物治疗 HPV 感染，因此预防十分关键。市面上的 HPV 疫苗可预防 70% 的子宫颈癌、80% 的肛门癌、60% 的阴道癌、40% 的外阴肿瘤，以及一些口咽癌。全球第一种 HPV 疫苗是由中国生物学家周健和澳大利亚免疫学家伊恩·弗雷泽（Ian Frazer）共同研制发明的。

宫颈癌也有"种族区别对待"？确实如此。根据美国国家癌症研究所（NCI）的数据，西班牙裔女性的宫颈癌发病率在所有种族和族裔群体中最高。所以在统计宫颈癌发病率时，要把西班牙裔女性单独列项统计。

美国疾控中心分析了 1992 年至 1999 年西班牙裔和非西班牙裔女性的发病数据。他们选择用显微镜检查过的浸润性宫颈癌病例，来计算每 10 万名女性的发病率。

所谓的浸润性宫颈癌是相对于宫颈原位癌来说的。宫颈原位癌是指肿瘤没有侵犯宫颈基底膜，局限在局部，它很少出现淋巴结转移和远处转移的情况。而浸润性宫颈癌的肿瘤则已经突破了基底膜，存在淋巴结转移和远处转移的可能。

分析结果显示：从 1992 年到 1999 年，共诊断出 14 759 例宫颈癌病例（53% 为局限性宫颈癌，40% 为晚期宫颈癌，7% 为未分期宫颈癌）。其中 22% 为西班牙裔女性，78% 为非西班牙裔女性。局限于子宫颈的宫颈癌，被归类为局限性宫颈癌；已经扩散到子宫颈外的区域淋巴结或转移到其他部位的宫颈癌，被归类为晚期宫颈癌。西班牙裔女性的浸润性宫颈癌发病率为 16.9/100 000，非西班牙裔女性为 8.9/100 000。撇开诊断时的疾病阶段不计，1992—1999 年西班牙裔女性的发病率大约是非西班牙裔女性的两倍。

从世界范围看，形势不容乐观。宫颈癌已经是全球女性第四常见的癌症，2018 年全球有大约 57 万例新增宫颈癌病例和大约 31 万例宫颈癌死亡病例。而且宫颈癌有年轻化的趋势。半个世纪以来，30 岁左右的宫颈癌患者增加了两倍多，其发病率从 20 世纪 50 年代的 9% 升至现在的 24%。

在中国，宫颈癌的死亡率在所有癌症中排第四位，在女性癌症死亡率中排第二位。中国每年新增宫颈癌病例超过 13 万例，占中国女性生殖系统恶性肿瘤病例总数的 73%~93%，占全球新发病例的 1/4。

HPV 的前世今生

HPV 疫苗的发明，在很大程度上归功于一个叫周健的中国人。

宫颈癌与 HPV 疫苗

宫颈癌是全球排名第四的"女性杀手"。1983—1984 年，德国生物学家哈拉尔德·楚尔·豪森（Harald zur Hausen）发表了一系列论文，公布宫颈癌的元凶正是 HPV。

从人类发现宫颈癌这种疾病，到真正擒获元凶，有着一段漫长而曲折的历程。在很长一段时间里，科学家相信宫颈癌是通过性交传播的某种病原体引起的，其中嫌疑最大的是就是人类 2 型疱疹病毒（HSV2）。人们在这条错误的道路上狂奔许久，一无所获。豪森起初在这个方向上努力，但始终没有在宫颈癌细胞中找到 HSV2 的 DNA。于是他怀疑导致宫颈癌的元凶另有其"人"。

1974 年，豪森在宫颈癌细胞中发现了 HPV 颗粒，证实了自己的猜测。1977 年，他又发现了 4 种不同亚型的 HPV，他将它们依次取名 HPV–1、HPV–2、HPV–3、HPV–4，然而接下的实验却证明，这四种 HPV 和宫颈癌一点儿关系都没有。研究就此陷入了僵局。

1981 年，豪森运用最新的分子克隆技术，发现了新的 HPV 亚型 HPV–6，第二年又发现了 HPV–11，但是这两种亚型与宫颈癌都只是弱相关，不能完全证明宫颈癌就是 HPV 导致的。

1983 年，豪森终于发现全新的亚型 HPV–16，他用它检测 18 例宫颈癌细胞的遗传物质，竟然有 11 例的检测结果呈阳性，检出率高达 61.1%。1984 年，他再接再厉，又发现了 HPV–18，实验表明它和 HPV–16 起的作用相当，也是宫颈癌的元凶之一。

豪森向世界公布了自己的发现。其他科学家重复了他的实验，检出率高达 70%，这证明豪森真的找到了宫颈癌的元凶。豪森的成果为治疗宫颈癌指明了方向，而这时距离他出发已经过去了整整 10 年。

2008 年，豪森因为对攻克宫颈癌所做出的贡献，获得了诺贝尔生理学或医学奖。

自从豪森公布了这一发现，无数研究者就致力于 HPV 疫苗的研制，其中贡献最大的是澳大利亚免疫学家伊恩·弗雷泽和中国生物学家周健。他们通过崭新的实验方法，直接发明了原始型号的 HPV 疫苗。

2005 年 11 月，聚集在纽约时代广场的科学家宣布了一个振奋人心的消息：世界上第一种 HPV 疫苗研制成功。这种 HPV 疫苗能够保护未暴露的妇女免受四种 HPV 毒株的感染。有 70% 的宫颈癌病例是由这四种毒株引起的。经美国食品药品监督管理局和其他多个国家的相关部门批准，这种疫苗开始大量上市，造福人类。

2006 年 8 月，伊恩·弗雷泽教授为接种者亲手注射了第一支 HPV 疫苗。澳大利亚昆士兰州长安娜·布莱（Anna Bligh）说："今天我们正在创造医学的历史。对我们国家的科学来说，这是一个伟大的时刻。"弗雷泽教授表示，这一历史性的突破，离不开周健博士的贡献。

遗憾的是，参与发明这一伟大疫苗的周健博士于 1999 年英年早逝，无法见证该疫苗为人类带来的福祉。

疫苗发明者——中国人周健

在读硕士时，周健就对 HPV 产生了兴趣，并开始围绕这一课题攻关。1987 年，周健发现食道癌的形成与 HPV 感染有关，这项研究成果让他获得了国家科技进步二等奖。不仅如此，他还研究了如何使用痘苗病毒作为载体，在体外表达特定蛋白质。这项研究为他后来攻克 HPV 的分离与合成奠定了重要的技术基础。

1988 年，周健应邀到剑桥大学病理学系肿瘤病毒实验室工作，在莱昂内尔·克劳福德（Lionel Crawford）教授的指导下，从事人乳头瘤病毒的分子生物学研究。莱昂内尔·克劳福德教授是国际 HPV 研究的先驱，他的实验室也是国际 HPV 和分子生物学领域最顶尖的实验室之一。在莱昂内尔·克劳福德教授的指导下，周健在 HPV 晚期蛋白的研究方面取得了重大突破。

1990 年，周健受弗雷泽教授的邀请，来到澳大利亚布里斯班的研究室，和弗雷泽一起攻克研制 HPV 疫苗这一世界性的难题。

早在 20 世纪 80 年代，HPV 研究权威、生物学家豪森就证实，宫颈癌是由 HPV 引起的。那么下一步就是研发相应的疫苗。研发疫苗最关键的步骤就是获得病原体，也就是 HPV。但是，HPV 是一种特殊的小 DNA 病毒，它只有在活细胞体内才能繁殖，因此分离、保存 HPV 都非常困难。

当时，世界上有 2 000 多位科学家在研究 HPV 与宫颈癌，但是没人知道怎样在实验室里培育 HPV，因此疫苗的研制就此停滞了。

就这样，一晃 10 年过去了。周健想起了自己当年在博士后阶段主攻过的"体外表达特定蛋白质"的课题。可不可以做出一种外表类似 HPV，但内核没有病毒成分的蛋白质颗粒？就好像没有弹头的子弹，开枪后有声音，有后坐力，却没有致命的弹头。而人体免疫系统却从此记住了"开枪"的征兆和动作，下次遇到"真子弹"时，免疫系统已经懂得如何制止了。

周健和弗雷泽按照提前设计好的蓝图，像拼乐高积木一样合成想要的病毒颗粒。但是，HPV 的基因实在太大，大概有 8 000 个碱基对，相当于乙肝病毒的 3 倍。

半年过去了，周健的研究一度毫无进展。一天散步时，周健突然来了灵感：如果将现有的 L1、L2① 表达纯化后放到同一试管里，是不是就能合成与病毒同款的外壳呢？

周健和弗雷泽为此苦苦奋斗了将近一年，终于成功合成了和 HPV 外形相似的蛋白质颗粒。这种颗粒能够作为"仿真"HPV，激发人体的免疫反应，却不会导致疾病。

1991 年，周健和弗雷泽在病毒学杂志上发表了他们的研究成果。同年 6 月，昆士兰大学申请了这项发明的临时专利。7 月，在美国西雅图的人乳头瘤病毒国际会议上，周健和弗雷泽汇报了他们的研

---

① L1、L2 即 HPV 晚期蛋白，病毒外壳的主要构成成分。

究成果。当时的大会主席正是豪森教授，他高度认可了两人的成果："这是 HPV 研究中的重大突破，一定会有灿烂的明天。"

1993 年，仿真病毒颗粒在一系列的动物试验中成功引起免疫反应。于是，昆士兰大学开始联系投资公司和具备疫苗研发能力的制药公司，以便开展更大规模的试验。随后，在澳大利亚医疗公司 CSL 和美国默克公司的支持下，大规模的动物试验和临床试验开始了。

1999 年 3 月 9 日，年仅 42 岁的周健在回国进行学术访问时突发疾病去世。周健因其对科学和人文的杰出贡献，得到了人们的认可和纪念。昆士兰大学迪亚曼蒂纳癌症、免疫学和代谢医学研究所发起了一年一度的纪念仪式，每年都会有来自世界各国的知名科学家在这里举办讲座，纪念周健。迪亚曼蒂纳研究所还专门把其中一间会议室命名为"周健厅"。2000 年以来，国际 HPV 会议为周健举办了多场纪念活动。2006 年，亚洲 – 大洋洲生殖道感染和肿瘤研究组织（AOGIN）设立了"周健博士奖"——最佳口头报告三大奖项之一。

2006 年，默克制药公司和葛兰素史克公司宣布，第一款 HPV 疫苗产品问世。同年 8 月 28 日，弗雷泽在昆士兰的亚历山大医院为接种者接种了世界第一支 HPV 疫苗。

2015 年 6 月，欧洲专利局在法国巴黎举行了 2015 年欧洲发明奖颁奖仪式。周健和弗雷泽因为成功研发全球第一种 HPV 疫苗，获得"最受欢迎发明奖"。欧洲专利局长伯努瓦·巴蒂斯泰利评价道："周健和弗雷泽是现代医学领域的英雄，这一奖项承载着人们对两人开创性发明的无限感激。"

2016 年 7 月 18 日，葛兰素史克公司宣布，希瑞适（HPV 疫苗

16 型和 18 型）获得中国国家食品药品监督管理总局的上市许可，成为中国首个获得批准的预防宫颈癌的 HPV 疫苗。

周健是众多海外华裔科学家的杰出代表，他对科学及全世界女性的健康幸福做出的杰出贡献，会永远铭刻在人们心中。

HPV 知识小科普

单纯使用安全套不能有效避免 HPV 感染，最好在第一次性生活开始前接种 HPV 疫苗。

HPV——人乳头瘤病毒，令很多女性闻之色变，因为 HPV 跟宫颈癌密切相关。实际上，人们对 HPV 的了解知之甚少。

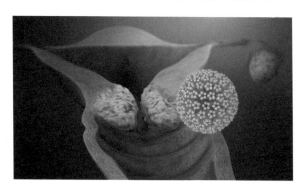

图 4-3　HPV 是感染生殖系统的最常见病毒

HPV 非常常见，它有 100 多个型别，男性和女性每年累计有 550 万人感染。育龄妇女可能有 50%~70% 都感染过至少一个型别的

HPV。但是不必慌张，很多型别的 HPV 并没有致病性，人即使感染了也不会出现任何症状，随着人体免疫力的提升，这些 HPV 会自动消失。只有约 1% 的感染者因为感染了有致病性的型别而患上临床疾病，有致病性的 HPV 有 20 多种，又可以分为低危型和高危型两大类。

低危型 HPV 主要引起人类皮肤和黏膜的多种乳头状瘤或疣，多为良性。其中 HPV-1 和 HPV-2 的皮肤感染与跖疣或手部寻常疣相关，HPV-6 和 HPV-11 亚型与绝大多数生殖器尖锐湿疣相关。高危型 HPV 的持续感染可能引起宫颈癌，约有 90% 的宫颈癌与其有关，目前已分离出的 HPV 中至少有 14 个型别可导致宫颈癌、阴道癌、外阴癌或阴茎癌。全球范围内大多数宫颈癌中都可检测出高危型 HPV-16（大约占 50%）或 HPV-18 亚型（大约占 20%），所以普遍认为 HPV-16、HPV-18 的致病性最强，而其中 HPV-16 亚型诱发癌变的可能性最大。其他高危的型别包括 HPV-31、HPV-33、HPV-45、HPV-52 和 HPV-58，它们导致了另外 19% 的病例的产生。

HPV 疫苗的发明为现代女性带来了预防宫颈癌的强大保护伞。已经问世的宫颈癌疫苗有二价、四价、九价疫苗，不同价疫苗的"保护范围"各有不同。这几种疫苗的不同之处如下。

二价 HPV 疫苗（有国产的，供应量相对充足）适用于 9~45 岁女性，对 2 个高危型别的 HPV（HPV-16 和 HPV-18）有防护作用。

四价 HPV 疫苗适用于 20~45 岁女性，它在二价 HPV 疫苗的基础上增加了对 2 个低危型别——HPV-6 和 HPV-11 的防护，即可以预防 HPV-6、HPV-11、HPV-16、HPV-18 这 4 个型别的感染。

九价 HPV 疫苗在国内适用于 16~26 岁女性，它在四价的基础上又增加了 5 个型别，分别是 31、33、45、52、58 这五个型别的 HPV。它可以预防 90% 的宫颈癌，是四价 HPV 疫苗的升级版。

世界卫生组织指出，从公共卫生角度来讲，二价、四价和九价 HPV 疫苗在免疫原性及预防 HPV-16、HPV-18 相关宫颈癌的效力和效果方面无显著差别，这三种疫苗都可预防大多数相关癌症，所以女性可以根据自己的年龄和经济条件自主选择。

HPV 知识卡片

感染途径	主要通过生殖器直接接触、其他密切接触（如婴儿通过孕妇产道而产生的母婴传播）、间接接触（如生殖器接触被污染的毛巾）等途径感染。
潜伏期	• 对于引起疣的 HPV 血清型，感染之后有 1~6 个月的潜伏期。 • 对于致癌的 HPV 血清型，感染约 10 年后，才会发展出宫颈细胞非典型增生和宫颈癌。
易感人群	人群普遍易感。有多个性伴侣者感染风险更高。
感染者症状	一些类型的 HPV 可造成生殖器疣，但许多人在感染后并无症状，且感染常会自行好转。宫颈癌在最初可能几乎不会出现任何症状，主要症状为性交后和绝经后的阴道出血。
如何诊断	• 宫颈 HPV DNA 检测联合宫颈细胞学检查。 • 对于有性生活的 25 岁以上女性，一般建议每年做一次该检查。
如何治疗	目前没有有效治疗 HPV 感染的药物。
如何预防	• 单纯使用安全套不能有效避免 HPV 的感染，建议接种 HPV 疫苗。在中国，16~26 岁是接种疫苗的最佳年龄。 • HPV 疫苗在第一次性生活开始前接种是最好的，因为有性生活以后感染 HPV 的可能性大大增加，而感染后再注射 HPV 疫苗的作用不大。

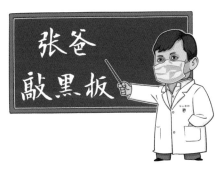

1. 为什么 HPV 叫作人乳头瘤病毒?

人乳头瘤病毒属于乳多空病毒科的乳头瘤空泡病毒 A 属，又长成球状，同时人体在感染后出现的是乳头状瘤或疣，所以这种病毒叫这个名字。

2. 如何预防 HPV 感染?

目前对 HPV 感染最好的预防办法就是接种疫苗，这比在感染后再去治疗要好得多。

3. 感染 HPV 之后一定会得宫颈癌吗?

HPV 分为低危型和高危型，低危型 HPV 感染的症状是出现良性的瘤或疣，持续感染高危型 HPV 才会致癌。

4. 女生需要打 HPV 疫苗吗?

人类历史上只有两种疫苗可以预防肿瘤，其中一种就是 HPV 疫苗。HPV 疫苗很有必要打，家里有姑娘的早点儿打，在她什么都不懂的时候，把疫苗先给打了。她哪一天忽然懂了，你也不知道她已经懂了，那风险就大了。

5. 我应该选择打哪种 HPV 疫苗?

现在有二价、四价、九价三种 HPV 疫苗。

二价 HPV 疫苗适用于 9~45 岁女性,对 2 个高危型别的 HPV(HPV-16 和 HPV-18)有防护作用。

四价 HPV 疫苗适用于 20~45 岁女性,以预防 HPV-6、HPV-11、HPV-16、HPV-18 这 4 个型别的感染。

九价 HPV 疫苗在国内适用于 16~26 岁女性,可以预防 90% 的宫颈癌,是四价 HPV 疫苗的升级版。

上面三种疫苗都可预防大多数的相关癌症,所以可以从自身年龄和经济条件两个角度自主选择。

6. 男性需要注射 HPV 疫苗吗?

一项发表在《传染病杂志》的研究表明,男性和女性都接种 HPV 疫苗可以更有效地防止 HPV 的传播。

7. 妻子感染了 HPV,丈夫也会感染吗?

HPV 有三大特性:传染性、复发性、致癌性。妻子如果感染了 HPV,也会传染给丈夫。妻子如果发现自己感染了 HPV,一定要让丈夫也去接受检查。夫妻双方同时治疗,效果更好。

8. HPV 阳性的女性可以怀孕吗?

低危型 HPV 感染属于单纯病毒感染,还是可以怀孕的。

因为 HPV 只感染宫颈，不进入子宫内部，所以不会影响胎儿的生长发育。不过还是建议检查一下是否有病变的趋势。如果感染的是高危型 HPV，那就会造成胎儿畸形或发育不良，所以在感染了高危型 HPV 时，不要怀孕。

9. 怀疑自己感染了 HPV 应该做什么检查？

到妇产科做妇科体检和相关的病原学与血清学检测。

10. HPV 感染在被治好后会不会留下后遗症？

HPV 感染病愈后不会留有后遗症，但需要注意平时卫生，不然还会有可能再次感染。

11. 有性生活后还可以接种 HPV 疫苗吗？

最好是在还没有开始性生活的时候就完成 HPV 疫苗的接种。有性生活、没有感染 HPV 的情况下也可以接种 HPV 疫苗。因为 HPV 疫苗本身就以预防为主，只要赶在感染之前接种，它就可以提供较好的防护。

梅毒：
交友一冲动，亲人两行泪

梅毒是一种细菌性的性传播疾病，也见于母婴传播。梅毒因为经常表现其他疾病的症状，故被称为"伟大的模仿者"。关于梅毒的起源至今仍有争议，历史上梅毒最早出现在 15 世纪末的意大利，中国最早出现梅毒是在 16 世纪初。时至今日，梅毒病例并未减少，梅毒发病率反而在世界各地都有上升趋势。其中网络交友是一个不容忽视的因素，它为梅毒等性传播疾病提供了传播的温床。

互联网让交友更便利，也成了性传播疾病流行的帮凶。

2000 年，美国旧金山卫生部门卧底网络聊天室，发现了一些令人不安的信息。聊天室的参与者中，男同性恋最多。他们喜欢非正常的性交方式，还有可能与 HIV 阳性的性伙伴发生性关系。他们平均每人有 6 名性伙伴，但还嫌不够，仍在聊天室里寻找更多的性伙伴。

卫生部门担心这会引发性传播疾病的流行，于是立即通知互联网服务供应商，要求对方提供这些网民的真实身份。但供应商以没有联邦政府的授权为由，拒绝了卫生部门的要求。卫生部门的调查受阻，只好眼睁睁看着溃疡性性传播疾病暴发。

事后调查证明，疾病暴发的源头是两名男同性恋。与他们发生性关系的绝大部分人是通过互联网认识他们的。实验室采集感染者的溃疡组织，通过暗视野显微镜和银染的方法检测和识别病原体。该疾病的症状是：男性阴茎上出现无痛溃疡。它有一个人们熟知的名字——梅毒。

2019 年 1—5 月，美国累计报告的梅毒病例已经达到 9 064 例。

梅毒的前世今生

面对梅毒这种"乐极生悲"的疾病，洁身自好才是最好的防疫手段。

来源之谜

梅毒是不是哥伦布从美洲带回来的？这件事到今天也没有定论。目前有两种说法：一种说法是"哥伦布假说"，即欧洲本没有梅毒，哥伦布去了趟美洲之后，欧洲就有了梅毒；另一种说法是"前哥伦布假说"，该假说认为在哥伦布之前欧洲就有梅毒，只不过得病的人不多，症状也不严重。

现在比较占上风的是"哥伦布假说"，因为欧洲最早的梅毒记录出现在 1494 年或者 1495 年的意大利。当时法国正在进攻那不勒斯，军队中暴发梅毒，法军无奈撤退。当时的法国国王查理八世解散了这支没有战斗力的部队，进而使梅毒扩散得更广。1498 年，梅毒随着达·伽马的船队蔓延到了印度，并在 1505 年跟着葡萄牙人一起登陆中国。

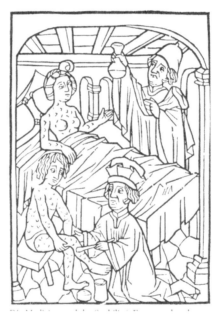

图 4-4　梅毒治疗：尿检和药膏治疗（维也纳，1498 年）

不过，不管是意大利还是法国，都不承认这是自己的责任，也不知道应该如何命名这种新病，于是法国人叫它"意大利病"，而意大利称它为"法国病"。

直到 1530 年，意大利医生吉罗拉莫·弗拉卡斯托罗发表了拉丁文诗《西菲利斯病或高卢病》，描述了意大利疾病肆虐的情形，诗的主人公是一位名叫西菲利斯（Syphilus）的牧羊人。有人认为这可能是第一个患有梅毒的人，于是便用他的名字将这种疾病命名为"syphilis"。不过，直到 18 世纪，这个名字才被广泛使用。

这种病虽然有了名字，但是一直没有有效的治疗手段。有许多名人大师急切盼望解药的出现：弗朗茨·舒伯特、亚瑟·叔本华、爱德华·马奈，还有哲学家卢梭。卢梭在自己的著作《忏悔录》中，描述了自己在一次性行为后，因深信自己感染梅毒而陷入为期三周的极度恐惧状态。

人们想到的第一个方法是使用水银。医生们尝试了口服、油膏和蒸气等办法进行治疗，而水银不但杀死了梅毒，也杀死了不少人。其实当时的人们并不清楚到底是什么导致了这种可怕的疾病。

直到 300 年后，植物学家弗里茨·理查德·绍丁（Fritz Richard Schaudinn）和皮肤病医生埃里希·霍夫曼（Erich Hoffmann）才从一位梅毒患者的样本中观察到了梅毒螺旋体这一病原体。

知道了病原体，就为找到真正有效的治疗方法指明了方向。保罗·埃尔利希（Paul Ehrlich）就是最终找到解药的人。他瞄准的目标是"广谱"杀菌剂——砷。砷的一种化合物形式"三氧化二砷"，就是砒霜。在当时的欧洲，砷剂非常流行，人们甚至拿它当万能药使用。1906 年，德国的科赫制成了人类的第一种有机砷药物，用来治疗人类的锥虫病。

有了"巨人的肩膀"，埃尔利希又从染料化合物的"侧链"中获得启发：化合物的侧链不同，其表现的颜色和性状就不同，而相应的病原体则会引起生物产生相应的抗毒素（抗体），这就是所谓的"侧链"理论。后来，埃尔利希就是借助"侧链"理论，从而研发出治疗梅毒的药物的。埃尔利希也因此获得了 1908 年的诺贝尔生理学或医学奖。

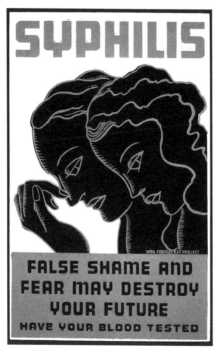

图 4-5　梅毒宣传海报（1936 年）："错误的羞耻和
害怕会毁了你的一生，请进行血液检测"

1909 年，埃尔利希的助手秦佐八郎（Hata Sahachiro）经过反复实验，终于发现一种有机砷可以选择性地杀死梅毒螺旋体。这就是第一种针对梅毒的特效药——砷凡纳明。埃尔利希迅速将此药投放到市场中去，该药因此获得了"神奇子弹"的称号。

对于梅毒这种特殊的疾病，预防比治疗更重要。而预防的本质，在于公众的洁身自好。1913 年，英国政府把梅毒防治教育作为公共卫生事业的一部分。经过半个多世纪的努力，人们终于控制住了梅毒，许多诊所因没有梅毒病人而关门。青霉素的加入，让梅毒几乎在全球绝迹。

但是，在 20 世纪 60 年代后期，享乐和放纵主义重新抬头，梅毒也死灰复燃。不过，更具威胁的艾滋病抢去了梅毒的风头，让人忽视了梅毒的可怕。

梅毒在中国

明朝中期以前，也就是 16 世纪以前，中国还没有梅毒的记载。

1498 年，印度出现了梅毒。大约在 1505 年，梅毒由印度传入广东岭南一带，当时它的名称是"广东疮""杨梅疮"。此后，梅毒开始向中国内陆传播。

中华人民共和国成立前，许多城市的梅毒患病率高达 5%~10%。在北京、上海等地，有 85% 的妓女患有梅毒。

解放初期，中国全面禁止卖淫活动，各家妓院纷纷关闭，政府向相关从业人员提供了免费的性病治疗。

1964 年的中国向世界郑重宣布：中国已基本消灭了性病！外媒惊呼这是"东方奇迹"。

此后，梅毒逐渐淡出了公众视野。大部分性病防治机构都撤销了，医院里不再开设性病专科，医学院校也取消了与性病有关的课程。流行病学家、暨南大学医学院教授王声回忆说，那时"连皮肤科、泌尿科和妇产科医生都不懂性病的临床治疗"。

但梅毒其实并没有真正绝迹，一些地区有零星病例报告，只是没有公开。早在 1973 年，新疆乌鲁木齐就确诊过 2 例获得性梅毒，次年又发现 1 例先天性梅毒。1979 年 12 月，重庆报告了梅毒病例。

20 世纪 80 年代以来，随着国门的打开，中国经济迅速发展，人口流动性大大加强，梅毒发病率也跟着上升。1999 年，中国报告梅毒病例 80 406 例，年发病率为 6.50/100 000；2009 年，中国报告梅毒病例 327 433 例，年发病率为 24.66/100 000，发病率年均增长 14.3%。

最无辜的是通过母婴传播感染梅毒的"梅毒宝宝"，医学专业称这种梅毒为先天性梅毒。1997 年，先天性梅毒报告病例数为 109 例，报告发病率为 0.53/100 000 活产数；2009 年，先天性梅毒报告病例数为 10 757 例，报告发病率为 64.41/100 000 活产数，发病率年均增长 49.2%。

2010 年 5 月 6 日，顶级医学期刊《新英格兰医学杂志》"热点透视"栏目刊文称：2008 年，中国有 9 480 名新生儿患有先天性梅毒，这一数字是 5 年前的 12 倍。换句话说，平均每过 1 个小时，中国就有一个"梅毒宝宝"降生。

针对 5 月 6 日的刊文，《新英格兰医学杂志》还刊登了一封来信，解释了"梅毒宝宝"为什么这么多。这封来信的作者是伦敦大学学院的何丽莎、浙江师范大学的朱卫星及浙江大学的周旭东。三位作者认为，这是因为中国自 2003 年 10 月起取消了包括梅毒检查在内的强制婚前检查。

在以往的婚检中，夫妻任何一方被发现患有传染性疾病，都要在结婚前进行治疗。而在计划生育的政策下，几乎所有的孩子都是由已经结婚的夫妇所生的。这项筛查措施有效阻止了先天性梅毒的发生。但是，自从婚检改成自愿参与，婚前检查的疾病筛查率已降至 3% 以下。

其实真正重要的不是"该保护个人意愿，还是保护新生儿的健康"的问题，而是充分进行教育，使人们真正明白梅毒的危害。面对梅毒这种"乐极生悲"的疾病，洁身自好才是最好的防疫手段。

有悖伦理的人体试验

20 世纪 60 年代，美国律师彼得·巴克斯顿（Peter Buxtun）给主导塔斯基吉实验的机构美国疾控中心写了一封信，信中说有数以百计的黑人病患本可治愈，却因为这个实验丧生。当局却回信说，这个计划必须持续到所有的患者死去为止。

信中说的实验，就是塔斯基吉梅毒实验。

1932 年，距离梅毒的第一次大流行，已经过去了 438 年。尽管人类科技已经获得长足发展，但是对于梅毒，依然没有既安全又有效的办法。

美国从 1926 年开始，对国内梅毒发病率进行过持续调查，结果发现白人的发病率为 4.05‰，黑人为 7.2‰。1930 年 2 月，美国公共卫生部在全国设立了 5 个梅毒研究点，塔斯基吉正是其中之一。

研究人员打着医治"坏血"的旗号，前后招募了 400 名原本健康的非洲裔男子，给他们注入梅毒螺旋体，监控他们在感染梅毒之后的全部发病历程。这个历程从感染开始，直到死亡之后的尸体解剖。而"志愿者"的收益，是一笔丧葬费。

1947 年，研究人员发现青霉素对治疗梅毒有帮助，但是他们只在小范围内做过测试，证明它只对梅毒早期有较大帮助，对于梅毒晚期依然作用不明。

更多的"志愿者"连这样的治疗都没得到，因为研究人员不希望抗生素破坏医学研究的连贯性。

截至 1972 年美国媒体首次披露这段臭名昭著的丑闻时，参与实验的患者中已有 28 人直接死于梅毒，有大约 100 人因梅毒并发症而死亡，40 人的妻子受到传染，19 名子女在出生时就染上梅毒。

1994 年，对塔斯基吉梅毒实验进行调查的特设专家小组成立。由于委员会的努力，1997 年 5 月 16 日，梅毒实验的幸存者受邀前往白宫，美国总统克林顿代表政府为这项研究向幸存者致歉。

美国在其他国家也以"合作"的形式进行过类似的实验。1946—1948 年，美国"资助"危地马拉进行梅毒人体实验。医生先让士兵、犯人和精神病患感染梅毒及其他性传播疾病，再用抗生素对其进行治疗。这些人员同样对此一无所知。2010 年 10 月，美国正式向危地马拉人体实验被试致歉。

梅毒是一种非常典型的性传播疾病，虽然它主要通过性行为传播，但一旦感染后，它危害的远不局限于性器官和生殖系统，还会造成心脏、血管、大脑的损害，这些都是致命的，而最无辜的当属"梅毒宝宝"。由于性传播疾病的预防与控制和通过其他途径传播的疾病相比，存在更多的困难，这个问题远不是说一句"洁身自好"就能解决的,因此才有每年梅毒新发患者的数量居高不下的局面。因此,无论是普通百姓还是医务人员都应该认识这个"伟大的模仿者"。

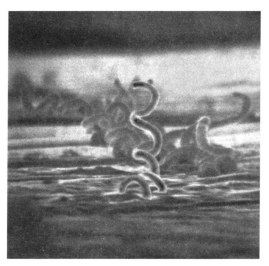

图 4-6　梅毒螺旋体高度卷曲,通过轴丝运动

梅毒知识小科普

梅毒患者是梅毒的唯一传染源。梅毒通常不会经由马桶坐垫、浴缸或通过分享餐具和衣物而传播。

梅毒螺旋体又称苍白密螺旋体,是一种革兰阴性螺旋菌。梅毒螺旋体怕干燥,怕接触氧气,所以在人体外的生存能力极低。它在干燥环境和阳光照射下很快便会死亡，但在潮湿环境下可以生存较长时间。普通消毒剂，甚至是热肥皂水，都能在短时间内消灭此细菌，开水也可将其立即杀死。

梅毒之所以被称为"伟大的模仿者"，是因为它的多数症状都与许多其他疾病的症状难以区分，例如风湿病、关节炎、癫痫、头痛、肠胃病、狂躁、痴呆、精神分裂、失明、失聪等。这个称呼来自梅毒研究专家威廉·奥斯勒（William Osler），他是加拿大著名的医学教育学家，也是 20 世纪初极具影响力的一位医生。获得性梅毒可分为三期，一期和二期梅毒又合称为早期梅毒，自初次感染算起，期限一般不超过 2 年。在感染 2 年后，如有复发，病变不局限于皮肤和黏膜，而是可见于任何器官和组织。皮肤黏膜梅毒可在初次感染 2 年后的任何时期发生，神经及心血管系统梅毒则常发生于感染后 10~20 年或更久。无论是皮肤黏膜梅毒，还是神经及心血管系统梅毒，都称为三期梅毒或晚期梅毒。

梅毒患者是梅毒的唯一传染源。梅毒主要通过性行为传播，或在怀孕时由母亲垂直传播给胎儿。口交、性交及肛交都是传染途径。梅毒螺旋体可穿过黏膜或有伤口的皮肤，因此若在亲吻时碰触到伤口，也有可能感染。曾接触一期或二期梅毒病灶的人，大约有 30%~60% 会感染此病。梅毒通常不会经由马桶坐垫、浴缸或者通过分享餐具或衣物而传播。

目前，梅毒仍然在许多发展中国家和地区流行，特别是东欧和西伯利亚。

梅毒
知识卡片

感染途径	通过性、血液和母婴途径传播。
潜伏期	暴露后约 3~90 天（平均 21 天）。
易感人群	一般人群对梅毒螺旋体普遍易感，性活跃人群和性乱人群是主要的易感人群。

感染者症状

- 一期梅毒：接触部位出现硬下疳，表现为单一、硬化、不痛不痒的皮肤溃烂，边缘清晰，底部平整，大小为 0.3~3.0 厘米，能自行愈合。
- 二期梅毒：一期梅毒 1~3 个月后，出现流感样症状；出现典型的梅毒疹和骨关节、眼、神经和内脏的损害。
- 三期梅毒：3~30 年后，免疫系统对潜伏的梅毒螺旋体出现免疫反应，梅毒瘤是三期梅毒的最常见形式，可以在不同位置形成，可出现神经及心血管系统梅毒。

如何诊断

- 一期梅毒的诊断通常选择刮取下疳组织，用于暗视野显微镜下检测观察螺旋体。
- 血清免疫检测：非密螺旋体试验通常被用作初筛，包括性病研究实验室试验（VDRL）及快速血浆反应素试验（RPR）。若非密螺旋体试验结果呈假阳性，需要通过密螺旋体试验再做确认，如梅毒螺旋体明胶凝集试验（TPPA）和荧光密螺旋体抗体吸收试验（FTA–ABS）。

如何治疗

- 早期梅毒（一期梅毒、二期梅毒和早期潜伏梅毒）：苄星青霉素单剂肌注治疗，治疗有效率高于 90%。如对青霉素过敏，则通常使用多西环素或者头孢曲松。
- 晚期梅毒（三期梅毒和晚期潜伏梅毒）：用药类型与早期梅毒类似，用药时间更长，治疗效果相对较差。

如何预防

- 目前没有疫苗能有效预防梅毒。
- 避免与感染者进行亲密的身体接触，正确使用乳胶安全套，避免不安全性行为。
- 妊娠前或怀孕初期进行梅毒筛查。

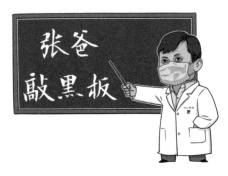

1. 梅毒的传染途径有哪些?

梅毒主要通过性行为传播，口交、性交及肛交都是传染途径。由于梅毒螺旋体可穿过黏膜或通过伤口进入人体，因此若在亲吻时碰触到伤口，也有可能感染。

另一个重要传播途径就是母亲在怀孕时感染，垂直传播给胎儿。有生育计划的女性在怀孕后一定要定期进行产检，避免对下一代造成难以弥补的影响。

2. 如何尽早发现梅毒感染?

能及早发现的都是后天梅毒。在进行可疑接触后的2~3周内，生殖器首发部位会出现特征性的病灶"硬下疳"，表现为米粒大小的圆形、椭圆形的硬结或疹子，表面会迅速溃烂。男性更容易出现症状，女性如果发现性交出血，大腿根部淋巴结肿大，一定要提高警惕，不要将其误会成一般的皮肤病，从而耽误治疗。

3. 去洗浴中心会感染梅毒吗?

洗浴中心的卫生和个人卫生可以保证的话，不会感染；卫生不能保证的话，就不一定了。

4. 没有性生活，为什么也会感染梅毒？

除了常见的性交、母婴传播，梅毒还有其他不常见的传播途径，比如使用他人的剃须刀，万一剃须刀主人患有梅毒，使用者就有感染的可能性。

梅毒螺旋体在离开人体后不易生存，在干燥环境下1~2个小时就会死亡，但是如果在这1~2个小时之内有人接触了它污染过的东西，比如衣裤、被褥，那么此人也有可能感染。

还有一种传播途径就是哺乳传播。婴儿吃了感染梅毒的母乳，也会感染梅毒。

5. 梅毒症状是不是都出现在生殖器部位？

不一定。事实上，人体许多部位都有可能出现梅毒症状，只是生殖器部位往往是首发部位，梅毒往往从这里起步。

6. 得过一次梅毒以后还会得吗？

梅毒是慢性感染，抗体不具有保护性，如果不能保证性卫生，梅毒就可能会再次光顾。

7. 什么叫先天性梅毒，什么叫后天性梅毒？

先天性梅毒是孕妇直接传播给胎儿、孩子在出生时就患有的梅毒；后天性梅毒是健康人在梅毒传播途径中接触并感染梅毒螺旋体而患上的梅毒。

8. 得了梅毒能生孩子吗？

患有早期梅毒的未经治疗的孕妇，会流产、死胎、早产或产下先天梅毒儿。所以要在治疗梅毒之后生育才安全。早期先天梅毒儿的症状基本等同于成人二期梅毒，晚期先天性梅毒症状基本等同于晚期后天性梅毒。

9. 怀孕时发现感染了梅毒怎么办？

马上去医院，根据孕期情况决定下一步采取的措施。治疗是必须的，但是不能因为讳疾忌医而去不正规的诊所胡乱治疗。

10. 梅毒抗体阳性说明一定患上了梅毒吗？

一般是，但还需要进行全面的血清学检查和分子生物学检查，并结合临床进行确诊。

乙肝和丙肝：
可能是被误解最深的传染病

每年的 7 月 28 日是"世界肝炎日"，病毒性肝炎是对人类健康造成严重危害的一类疾病，根据世界卫生组织估计，2015 年，病毒性肝炎导致 134 万人死亡，其中乙型和丙型病毒性肝炎造成的死亡占其中的 94%，这一数字与结核病造成的死亡人数相当，且高于艾滋病造成的死亡人数。2016 年 5 月，世界卫生组织通过《2016—2021 年全球卫生部门病毒性肝炎战略》。该战略呼吁到 2030 年消除作为公共卫生威胁的病毒性肝炎（新发感染病例数减少 90%，死亡率降低 65%）。宏大的目标固然让人热血沸腾，但现实却并不美好，我们从一个案例开始讲起。

2002 年 8 月，美国俄克拉何马州卫生部门通报了 6 名血源性感染患者，他们曾经在同一家疼痛治疗诊所接受治疗。6 名患者均出现了肝炎的典型临床表现：疲劳、厌食、恶心、不适、发烧、黄疸、呕吐、尿色深、腹痛。

俄克拉何马州卫生部门经初步调查发现，感染的原因竟然是一名具有资质的注册麻醉护士在该诊所工作时经常重复使用针头和注射器。她曾经在一次临床治疗中，使用同一个针头和注射器将三种不同的镇静药物注射进了多达 24 名患者的体内。

在这些发现的基础上，卫生部门开始了深入调查。调查对在这家诊所就诊的 908 名患者中的 793 名进行了血源性传播病原体的血清学检测，以鉴别可能在诊所感染的 100 种病原体。调查发现一共有 69 名患者感染了丙型肝炎病毒（HCV），31 名患者感染了乙型肝炎病毒（HBV）。

由此卫生部门得出结论，此次在俄克拉何马州诊所暴发的病毒性肝炎疫情，是一次由人为共用针头造成的传播。

乙肝和丙肝的前世今生

乙肝和丙肝的患者及病毒携带者都是传染源，两者的传播途径均包括血液传播、性传播和母婴传播。在我国，对于乙肝来说，母婴传播这一传播途径最为常见，而丙肝的血液传播最为常见。

乙肝暴发的"黑历史"

历史上乙肝暴发的案例多是医源性的。由乙型肝炎病毒引起流行的最早记录是由医生鲁尔曼（Lurman）于 1885 年记载的。

1883 年，德国不来梅暴发了天花疫情，1 289 名造船厂员工接种了其他人的淋巴液疫苗。从接种后的几周到长达八个月后，一共有

191 名接种了疫苗的工人患上了黄疸，并被诊断为"血清性肝炎"。其他接种过不同批次淋巴液疫苗的员工则没有出现类似的黄疸症状。鲁尔曼将这一事件记录进了他的论文，该论文现在被视为流行病学研究的典型例子，证明受污染的淋巴液是"血清性肝炎"暴发的根源。

此后，在 1909 年引入皮下注射针头后，又有许多类似的疫情暴发被报道。当时这些针头主要被用于治疗梅毒，更重要的是，医生重复使用了针头来治疗不同的梅毒患者。

乙肝研究的突破性进展

1966 年，当时在美国国立卫生研究院（NIH）工作的巴鲁克·布隆伯格（Baruch Blumberg）在澳大利亚原住民的血液中发现了澳大利亚抗原（后来被称为乙型肝炎表面抗原，即 HBsAg）。1976 年，他因在乙型肝炎方面的研究工作获得了诺贝尔生理学或医学奖。1947 年弗雷德里克·麦卡勒姆（Frederick MacCallum）发表研究以来，人们一直怀疑存在乙肝病毒，直到 1970 年，戴维·戴恩（David Dane）等人才通过电子显微镜发现了乙肝病毒颗粒。到 20 世纪 80 年代初，科学家已经对该病毒的基因组进行了测序，并且研发出第一批血源性乙肝疫苗。

1986 年，血源性乙型肝炎疫苗从市场上退出，取而代之的是通过酵母表达生产制备的乙肝表面抗原的重组疫苗。该疫苗生产制备方式通过将编码表面抗原蛋白的乙肝病毒基因插入酿酒的酵母来开发重组疫苗，这仅会使得酵母产生非感染性的表面抗原蛋白，而没有将实际的病毒 DNA 引入最终疫苗产物。因此接种重组疫苗从源头上消除了因为接种疫苗而感染乙肝的可能性。重组的乙肝疫苗由于其良好的安全性和有效性直至今天仍在全世界被广泛使用。

通过有效扩大乙型肝炎疫苗规模，全球对病毒性肝炎的应对工作已经取得了成功。2015 年，婴儿三剂乙肝疫苗的全球覆盖率达到84%。这大大减少了婴儿出生后前五年的乙肝病毒传播，这反映在儿童中乙肝病毒感染率降低到 1.3%。但是，全世界范围内新生儿在出生后 24 个小时之内立即接种乙肝疫苗的比例仍然较低，仅为 39%。

乙肝世界感染现状

根据世界卫生组织的估计，2015 年，有 2.57 亿人患有慢性乙肝病毒感染（定义为乙型肝炎表面抗原阳性），占世界人口的 3.5%。目前，大多数感染乙肝病毒的人是在乙肝疫苗得到广泛使用并用于婴儿期之前出生的人。

在世界不同的国家和地区，乙肝的感染率和主要传播途径有着较大的不同。在高流行地区，慢性乙肝病毒的感染率至少为 8%；在中等流行地区，感染率在 2%~7%；感染率低于 2% 的地区被归为低流行地区。在低流行地区，注射吸毒和无保护的性行为是主要的感染途径；在中等流行地区，该病主要在儿童中传播；在高流行地区，分娩期间的母婴传播是最主要的传播途径。

丙肝病毒是引起输血后肝炎的主要因素

20 世纪 70 年代中期，美国国立卫生研究院输血医学部传染病科主任哈维·阿尔特（Harvey J. Alter）和他的研究小组证明，大多数输血后肝炎病例不是由甲型肝炎病毒或乙型肝炎病毒引起的。在这一发现的基础上，国际上最初将此类输血相关的病例称为非甲非乙型肝炎（NANBH）。然而，关于这种病毒的鉴定工作在接下来的十年中却一直没有获得成功。

1987 年，奇龙公司的迈克尔·霍顿（Michael Houghton）和两名华裔科学家朱桂霖（Qui-Lim Choo）、郭劲宏（George Kuo）与美国疾控中心的丹尼尔·布拉德利（Daniel W. Bradley）合作，使用一种新的分子克隆方法来鉴定未知生物并开发诊断测试。1988 年，哈维·阿尔特通过该方法在一组 NANBH 标本中寻找新的病毒。

1989 年 4 月，关于丙型肝炎病毒的发现被发表在《科学》杂志上。这一发现促进了丙型肝炎诊断和抗病毒治疗的快速发展。2000 年，阿尔特和霍顿因为开创性工作——发现引起丙型肝炎的病毒，并开发出降低美国输血相关肝炎风险的筛查方法，使得美国输血相关的肝炎感染率从 1970 年的 30% 下降到 2000 年的接近 0 而荣获拉斯克医学奖。

世界卫生组织估计，2015 年全球慢性丙型肝炎患者数量为 7 100 万人，占全球人口的 1%，每年新感染丙肝病毒的人数超过 175 万。不安全的卫生保健程序和注射毒品是导致新的丙肝病毒感染的主要原因，在全球范围内，与医疗相关的注射中有 5% 仍然不安全。2015

年全世界估计有 175 万例新的丙肝病毒感染病例。目前仍然没有能够有效预防丙肝的疫苗，但对于慢性丙肝病毒感染来说，现在已经有可以治愈它的有效抗病毒药物。

医源性感染是丙肝的重要传播途径

没有 HCV 筛查的输血或器官移植会带来很大的感染风险。加拿大于 1990 年开始进行普遍筛查，美国于 1992 年开始进行普遍筛查。筛查降低了人群感染的风险，将感染概率从每 200 个输血单位有 1 例降到了每 10 000 个输血单位有 1 例。

即便如此，这种万分之一的低风险仍旧是存在的。因为方法的局限性，潜在的献血者感染丙型肝炎和血液检测呈阳性之间的时间约为 11~70 天，而在这个所谓的"窗口期"，目前的筛查方法并不能检测出血液中的丙肝病毒。由于成本原因，一些国家依然没有开始 HCV 筛查。

那些被接触过 HCV 阳性患者血液的针刺伤的人有 1.8% 的概率感染这种病毒。如果针头是空心的并且穿刺伤口很深，则风险更大。黏膜暴露于血液也存在感染的风险，但这种风险相对较低；在完整皮肤上发生的血液暴露没有感染风险。

医院设备也是丙型肝炎的传播途径，包括重复使用针头、注射器、药瓶和输液袋，以及消毒不当的手术设备。

感染血源性传播病原体的主要职业风险是污染物体造成的皮肤锐器伤。如果黏膜暴露于血液或其他可能具有传染性的物质，可感染乙型肝炎病毒、丙型肝炎病毒和艾滋病病毒。最常导致皮肤损伤的两种器具为一次性注射器和缝合针，这些锐器最常被用于缝合、静脉采血及注射。

2019 年 4 月初到 5 月，江苏省某医院血液净化中心接受血液透析的患者疑似发生院内丙肝病毒感染，经对所有血透患者进行筛查检测，共诊断出 69 例丙肝病毒感染病例。这发生在丙肝病毒已经被发现的 30 年后是不可想象和难以接受的，然而事实告诉我们，这样的事件在不断发生。这些医院在血透管理方面存在漏洞，器械导管等医疗用具多次使用或操作过程不规范，导致了院内丙型肝炎的流行。因此，只有严格遵守医院内各种操作规范才可能将医源性病毒性肝炎的传播可能性降到最低。

乙肝和丙肝知识小科普

注射乙肝疫苗后，一般体内都能产生抗体，可以给你完全的保护。目前没有疫苗可以预防丙肝，但已有可以治愈绝大部分丙肝的有效抗病毒药物。

乙肝和丙肝都属于病毒性肝炎，急性肝炎感染者预后大多良好，一般于病后 3~6 个月内痊愈，并且获得终身免疫力。少数患者会转入慢性感染的阶段（大于 6 个月），慢性病毒性肝炎是我国最主要的传染病之一。据统计，我国乙肝表面抗原阳性的人约占总人口的5%~6%，慢性乙肝病毒感染者约为 7 000 万人，慢性乙肝患者人数为 2 000 万~3 000 万，而我国抗 –HCV 阳性的人约占总人口的 0.6%，丙肝病毒感染者人数约为 1 000 万。

乙肝和丙肝分别由乙型肝炎病毒和丙型肝炎病毒感染引起。乙肝病毒是一种有包膜的双链 DNA 病毒，丙肝病毒是一种有包膜的球形单股正链 RNA 病毒。

乙肝和丙肝的患者及病毒携带者都是传染源，两者的传播途径均包括血液传播、性传播和母婴传播。在我国，对于乙肝来说，母婴传播这一传播途径最为常见，而丙肝的血液传播最为常见。患者在感染后可表现为急性和慢性感染，感染乙肝时的年龄是影响乙肝病毒感染慢性化的最主要因素。在围生期和婴幼儿时期（0~5 岁）感染的乙肝病毒感染者中，分别有 90% 和 25%~30% 将发展成慢性感染，而在 5 岁以后感染的人当中仅有 5%~10% 会发展为慢性感染。未经抗病毒治疗的慢性乙肝患者的肝硬化年发生率为 2%~10%。肝硬化患者的肝癌年发生率为 3%~6%。55%~85% 的急性丙肝患者可发展为慢性感染，其中 5%~15% 的慢性丙肝患者会发展成肝硬化。

乙肝丙肝知识卡片

感染途径	主要包括血液传播、性传播和母婴传播。
潜伏期	乙肝潜伏期为 6 周至 6 个月，平均为 70 天；丙肝潜伏期为 2~26 周，平均为 50 天。
易感人群	乙肝表面抗体阴性人群对 HBV 易感；凡未感染过 HCV 的人均对 HCV 易感。

感染者症状	• 急性病毒性肝炎表现为：急性黄疸型肝炎（发热、乏力、食欲减退、恶心、呕吐，巩膜和全身皮肤黄染，尿色加深，肝功能异常），急性无黄疸型肝炎和隐性感染（无明显临床症状）。 • 慢性持续性病毒感染（感染时长大于 6 个月）：轻度慢性肝炎可有乏力、食欲缺乏、肝区隐痛、腹胀等症状，肝功能轻度异常；中度慢性肝炎可出现面色发黄发暗的肝病面容、进行性脾大、蜘蛛痣、肝掌等表现，且肝功能持续异常；重度慢性肝炎可出现血小板和白细胞减少，部分患者出现肝硬化。
如何诊断	• 乙肝：检测乙肝两对半（即乙肝五项），HBsAg 阳性表示 HBV 感染；HBV DNA 定量检测主要用于判断慢性 HBV 感染的病毒复制水平。 • 丙肝：抗 –HCV 检测可用于 HCV 感染者的筛查，抗体阳性者应进一步检测 HCV RNA，以确定是否存在 HCV 感染。
如何治疗	• 急性肝炎为自限性疾病，应注意休息，清淡饮食，对症治疗，一般不需要抗病毒治疗。 • 慢性乙肝患者应该结合病情及疾病进展风险进行动态评估，在医生指导下决定是否需要启动抗病毒治疗，包括核苷（酸）类似物和干扰素治疗。 • 所有 HCV RNA 阳性的慢性丙肝患者均应接受抗病毒治疗，首选直接抗病毒药物。
如何预防	• 避免使用静脉成瘾类药物、不安全的血液及血液制品；避免进行不安全性行为；加强孕前和产前筛查，减少母婴传播。 • 接种乙肝疫苗是预防 HBV 感染最有效的方法；对于已暴露于 HBV 的易感者，可注射乙肝免疫球蛋白。 • 尚无有效的预防 HCV 感染的免疫球蛋白制剂，HCV 疫苗也仍在研发中。

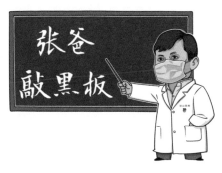

1. 乙肝病毒携带者和乙肝患者有什么区别？

乙肝患者需要立即接受治疗，携带者的情况比较复杂，需要仔细研判决定是否启动抗病毒治疗。在无症状乙肝携带者中，很多都是所谓的"大三阳"：乙肝表面抗原、乙肝 e 抗原（HBeAg）、乙肝核心抗体（抗 HBC）三项指标呈阳性。这三项指标阳性，说明体内乙肝病毒复制比较活跃，这些患者在年轻时或者疾病早期可以保持自身肝脏功能基本不受影响，没有任何症状，可以暂时不进行特别治疗，但是病情随时可能出现变化，一定要注意定期随访，每3~6个月检查一次肝功，当心转氨酶水平升高。当年龄超过 30岁的时候，还要当心有隐匿性疾病进展的情况，也就是虽然没有肝功能异常，但是事实上已经有肝脏纤维化了，这时候还要做肝脏纤维化的检测。对于有肝癌家族史的病人，无论肝功能是否正常，都应该及早进行清除病毒的治疗。在乙肝病毒携带者中还有一种"小三阳"，体内病毒复制水平相对较低，可能已经清除病毒，也可能已经是症状比较"隐形"的乙肝患者，甚至已经有肝硬化了，需要到医院去做认真的鉴别，不要耽误了治疗。

乙肝病毒携带者身边的家人如果经检查发现没有免疫力（表面抗原和表面抗体都为阴性），最好注射乙肝疫苗，有了抗体就不用担心被传染了。

2. 乙肝会不会传染给家人？患者可以和家人一起吃饭吗？

我们先来了解一下乙肝病毒的传播途径。慢性乙型肝炎病毒主要通过血液或者体液传播，它在中国的主要传播途径是母婴传播，也就是说，中国有 90% 的乙肝病毒携带者是通过母婴传播感染的，此外还有少量通过输血、未经保护的性接触感染的病例。

乙肝不会通过握手、吃饭传播。国家规定乙肝病毒携带者可以从事食品行业，可以做厨师、外卖骑手。

3. 乙肝患者可以生孩子吗？怎么阻断乙肝的母婴传播？

乙肝表面抗原阳性的孕产妇在妊娠或分娩的过程中，有可能将乙肝病毒传染给胎儿或新生儿，因此应确保住院分娩，尽量减少新生儿暴露于母亲血液的机会。

乙肝表面抗原阳性的孕产妇所生新生儿，要在出生后 24 个小时之内尽早接种乙肝疫苗，同时注射乙肝免疫球蛋白，并按照乙肝疫苗免疫程序完成后续剂次接种。

对于携带病毒水平很高的孕妇，在孕后期服用安全的抗病毒药物可以阻断母婴传播。

4. 什么样的人需要打乙肝疫苗？怎么打？

乙肝疫苗可以说是一个阻断成功率非常高，而且几乎没有不良反应的疫苗。注射乙肝疫苗后，一般体内都能产生抗体，可以给你完全的保护。

我国实行新生儿免费接种乙肝疫苗，全程免疫需按0—1—6 个月的免疫程序接种 3 针，其中第一针应在出生后24 个小时之内尽早接种。

除了新生儿，成年高风险人群，如医务人员、经常接触血液及血液制品人员、托幼机构工作人员、经常接受输血及血液制品者、免疫功能低下者、慢性乙肝病毒感染者的家属和性接触者、有多个性伴侣者、静脉药瘾者等，也应该接种乙肝疫苗。

5. 丙肝症状比较有隐蔽性，什么情况下需要去医院？

大部分丙肝病人是在体检时发现检查出肝功能不好，然后进一步检查发现是丙肝的。平时有食欲不好、腹胀、疲劳等症状的时候，要警惕是不是感染了丙肝。针对丙肝这种隐蔽性较强的疾病，你只要开过刀、输过血、有多个性伴侣、吸毒、做过文身等，就都属于高危人群，最好去筛查。丙肝只要是阳性，无论有无症状都应该马上治疗，若不及时治疗，则可能会发展为肝硬化和肝癌。

05

密切接触传染病

接触之后，记得洗手

勤洗手的意义在这里会得到最大程度的体现。没有接触就没有传染病，有接触就要洗手，洗手是最经济有效的防控手段。

严格意义上的密切接触，是指健康人与传染病患者有直接的身体接触。密切接触会导致传播疾病。照顾病患的家属和医护人员还会因接触到患者的体液、分泌物、排泄物等被感染。

因皮肤接触而传播的疾病并不太多，比如象癣、疥疮等是因皮肤接触导致的传染病。

因接触导致疾病传播的体液包括诸如病毒病患者的呕吐物、埃博拉病毒病患者的血液和体液等。EB 病毒主要通过唾液接触传播，这既不属于严格意义上的呼吸道传播，也不属于性传播。更为广义的密切接触是指在一起居住、生活、学习、工作，比如一个办公室的同事、一个班级的学生和老师、同一套房间里生活的人、同一班飞机的乘客等的互相接触。这样的环境还包括共同乘坐出租车、乘电梯等。在同一环境中，健康人可能是通过中间物品间接接触了患者的体液，也可能是患者的分泌物在密闭空间中产生的气溶胶导致了间接接触。

接触传播中风险最高的病原体要数以埃博拉病毒为代表的"出血热病毒"，这类病原体还包括拉沙热病毒、马尔堡病毒等，感染这类病毒后，患者的病情往往进展迅速，病死率非常高。一旦发生疫情，往往造成社会的恐慌。但就传播效率来说，其实它们不如通过空气传播的病原体。

防止因密切接触感染传染病的关键是阻断传播途径，比如尽可能避免直接的接触、戴手套、穿隔离衣等。发生可能的暴露后及时洗手，及时对可能被污染的环境进行消毒，也可以大大降低其传播的风险。

本章介绍了各种由病毒和细菌病原体引起的传染病暴发。预防和控制传染病的局部暴发需要对病原体进行快速识别，发现并改变促进其传播的条件。

埃博拉：
来自非洲的"死神"

大多数非传染病或病毒专业的人可能并不熟悉"丝状病毒"这个名称，但说起丝状病毒科下的"头号明星"埃博拉病毒，却几乎无人不知无人不晓。近十年来，埃博拉在非洲一而再再而三地暴发，这种病的高致病性、高病死率和高传染性，让人闻风丧胆。人类要想彻底控制埃博拉，还有很长的路要走。

2000年10月8日，乌干达卫生部报告当地暴发了一次异常的高热疫情。

病人首先出现类似流感的高烧、头痛、咽喉疼、虚弱、肌肉疼痛等症状，然后是呕吐、腹痛、腹泻。等病人一旦出现口腔、鼻腔、阴道和肠道出血症状，可在24小时内死亡。

在这次疫情暴发的初期，乌干达卫生部确认了62起病例，有36人死亡，病死率高达58%。

医生们通过使用病毒抗原检测、ELISA抗体检测、逆转录–聚合酶链反应等多种先进的检测方法，病原体很快就被鉴定出来：埃博拉病毒。这是一种带有反义单链 RNA 和包膜螺旋衣壳的病毒。主要是通过病人的血液、唾液、汗水、分泌物等传播。

为了防止病原体扩散，卫生部门针对可疑病例建立了隔离病房。但是隔离病房的医护人员却成为受害最严重的群体之一：22 人中有 14 人被感染，相当于每 3 个人当中就有 2 个人被感染。

由于埃博拉的潜伏期最长可达 21 天，许多人在不知情的情况下将病毒传染给了更多的人。他们或者是病人的家属，或者是照料病人的医生护士，或者只是参加病人葬礼的朋友。医生护士会赶赴下一个地点工作，朋友会回到自己的家乡。疫情就这样扩散开来。

在距离疫情暴发点很远的姆巴拉拉和马辛迪地区，很快出现了两次集中暴发的疫情，就是因为去过疫区的人，来到了这些地方。

这次疫情暴发地区总面积约为 31 000 平方千米，区域内人口数量约为 180 万。大部分地区是非洲热带丛林中的小村庄。村庄和村庄之间平时的交流很少，而且交通不便。然而，艰塞的交通，却没能阻挡埃博拉的扩散。

这种致命病毒以我们前所未见的方式在人与人之间传播。它是否会以类似于流感的方式，通过打喷嚏和咳嗽传播？它会不会对人类整体构成威胁？

埃博拉病毒的前世今生

"埃博拉"是扎伊尔北部一条河流的名字。1976 年，一种不知名的病毒在此出现，河沿岸百姓死伤严重，"埃博拉病毒"因此得名。

1976 年，苏丹和扎伊尔

"埃博拉"是扎伊尔北部一条河流的名字。1976 年，一种不知名的病毒在这里出现，危及埃博拉河沿岸 55 个村庄的百姓，致使数百人死亡，有的家庭甚至无一人幸免，"埃博拉病毒"也因此而得名。

苏丹和扎伊尔均处在埃博拉的感染区，但是两国患者感染的病原体，却有微妙的不同。

苏丹的病毒是埃博拉病毒苏丹型引起的，但是直到疫情结束，当地人才确定那是埃博拉病毒病。这是人类已知的埃博拉病毒病的第一次暴发。

1976 年 6 月 27 日，在苏丹恩萨拉一家棉花工厂，一名仓库保管员感染了不知名的疾病，于 6 月 30 日住进医院，7 月 6 日去世。

这是第一个可识别的病例。当时没人知道自己面对的是什么，于是疫情就这样扩散到整个恩萨拉地区，感染了 284 人，造成 151 人死亡。

直到几个月后，他们才从邻国扎伊尔的疫情中知道了病毒的名号。

引发扎伊尔疫情的，是埃博拉病毒扎伊尔型。

1976 年 8 月 26 日，扎伊尔扬布库村一名学校校长马巴洛·洛凯拉感觉不舒服。8 月 12—22 日，洛凯拉去过埃博拉河，随后从扎伊尔北部返回。

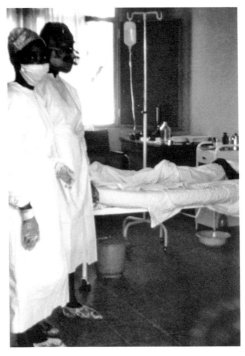

图 5-1　两名护士站在 1976 年患埃博拉病毒病的护士玛英嘉旁边。几天后，玛英嘉去世。这是有记载的因感染埃博拉去世的第一个医护人员

　　最初，医院认为他患有疟疾，让他服用了奎宁。但是，他的症状却在服药后继续恶化。9 月 5 日他住进了扬布库的医院。9 月 8 日，在开始出现症状 14 天后，洛凯拉去世。

　　洛凯拉去世后不久，与他接触过的人也相继去世。扬布库的人们开始感到恐慌。扎伊尔卫生部部长和扎伊尔总统蒙博托采取了最严格的做法：对扬布库和该国首都金沙萨进行隔离，禁止任何人进

入或离开该地区，道路、水路和飞机场均受到戒严，学校、企业和社会组织被关闭。

当地疾控中心的研究人员迅速赶到疫区评估疫情的影响，其中就包括埃博拉病毒的发现者之一彼得·皮奥特（Peter Piot）。

他们观察到，整个地区都处于恐慌状态。皮奥特发现，是比利时修女在无意中引发了这种流行病。她们在未对注射器和针头进行消毒的情况下，给孕妇注射了不必要的维生素，导致了病毒在医院内的传播。

26 天后，在经历了 318 例感染、280 例死亡（88% 的死亡率）后，疫情结束。为了防止疫情复燃，检疫工作又持续了两个星期。

研究人员推测，当地人对该地区进行有效隔离并停止了注射工作，是疫情能得到控制的关键。

在这次疫情暴发期间，恩戈伊·马绍拉（Ngoy Mushola）在扬布库记录了埃博拉病毒病的第一个临床描述。他在日志中写道：该疾病的特征是约 39℃ 的高温、呕血、腹泻和便血、胸骨后中上腹痛、关节肿胀和虚脱。一般人患病三天后病情会迅速恶化，导致死亡。

最初，人们怀疑是马尔堡病毒引发了这次疫情，因为两种疾病的症状太过相似。但经鉴定，人们发现此次导致疫情发生的是与马尔堡病毒近似的新型丝状病毒。

由于苏丹和扎伊尔的疫情发生的时间很接近，所以一开始人们以为是同一种病原体引发了两国的疫情。但经过后来的研究分析，人们才发现两国暴发疾病的病原体虽然同为埃博拉病毒，但其病毒类型并不完全相同，所以它们分别被称为"苏丹型"和"扎伊尔型"。

2013—2016 年，西非

2014 年 3 月，世界卫生组织报告称，西非国家几内亚暴发了一次重大埃博拉疫情。据世界卫生组织统计，截止到 8 月底，该病毒已导致出现 3 700 多个疑似 / 确诊病例，造成 1 800 多人死亡，其中包括 120 多名参与疫情控制工作的卫生工作者。研究人员将此次疫情追溯至 2013 年 12 月，第一例病人是一个 1 岁的孩子，孩子因感染病毒病逝。这次疫情迅速传播到邻国利比里亚和塞拉利昂。成为有史以来范围最大的埃博拉疫情暴发。

为什么在人类已经知道了埃博拉的凶险，也做了大量宣传工作之后，埃博拉疫情还会出现这种大规模暴发的情况？

这和当地的习俗有很大关系。当地出现疫情后，人们并不信任从远方来的医生，而是去找当地的巫医进行"治疗"。巫医能做的只是提供草药，施展"法术"。而这些"法术"需要接触病人身体，于是巫医自己就成了受害者和感染源。

当地人把丧葬看得很重。光是葬礼上亡者的衣服就要换两套，这些仪式都要由亡者的亲人和朋友直接接触尸体来操作，致使感染范围持续扩大。同时，当地人拒绝火化尸体，只接受土葬。在雨季到来时，这些尸体被雨水冲刷出来，导致病毒继续扩散。

直到这次疫情结束前，当地人仍然没有找到应对埃博拉病毒的手段。没有疫苗，也没有任何治疗药物，医生唯一的选择是给病人输液，防止他们脱水，指望病人的免疫力能战胜病毒。

当时的世界卫生组织工作人员的状态可以用"焦头烂额"来概

括：中国当时闹禽流感，沙特中东呼吸综合征肆虐，战乱的叙利亚暴发脊髓灰质炎疫情，另有一些地区需要人道主义援助。因此几内亚的 23 例埃博拉疫情难以引起重视。

不过，世界卫生组织非洲办事处还是比较警觉的。他们派出一支 38 人组成的多学科调查小组前往几内亚。与此同时，远方的利比里亚也传出了发现疑似病例的消息。调查组认为，埃博拉病毒正在"史无前例"地跨地域传播。但是当地官员认为这有损国家形象，拒绝上报疑似病例，导致官方数据在 4 月的最后一周显著下降。世界卫生组织以为疫情就此终结，于是放松了警惕。

6 月，埃博拉病毒已经蔓延到塞拉利昂，利比里亚已经出现了6 起病例，一些地方还引发了骚乱。7 月，世界卫生组织同意把此次疫情紧急情况等级提升到 3 级（次严重）。8 月 8 日，世卫组织宣布：这次疫情为国际关注的突发公共卫生事件（4 级）。世卫组织总干事敦促世界向受灾地区提供援助："迄今为止，受灾国家根本没有能力自行处理这种规模和复杂性的疫情。我敦促国际社会提供这种支持。"[①]

9 月 26 日，世界卫生组织在声明中指出：西非的埃博拉疫情肆虐，是现代最严重的急性公共卫生突发事件。在有记录的历史上，从未有过生物安全性 4 级的病原体，能如此迅速地感染如此多的人，蔓延到如此多的地理区域，持续如此长的时间。

严密的接触者追踪和严格隔离，在很大程度上阻止了该疾病在

---

① 马克·霍尼斯鲍姆.人类大瘟疫：一个世纪以来的全球性流行病［M］.谷晓阳，李瞳，译.北京：中信出版社，2020.

输入病例的国家中进一步传播。截至 2016 年 5 月 8 日，相关部门报告了 28 646 起疑似病例和 11 323 起死亡病例。然而，世界卫生组织表示，这些数字可能被低估了。由于医护人员频繁接触病人的体液，因此特别容易感染。2014 年 8 月，世界卫生组织报告说，死者中有10% 是医护人员。

然而就在人们以为利比里亚疫情已经失控、事情不可能再严重的时候，当政府和人民才真正明白了埃博拉疫情是何等严重。当地人不再固守旧习俗，开始支持火化尸体，消除感染源。塞拉利昂政府号召大家"一起终结埃博拉"，地方酋长们也自觉举报感染的病人，而感染的病人也不再到处躲藏，开始自觉接受隔离和治疗。

2014 年 9 月，国际社会开始向西非提供援助。联合国成立了埃博拉应急特派团，为疫区提供技术和后勤支持。2015 年 1 月 28 日，世界卫生组织报告说，自 2014 年 6 月 29 日之后，三个受影响最大的国家一周内报告新确诊病例数未超过 100 个。然后，针对流行病的反应进入了第二阶段。焦点从减缓传播，变为结束这场流行病。2015 年 4 月 8 日，世界卫生组织仅报告了 30 例确诊病例，这是自2014 年 5 月第三周以来的最低单周病例数。

2015 年 12 月 29 日，在最后一个人测试呈阴性之后 42 天，联合国宣布几内亚已无埃博拉病毒传播。当时，联合国相关机构宣布对这几个国家进行 90 天的高度监视。该机构在新闻稿中说："这是几内亚、利比里亚和塞拉利昂这三个国家第一次终止了原始的传播链……"

2016 年，世界卫生组织确认此次疫情结束。在这场疫情中，埃博拉病毒一共波及 5 个国家，引发了将近 29 000 例感染，其中有 11 300 人死亡。

所幸，在所有人的团结协作下，这场"末日审判"最终被阻止。

埃博拉病毒病以其高死亡率令人闻风丧胆，虽然到目前为止，数次疫情暴发主要都是在非洲撒哈拉以南地区，但它却一次又一次突破了人类的底线。当人们以为它只会在乡村传播时，它传播到了城市；当人们以为它只会在一个国家暴发时，它跨过了国境，导致病毒在多国肆虐；当人们以为它只会出现在非洲大陆时，它出现在了欧洲和美洲；当人们以为在不久的将来就会有有效的疫苗和药物时，"救世主"却迟迟没有降临。或许我们现在值得庆幸的是有个传染病的规律尚未被打破，那就是一般来讲致死率高的疾病不容易传播开，而容易传播的病毒大多不那么致命。

埃博拉知识小科普

埃博拉病毒虽然凶狠，但其传播有很强的地域局限性，传播的持续能力也不足，才没有引起大范围流行。

埃博拉病毒属于丝状病毒科，人类迄今发现了 5 个类型的埃博拉病毒：扎伊尔型、苏丹型、塔伊森林型、本迪布焦型和莱斯顿型。莱斯顿型仅使猴子感染和致死，能使人感染但不出现症状；其余四型病毒使人类感染后病死率极高，而且能在人与人之间传播，因此被称为第四级病毒[1]，是人类面临的最凶狠的病毒。

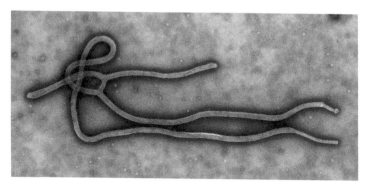

图 5-2　致命的丝状病毒

埃博拉病毒虽然凶狠，但其传播有很强的地域局限性，传播的持续能力也不足，才没有引起大范围的流行，既往暴发均局限在非洲大陆。2014 年西非疫情暴发之前，就陆续有埃博拉病毒病在各地暴发，但是由于多数疫情暴发都发生在人口密度较小的偏远地区，这些居民也很少离家远行，疫情通常能在数周至数月内得到控制，并没有成为人类迫在眉睫的危机。2014 年西非疫情的迅速、广泛传播，致使埃博拉引起世界范围内的恐慌。

过去，因为埃博拉病毒和马尔堡病毒感染的临床表现有凝血障碍、出血和休克，人们将它们归为"出血热病毒"。但实际上只有少数埃博拉病毒感染者会发生严重出血，因此现在人们一般不再称其为"出血热病毒"。

---

① "第四级病毒"是指在实验室里进行分离、实验微生物组织结构时生物安全隔离分级最高等级的病毒。

埃博拉知识卡片

感染途径	埃博拉病毒病最早源于人类接触受感染动物的组织或体液而被感染。一旦患者发病或死亡，病毒会传播至直接接触患者血液、皮肤或其他体液的个体。当健康人的破损皮肤直接接触到病人的体液时，健康人极易被感染。本病还可通过接触污染的表面和物体而传播。
潜伏期	潜伏期在 2~21 日，通常多在暴露后 6~12 日出现症状。
易感人群	人群普遍易感，没有采取恰当的防护诊疗患者的医护人员或患者死亡后葬礼前处理遗体的人员患病风险最高。
感染者症状	• 可不发病或呈轻型，2 周逐渐恢复。 • 典型病例表现为急性发病，高热、乏力、全身不适，随后出现恶心、呕吐、腹泻等消化道症状。少数患者可出现咳嗽、呼吸困难、结膜充血、肌肉关节疼痛。重症在 7~12 病日可出现低血容量性休克，甚至死亡，只有部分患者会伴有出血症状。
如何诊断	主要依靠病毒分离、病毒核酸检测和免疫学检查。
如何治疗	目前尚无特效治疗药物。主要采取以维护脏器功能为目标的综合支持治疗，病死率可达 50%~80%。
如何预防	• 美国食品和药物管理局（FDA）在 2019 年 12 月 19 日批准了埃博拉疫苗 rVSV-ZEBOV，这也是 FDA 首次批准的埃博拉疫苗。rVSV-ZEBOV 疫苗是一种单剂量疫苗，科学家们已查清它仅对埃博拉病毒中的其中一个物种——扎伊尔埃博拉病毒（Zaire ebolavirus）安全且具有保护性。控制传染源是预防和控制此病的重要措施。 • 隔离患者，对患者分泌物、排泄物和使用过的物品进行彻底消毒。 • 医务人员需严格执行防护措施。

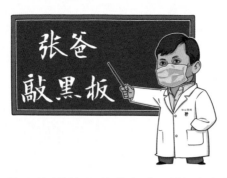

1. 为什么埃博拉和其他很多烈性病毒都起源于非洲?

主要有四方面原因。

（1）非洲保留了更多的原始环境，尤其是野生动物，它们身上携带了许多未知的病毒。

（2）当地人保留了许多原始的习俗，比如猎杀、食用野生动物。由于条件简陋，许多食物没有充分消毒，导致人感染那些未知病毒。

（3）非洲大面积区域位于热带草原气候带，这里气候温暖湿润，正适合微生物的繁衍。

（4）非洲目前许多地方医疗、公共卫生条件落后，对烈性传染病的控制能力弱。

2. 埃博拉为什么会引起全世界各个国家的广泛重视?

主要有两方面原因。

（1）传播力惊人。埃博拉病毒的传播途径是直接接触。健康人接触过患者的遗体、分泌物（如血液、呕吐物），甚至是遗体污染过的器物，都会感染埃博拉病毒。

（2）致死率惊人。目前统计结果显示，埃博拉致死率
为 50%~80%。

3. 在中国会感染埃博拉病毒吗？

不会。埃博拉起病快，发作后反应强烈，患者来不及
到下飞机就会被隔离，所以病毒输入很难实现，更重要的
是，中国已经建立起较为完备的医疗体系和公共卫生体系，
对于未知的传染性疾病有快速而有效的防治措施。

4. 埃博拉病毒可以被做成武器使用吗？

能作为生物武器的病菌、病毒、寄生虫、真菌，需要
具备 6 个条件。

（1）易于传播。

（2）杀伤力强。

（3）易于制备。

（4）在储存环境中能保持稳定。

（5）名气大，容易引起恐慌。

（6）需要特定的防治措施。

埃博拉符合"杀伤力强""名气大""需要特定的防治措
施"这三条，但是不能通过空气传播，第一条不符合；制
备难度和储存成本太高，第三条和第四条不符合。它被当
作武器还没威胁到敌人，自己就先处于威胁之中了。所以，
埃博拉不是一个理想的生物武器。

5. 埃博拉病毒和新冠病毒，哪个更厉害？

二者是完全不同的病毒。埃博拉致死率更高，但是传得不远；新冠病毒致死率没这么高，但是传得很远。这也是辩证法。

6. 埃博拉出血热，能够被治愈吗？

没有特效药。主要还是支持治疗，部分病人可以活下来，要看医疗条件。

7. 蚊子会传播埃博拉病毒吗？

不会。

8. 去非洲旅游，可以做些什么来防范埃博拉病毒？

没有接触就没有传染病，不要和生病的人接触。

胃肠型感冒：
度假村归来，胃肠感冒了

近年来，冬季假期去北方滑雪似乎已成为一种时尚。每逢春节，国内外的雪场度假村常能爆满，随之而来的可能是传染病的出现。其中，最常见的是病毒性胃肠炎，也就是老百姓所说的"胃肠型感冒"或"胃肠流感"。导致这种疾病出现的病原体主要是诺如病毒，其传染性很强，一旦暴发会给社会带来极大影响。

2019年2月10日，我国北方某地卫生部门突然接到报告：当地一个度假村的人突然大量出现腹泻、呕吐、发烧等症状。卫生部门立即启动应急预案，将食品安全、传染病、检验等科室人员组织起来，赶赴现场调查处置。

起初，卫生部门怀疑他们是食物中毒。但是经过现场调查，卫生部门却发现事情不太对劲：

仅2月9日这一天，就有2个家庭的7个人出现相同症状，而他们在度假村医务室的就诊结果却是胃肠炎。

其中的毛女士一家四口2月7日入住度假村，8日一家人都出现症状。

另外，王先生一家三口于 8 日入住，9 日中午先是 10 岁的小朋友不停呕吐，从下午到晚上至少吐了 5 次。王先生带孩子去到度假村医务室，医务室人员告知家属孩子不能再进食。当晚，两个大人出现不同程度的腹泻。

度假村一方起初疑心是自家的食物和水遭受污染，便立即展开自查，最后排除了食物中毒的可能性。

由于反应及时，这次疫情得到有效控制：共有 42 名自述有症状的游客进行了登记，其中 8 人到医院就诊，2 人被诊断为急性胃肠炎，无住院患者。

这并不是个案。这样的突发疫情，在世界各地曾多次发生。

2019 年 1 月 6 日，"海洋绿洲号"（Oasis of the Seas）邮轮载着近 9 000 人离开美国佛罗里达州的卡纳维拉尔港。1 月 8 日，邮轮在海地停靠，船上的人举办了一顿自助午餐活动。当天晚上就开始有乘客出现呕吐腹泻、疑似食物中毒的症状。

由于疫情蔓延得很快，当邮轮抵达牙买加时，所有乘客都被告知不许离开船只。到 1 月 10 日，已经确认有 277 名乘客和船员生病。截至 1 月 14 日，确认的发病人数已超过 500。

邮轮母公司美国皇家加勒比公司不得不宣布：由于乘客和船员出现呕吐和腹泻症状，本次行程将被终止，他们将提前返回佛罗里达。

诺如病毒的前世今生

诺如病毒会在寒冷的冬季频繁暴发，可以通过污染食品、污染物品表面传播，邮轮、学校、医院、餐厅往往成为高发地。

诺如病毒是元凶

人们常说的"胃肠流感"，其实就是由诺如病毒、轮状病毒等一系列病原体引起的病毒性胃肠炎。这些病原体中并没有流感病毒。人们之所以称它为"流感"，主要是因为这种胃肠炎像流感一样，具有高传染性，在冬季高发。为便于大众了解，我们才泛称其为"胃肠流感"。

在"胃肠流感"的病原体中，诺如病毒是最常见的，有必要单独了解。

诺如病毒这个名字是怎么来的？它来自一个地名，一次疫情。

1968 年 11 月，美国俄亥俄州诺沃克市布朗森小学师生大量患急性胃肠炎（其实早在 1936 年在丹麦的罗斯基勒就有类似记录，当地人称该病为"罗斯基勒病"）。

1972 年，研究者通过电子显微镜检测了 1968 年该病暴发时采集储存的人类粪便样本，发现了一种病毒，这种病毒便以发现地命名，被称为"诺沃克病毒"。经过克隆和基因测序，研究人员发现这些病毒的基因组与属于杯状病毒科家族的病毒基因组一致。

2002 年，国际病毒分类委员会（ICTV）批准了 "诺如病毒"（诺沃克属病毒）的名称。

除了官方名称，它还被称为 "诺沃克样病毒"、"小型圆形结构病毒"（SRSV）、斯宾塞流感和 "雪山病毒"。由该病毒引起的疾病，常见名称包括："罗斯基勒病""冬季呕吐病""病毒性胃肠炎""急性非细菌性胃肠炎"。

诺如病毒是世界上流行性胃肠炎中最常见病毒性病因。在全球范围内，诺如病毒与 18% 的腹泻病相关。诺如病毒每年在全世界造成约 20 万人死亡，其中 7~10 万为发展中国家的儿童。

我们在任何季节都有可能感染诺如病毒。不过在温带地区，冬季的几个月份发病率最高。相关疾病经常发生在相对集中的一个群体中，特别是近距离生活的人群。

诺如病毒传染性极强，只需要不到 20 个病毒颗粒，就会导致易感人群感染。在一些极端条件下，甚至只需要 5 个病毒颗粒便可导致易感人群感染。

通过气溶胶传播

诺如病毒传播途径包括：人—人传播；粪—口传播；含有病毒颗粒的呕吐物飞沫经空气传播；污染物接触；摄入受到污染的食物和水。

由于诺如病毒传播所需的病毒量很少（<100 病毒颗粒），且该病毒能在特殊环境中生存（能抵抗冰冻、加热至 60℃，以及用氯化物或酒精消毒），故我们很难控制诺如病毒病的暴发。

　　美国纽约州研究了 11 起诺如病毒疫情的传播方式，结果发现：7 起为人与人的传播；2 起为食源性传播；1 起为水源传播；1 起疫情没有发现可疑的传播方式。水源暴发的源头可能包括市政用水、水井、休闲湖泊、游泳池和制冰机的水。

　　在食源性传播途径中，贝类和沙拉是最常见的导致诺如病毒在人群中暴发的食品。贝类如果不能充分加热（高于 75℃），就无法杀灭诺如病毒。受感染的食品加工人员也能污染食材。在许多诺如病毒的暴发案例中，相关人员在追踪污染的食物时发现，这些患者吃过的食物曾由同一名感染者加工。

　　诺如病毒最特殊的一点是它可以通过气溶胶传播。当患者呕吐或者腹泻后在厕所冲水时，都可能产生含有病毒颗粒的气溶胶。这些气溶胶会悬浮在空中，污染周围的食物或空气。易感人群触摸或者吸入这些气溶胶后，就会被感染。哪怕是呕吐物本身已经被清理，散布于空中的气溶胶依然具备传染能力。

　　1998 年 12 月发生了这样一件事：一家餐厅有 126 位客人，分散在 6 张桌子上用餐。随后一位女子吐了，呕吐物污染了地板。工作人员很快将地板清理干净，人们便继续吃饭。3 天后，其他人也开始生病，有 52 人报告了相似的症状：从发烧、恶心到呕吐、腹泻。研究人员回顾了当时的座位安排，和那名女子同桌的人，有 90% 以上后来报告生病了。而其他顾客感染的风险，和他们与患病妇女的距离远近有直接的关系。在相邻的桌子上，有超过 70% 的食客生病；稍远的座位的感染率仍高达 25%。这次疫情就是由诺如病毒引起的。

　　面对这么"敏感"的病毒，人们想出了许多防控措施，比如给环境消毒、隔离发病者等。荷兰某次国际童子军会议上暴发过一场疫情，当时主办方采取了上述的预防措施。事后研究人员发现，如果不采取任何防控措施，每个患有胃肠炎的人平均能感染 14 人。在采取这些预防措施之后，每个病人平均只能感染 2.1 人。效果固然显著，但仍然无法杜绝病毒的传播。

密闭空间易感染

诺如病毒是邮轮上胃肠炎流行的常见原因。美国疾控中心曾通过船舶卫生计划，记录和调查了美国和其他国家航行路线的邮轮上人群中胃肠道疾病的暴发情况，这些疾病大多是由诺如病毒引起的：2015 年有 12 起，2016 年 1 月 1 日—5 月 9 日有 10 起。疫情可能影响到 25% 以上的乘客，以及部分船舱服务人员。

其他的高发地点还包括餐厅、学校、幼托机构、医疗机构及全包式的度假村。这些场所的特点是：人员密集，特别是集中进餐时，进餐者呕吐及食物加工者患病，可能导致出现一人感染多人的局面。

食物表面存活久

用肥皂和流动水洗手，是减少诺如病毒病原体传播的有效方法。

诺如病毒缺乏脂质的病毒包膜，因此酒精或标准的清洁剂无法杀灭诺如病毒。胃肠炎患者的照料者在清洁手部时，应使用肥皂和水洗手，而不是使用含有酒精的手部消毒剂。此外，在给被污染的环境表面消毒时，应使用漂白剂。

诺如病毒可以在人类宿主外存活很久，具体时间取决于表面环境和温度：它可以在坚硬的表面上存活数周，在受污染的织物上停留长达 12 天，并且可以存活数月，甚至在被污染的水中存活数年。2006 年，一项研究发现，用于制作食品的物体表面受到污染 7 天后，这种病毒仍然存在。对可能存在诺如病毒颗粒的表面，可以用含有1.5%~7.5% 家用漂白剂的溶液或其他对消灭诺如病毒有效的消毒剂进行消毒。

诺如病毒感染者若要为他人准备食物，至少应该等到感染者症状消退 2 日后。

诺如病毒虽然不是一种典型通过呼吸道传播的病毒，但其引起的病毒性胃肠炎具有极强的传染性，而人群又不能持久地对其产生有效的抵抗力，因此相关疾病会在寒冷的季节频繁暴发。和呼吸道传染病主要通过飞沫传播不同，诺如病毒可以通过污染食品、污染物品表面传播。而最容易造成相关疾病暴发的环境是密闭空间，一旦有人呕吐，会产生大量含有高浓度病毒颗粒的气溶胶，致使在同一环境中的其他人感染。因此包括邮轮、学校、医院、餐厅等人员密集的场所往往会成为高发区，即使严格管理也很难完全避免病毒的传播。

诺如病毒知识小科普

急性病毒性胃肠炎通常被称为"胃肠型感冒"，虽然它不是由任何流感病毒引起的。病毒性胃肠炎的主要症状是水样腹泻和呕吐，发病高峰为冬季。导致这一疾病出现的最常见的病原体是诺如病毒。目前研究者认为，在所有食源性胃肠炎的暴发中，至少有 50% 可归因于诺如病毒。食源性胃肠炎暴发常见的环境包括：餐馆和餐饮业（36%）、疗养院（23%）、学校（13%）、度假设施或游轮（10%）。

诺如病毒是一种多面体无包膜病毒，以单链 RNA 作为遗传信息。

诺如病毒知识卡片

感染途径	摄入受污染的食物或水，或接触被污染的物品。
潜伏期	潜伏期平均 1~2 天。
易感人群	人群普遍易感，感染后免疫力不持久，会再次感染。
感染者症状	主要症状是水样腹泻和呕吐，持续少于 1 周，且可能伴有恶心、呕吐、发热或腹痛。剧烈的呕吐往往是感染诺如病毒的特征性表现。
如何诊断	• 基于特征性病史，一般不需要实验室检查和粪便检测。 • 如果要明确病原体，可以通过快速抗原检测来诊断轮状病毒感染；可通过逆转录酶聚合酶链反应诊断诺如病毒感染。
如何治疗	• 自限性的，仅需要口服补液疗法来防止脱水。 • 没有特异性抗病毒药物，不需要进行经验性抗菌药物治疗。
如何预防	饮食卫生、勤洗手。

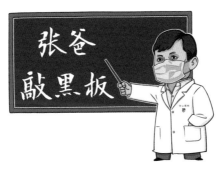

1. 诺如病毒是如何传播的？

诺如病毒主要通过被污染的食物、水传播。感染了诺如病毒的人，自己也会成为新的传染源，没洗干净的手、排泄物、接触过的器物、呕吐物产生的气溶胶，都是传播途径。

另外，牡蛎等双壳贝类容易富集海水中的诺如病毒，风险比较高，爱吃的人应该提高警惕，多研究些能把它们做熟的菜谱。熟食是保证健康的最好办法，有时候这样做可能会牺牲口味，但做出又健康又好吃的菜才是本事。

2. 如何预防感染诺如病毒？

从抓好个人卫生做起：饭前便后充分洗手、加工食物前也要洗手；生吃的瓜果耐心洗净，贝壳类食物做熟了再吃；水要烧开了再喝。

如果发现家里有人感染诺如病毒，切记不要犹豫，赶紧安排他就医。要将他的饮食器具单独拿去消毒，及时清理其排泄物、呕吐物。由于诺如病毒患者的呕吐物会以气溶胶的形式传播，所以在清理时要注意戴口罩。清理呕吐物污染的地面时，要向地面喷漂白剂。

3. 为什么目前没有针对诺如病毒的疫苗？

诺如病毒的类型比较多，针对一种类型病毒的疫苗，不能为其他类型的病毒提供免疫，这就是没有理想的诺如病毒疫苗上市的原因。饮食卫生和勤洗手才是最好的预防手段。

4. 感染诺如病毒后如何治疗？

目前还没有特效药，也没有对应的疫苗，还是以对症治疗为主。如果拉肚子的话，一定要多喝一些口服补液（这是世界卫生组织推荐的最便宜且有效的治疗腹泻药物），每个肠道门诊都会供应。

5. 诺如病毒与轮状病毒有什么区别？

轮状病毒和诺如病毒都是引发病毒性胃肠炎的主因，但是二者有很大的不同。

（1）二者长得不像。轮状病毒长得像轮子，而诺如病毒是一种多面体无包膜病毒。

（2）症状有细微差别。轮状病毒感染很难与诺如病毒感染相区分，两种病毒感染都常引起中重度胃肠炎，但感染诺如病毒时的呕吐症状往往更为明显。

（3）高发季节不同。诺如病毒一年四季都会发病，越冷越容易发作；轮状病毒是夏秋季高发。

（4）感染对象不同。诺如病毒"心气高"，主要欺负 2

岁以上的儿童和成人；轮状病毒主要欺负 2 岁以
下的婴幼儿。

（5）传播途径不同。诺如病毒主要是通过受污染的食
物、水传播，所以常见于生食或者被污染的熟食
中；轮状病毒主要通过粪—口途径传播。

6. 细菌性胃肠炎和病毒性胃肠炎的区别有哪些？

两种病致病的病原体不一样，一个是细菌，会出现脓
血黏液大便，治疗需要用抗菌治疗；一个是病毒，由此感
染引起的腹泻主要是水泻，患病毒性胃肠炎要对症治疗。
二者用药和治疗方法差别很大。

7. 病毒性胃肠炎是最严重的胃肠炎吗？

及时治疗，重症也能好转；久拖不治，轻症也能要命。
诺如病毒胃肠炎拖久了，也会出现严重脱水的症状，严重
时可危及生命。

8. 婴幼儿如何预防病毒性胃肠炎？

婴幼儿免疫力低下，容易感染病毒性胃肠炎，所以保
持婴幼儿的饮食卫生和生活环境卫生是重中之重。给孩子
吃的食物应该保证洗净，水一定要煮开后再饮用。留意到
周围有孩子感染病毒性腹泻时，要注意不要安排集体玩耍，
幼儿园要对环境进行消毒。

9. 得了病毒性胃肠炎，能吃水果吗？

可以吃，感染诺如病毒会大量脱水，正是需要补充水分的时候，可以将一些富含维生素 C 的水果洗净，渐进补充。

10. 患病毒性胃肠炎，能彻底康复吗？

对于免疫力正常的人来说，这种病来得快，去得也快，一般 2~3 天就可以恢复，恢复后也不会有什么后遗症。但是对于孩子、老人、免疫力低下的人来说，需要住院观察。

沙眼：
沙眼和沙子无关

"沙眼"对大部分人来说并不陌生，但也许很多人都不知道，沙眼是致盲的主要感染性原因。全世界有超过 100 万人因为罹患沙眼而失明。60 多年前，中国医学专家汤飞凡发现了沙眼衣原体，被国际上公认为"衣原体之父"，他曾是中国最有希望获得诺贝尔医学奖的人。在世界上所有重要病原体的发现者中，他是第一个中国人，也是迄今为止唯一的一个中国人。

2012 年 11 月，非洲乌干达的卡拉莫贾地区（Karamoja）暴发了严重的沙眼疫情，至少有 5 万人亟须做眼科手术以防止失明。该地区莫洛托镇的初级卫生保健部部长萨拉·奥潘迪（Sarah Opendi）向媒体披露了该消息，并宣布要正式在卡拉莫贾和布索加（Busoga）推行沙眼消除计划。

"卡拉莫贾地区每 6 人中至少有 1 人患有沙眼。"奥潘迪说。

她还补充说，这个数字使得卡拉莫贾成为世界第二大沙眼流行区，仅次于南苏丹的上尼罗州。

奥潘迪部长认为，沙眼疫情应该归咎于疫区缺乏正规厕所。她还称，只有很小一部分人拥有排泄物的处理设备。

奥潘迪发现，"厕所的低覆盖率，导致人们肆意处理排泄物，加剧了苍蝇的繁殖"。同时，家庭居住条件的拥挤，导致人群接触密切，感染的风险由此加剧。此外，还有一种生活习惯加剧了感染风险：共享衣物、床上用品、手帕、毛巾等生活用品。

沙眼的前世今生

新中国成立后，政府花了很多人力、物力来加强公共卫生建设，抑制常见传染病的流行。到 1954 年，横行一时的鼠疫、霍乱已经被制服，政府得以腾出精力，着手治理下一个目标：沙眼。

细菌还是病毒？

沙眼是一种古老的疾病，成书于公元前 1553—前 1500 年的埃及草纸书中就有关于沙眼的记载。但是直到近代，人们仍没有找到罹患沙眼的原因，更别说怎么治疗了。

19 世纪末，微生物学创始人科赫曾分离出一种杆菌，认为它就是导致沙眼的病原体，由此提出了"细菌病原说"。在此后的几十年里，有不少细菌曾被认为是沙眼的致病菌，但之后都被一一否定。1928 年，日本人野口英世声称，他从一个患沙眼的小孩的样本中分离出了颗粒杆菌，将其接种到了猴子眼中，引起了类似沙眼的滤泡。

野口英世绝非等闲之辈。他一生成就颇丰：研究过蛇毒，成功培养了梅毒螺旋菌，找到脊髓灰质炎和狂犬病特定病原体，写过200多篇医学论文，成为继巴斯德、科赫之后的又一位医学名人，号称"病原体猎手"。他曾三次获得诺贝尔奖提名。1928年，他为了研究黄热病，亲自赶赴非洲加纳考察，不幸染上黄热病病毒去世。野口英世在日本获得了极大的尊重，他的头像被印在1 000日元的纸币上，供人纪念。

有科赫和野口英世两位大人物坐镇，"细菌病原说"似乎就此成为定论。但是科赫发现的杆菌，后来被证明不是沙眼的病原体，而是眼结膜炎的病原体；野口英世分离出的颗粒杆菌，也不会引发沙眼。为了验证野口英世的结论，中国微生物学家汤飞凡甚至把颗粒杆菌毒株滴入了自己的眼睛。其中一株还是野口英世亲手分离的，结果证明它不会引发沙眼，这就证明野口英世是错的。

"细菌病原说"就此终结。

"病毒病原说"起源于20世纪初。之后学界相继有人声称分离出了沙眼病毒，但是直到1954年，也没人能拿出切实有力的证据——分离出对应的病毒。

寻找沙眼元凶

据世界卫生组织统计，1957年以前，全世界有六分之一的人患沙眼病，在高发区因患沙眼致命的人达1%，视力受到损害的达10%

以上。中国的情况也不乐观，沙眼发病率平均为 55%，偏远农村患病率高达 80%~90%，致盲率达 5%。

新中国成立后，政府花了很多人力物力来加强公共卫生建设，抑制常见传染病的流行。到 1954 年，横行一时的鼠疫、霍乱已经被制服，政府得以腾出精力，着手治理下一个目标：沙眼。

接手这项任务的是时任北京生物制品研究所所长的汤飞凡。

早在 20 世纪 30 年代，汤飞凡在研究微生物学的时候，就逐渐形成了一种想法：微生物在自然界是一个由小到大的长长的序列。在巨大的细菌和微小的病毒之间，还有许多中间大小的微生物。因此他特别留心观察到，国际上关于沙眼的研究，除了"细菌病原说"和"病毒病原说"，还有新兴的"沙眼立克次体说"。因此在接下来的研究中，他计划把研究立克次体的实验方法一并纳入。

当时的汤飞凡，还不知道自己的这个决定在未来起了多么关键的作用。

在微生物学界，要想证明某种微生物体是一种疾病的病原体，一般要遵循"科赫法则"①。这条法则由微生物学之父罗伯特·科赫制定，用于建立疾病与微生物之间的因果关系。到今天，这个法则仍然是确定病原体的重要参考依据。

科赫法则主要分为四个步骤：

（1）在病株罹病部位能发现病原体，但不能在健康个体中找到。

（2）病原菌可被分离并在培养基中进行培养。

---

① 科赫法则，又称"证病律"，是德国医生兼科学家罗伯特·科赫提出的一套科学验证方法，用以证明细菌与疾病的关系。

（3）纯粹培养的病原菌应该接种至与病株相同品种的健康植株，并产生与病株相同的病征。

（4）从接种的病株上以相同的分离方法应能再分离出病原，且其特征与原病株应完全相同。

认真解读不难明白，这四条法则其实是建立了一个前后呼应、相互印证的证据链，用无可辩驳的事实，证明这种微生物就是某种疾病的致病原因。

为了找到沙眼的元凶，汤飞凡制订了一个"三步走"计划：第一步，沙眼包涵体研究；第二步，在猴子身上实验；第三步，病毒分离实验。

在这三步中，包涵体研究是关键。

1907年，科学家普洛瓦发现了沙眼包涵体，并证明包涵体是寄生物在细胞内寄生产生的结果。业界针对这一成果的评价，一直有两种声音：一派认为，包涵体长时间寄生在细胞内，细胞会产生耐受性，不会受到严重影响；另一派则认为，包涵体会严重影响细胞代谢，导致病变。

有的病毒感染，比如鸡痘、疱疹等，都能从包涵体中分离出叫作"原体"的病毒最小单位，证明包涵体是病毒在细胞内繁殖形成的"部落"。

但是，人们对沙眼的研究始终没能找到这样的证据。当时各国科学家既不能分离出沙眼的病原体，也不能解释其包涵体的形成。所以汤飞凡第一步要攻克的，就是包涵体。

拿定主意后，汤飞凡找到北京同仁医院眼科合作，以便拿到足够多的样本。拿到样本后，汤飞凡和助手们便在显微镜下仔细观察，一看就是好几个小时，终于看清了沙眼包涵体的真相。

汤飞凡这样描述了沙眼的感染历程：沙眼病毒分为原体和始体，原体代表静止，始体代表繁殖。原体侵入人体的上皮细胞后，很快长成始体，繁殖发展成包涵体。包涵体越来越大，最终撑破细胞，大量原体涌出，进而使其他细胞感染。如此周而复始。"包涵体是沙眼病毒的集体生活方式，而原体及病毒是最小的传染单位。"①

理论模型成功建立，接下来汤飞凡小组开始在猴子身上做实验。可是该过程随即令人失望——不是完全没有感染现象发生，就是感染现象无法持续。他们就这样反复实验了一年左右，终于在一只猴子的组织涂片里发现了包涵体。但是，当时的国际文献都显示，猴子的眼里是没有沙眼包涵体的，汤飞凡小组的这个实验推翻了这个结论，足够轰动世界了。为了保险起见，大家又做了更多更细致的实验，终于认定：实验涂片上的正是包涵体。

汤氏病毒

三步计划已经完成了两步，科赫法则也已经满足了第一条，就剩病原体的分离了。由于之前有人发表论文，声称成功分离过沙眼病毒，所以汤飞凡先从印证前人的研究成果入手。没想到无论他多么仔细认真，用了所有成熟的办法，就是得不出想要的结果。终于，

---

① 刘隽湘.医学科学家汤飞凡［M］.北京：人民卫生出版社，1990：112.

在失败了 201 次、消耗了 2 500 多只白鼠、耗费了整整一年之后，汤飞凡决定：不再沿袭别人的做法，要"运用自己的独立思考"。

分离的基础是有足够多的病原体，而要获得足够多的病原体就要先解决培养问题。汤飞凡想到的培养基材料是卵黄囊。这里的卵黄囊是指鸟类胚胎的卵黄囊，里面贮存了大量卵黄，能为胚胎发育提供营养，而且不会有什么抑制病毒的物质，是最好的培养基。

培养基找好了，接下来要考虑分离的问题了。分离的关键因素有两个：一是合格的病理材料。这点没有问题：合作方是同仁医院眼科，材料不难找。二是控制细菌生长，这点比较麻烦。从沙眼病人眼里采集来的样本，什么杂质都有，就像长着杂草的田地一样。而抑制细菌生长的目标，在于只杀灭杂质，独留下沙眼病原体。按照成熟的方法，用乙醚、硫酸汞……统统不行。最后，他们想起了抗生素。什么抗生素合适呢？同仁医院的眼科医生们经验丰富，医生们告诉汤飞凡：临床经验表明，链霉素对沙眼无效，青霉素是否有效还未可知。于是，汤飞凡决定同时使用青霉素和链霉素，一起作为细菌抑制剂。

谁也没想到这次实验会这么顺利，1955 年 8 月 10 日，实验小组第 8 次分离实验，就分离出一株沙眼病原体 TE8。T 代表沙眼，E 代表鸡蛋，8 代表第 8 次实验。

现在，他们已经达成科赫法则的第二步。接下来的第三步，他们要把毒株注入健康动物体内，看动物身体会不会出现典型症状，并且观察动物体内是否会出现对应的病原体。换言之，实验成果要能让健康动物体患指定的病，还要能从动物患病部位采集的样本中分离出指定的病原体。

在接下来的时间里，汤飞凡团队夜以继日地做实验，但是再也没有分离出病原体。大家怀疑是不是青霉素把沙眼病原体杀死了。正在一筹莫展之际，团队中的王克乾根据"病原体一旦进入细胞内，药物将对其失效"的特性，提议减少青霉素，加大链霉素，直到彻底取消青霉素，只用链霉素，才终于可以稳定分离出沙眼病原体。

现在，只剩下最后一个环节：动物实验。

谨慎起见，团队测试了各种动物：猴子、兔子、老鼠，甚至连刺猬都上了，这些动物体都出现了典型的沙眼症状。等到做人体实验时，汤飞凡又拿出了不要命的架势，要求在自己身上做实验。不允许就自己偷着上，出现症状也不让治疗，一定要等到典型症状出现了才肯接受治疗。

实验过程中，汤飞凡小组顺手把如何治疗沙眼的实验也做了。

沙眼病毒非常脆弱，经 50℃ 的热水烫 30~50 分钟就能被杀灭；许多普通的消毒药物都能在 10 分钟内杀灭沙眼病毒，比如常见的福尔马林、酒精等；一些常见的抗生素对沙眼病毒也有很好的杀灭效果，比如青霉素、土霉素、磺胺等。

到这时，对于沙眼的研究终于满足了科赫法则的四个条件。1957 年，汤飞凡向全世界公布了中国的成果。论文发表后，在世界引起轰动。许多科研机构重复汤飞凡的实验，证实了他的成果。因此当时沙眼病原体在国际上被称之为"汤氏病毒"。

衣原体之父

国际上原本冷场的沙眼研究一下子火热了起来。

国外同行拓展了汤飞凡的成果。1958 年，美国科学家琼斯用汤飞凡的办法从生殖系统里分离出了沙眼病毒，并从中发现，原来沙眼病毒还分为 A—K 共 11 个血清型，A—C 主要引起眼部感染，被称为"眼型"；D—K 主要引起生殖道感染，被称为"生殖道型"。由此找到了治疗沙眼的办法。

确认原因后，有人鼓动汤飞凡做沙眼疫苗。按常理，分离出病毒就是为了研制疫苗，有疫苗就可以杜绝此类疾病。可是汤飞凡认为没必要：

（1）沙眼是局部疾病，病毒只侵袭上皮细胞，而疫苗是作用于全身的。

（2）沙眼不能像天花一样，接种一次就能终身免疫，沙眼的免疫期很短。

（3）沙眼极其脆弱，毛巾上的病毒经日光曝晒就能被杀灭。就算眼睛染上病毒，使用一些常规的抗生素就能治愈。

所以，沙眼是一种提高公共卫生、注重个人卫生就能解决的问题，没有必要耗时耗力研发疫苗。

后来的事实也证实了汤飞凡的判断：

黑龙江 1958 年沙眼发病率为 75%，1960 年锐减到 40%。

广东 1959 年沙眼发病率是 40%，1961 年降到 14%。

上海 1959 年沙眼发病率为 84%，1961 年降到 5.4%。

在原本的计划中，汤飞凡还打算继续研究沙眼病原体，同时研究病原体分类。因为他早已注意到，沙眼病原体和鹦鹉热、鼠蹊部淋巴肉芽肿病毒有许多相似特性。他原本在分离出沙眼病原体后就想做这类研究，但由于国内突发麻疹和脊髓灰质炎疫情而不得不放下。国际上其他科学家帮他完成了这一心愿。到 1970 年，国际微生物学界一致确认，这三种微生物都介于细菌和病毒之间，更接近立克次体。1973 年，世界卫生组织正式命名这些微生物为"衣原体"。微生物分类由此又多出一个类目：衣原体目。"沙眼病毒"也正式改名为"沙眼衣原体"。而汤飞凡则被学术界公认为"衣原体之父"。

如果说前文提到的研究 HPV 疫苗的周健博士，是我国在改革开放后出国深造、为人类健康做出杰出贡献代表的话，以汤飞凡为代表的科学家，则是中国自己培养的最早的现代医学人才。汤飞凡 1921 年毕业于长沙湘雅医学专门学校，立志成为东方的巴斯德。1925 年赴哈佛大学医学院深造，专攻细菌学，回国后他带动了我国最早的微生物学研究。他曾经担任民国政府的中央防疫处处长，创建了中国最早的抗生素生产研究机构和中国第一个实验动物饲养场。新中国成立后，他担任卫生部原生物制品研究所所长。

汤飞凡是中国微生物学的开创者，其在沙眼病原体领域的研究为国际瞩目，而他对于我国医学科学和公共卫生的贡献则远远不止于沙眼病原体研究。

沙眼知识小科普

手术治疗倒睫，抗生素治疗沙眼衣原体感染，面部清洁，以及改善环境，是消灭沙眼的关键。

据世界卫生组织报道，沙眼是世界上致盲的主要传染性疾病。沙眼在 44 个国家流行，包括非洲、中东、亚洲、拉丁美洲、太平洋岛屿的发展中国家里资源有限的地区和澳大利亚原住民社区。全世界约有 190 万人因患沙眼而失明或视力受损。

沙眼是由沙眼衣原体（一种小型革兰阴性细胞内微生物）反复感染造成的慢性角膜和结膜炎，沙眼衣原体只会使人类感染，不会使动物感染。沙眼衣原体分为多种类型，沙眼只由沙眼衣原体 A、B、Ba 和 C 血清型引起，而 D—K 血清型则会引起生殖器部位的感染。

沙眼衣原体具有高度传染性，SAFE 策略，即手术（surgery）治疗倒睫，抗生素（antibiotics）治疗沙眼衣原体感染，面部（face）清洁，以及改善环境（environment），是消灭沙眼的关键。世界卫生组织指南推荐：1~9 岁儿童活动期沙眼患病率高于 10%，这时可进行集体抗生素治疗。随后连续三年每年进行一次治疗，三年后对患病率进行再次评估。每年一次的治疗应持续到患病率降至低于 5% 时，此后可停止集体抗生素治疗。重要的是，在持续监测的同时，应持续进行面部清洁和环境改善。

沙眼 知识卡片

感染途径	沙眼衣原体具有高度传染性，在卫生条件较差的地区可快速在人群中传播。主要通过手指沾染的眼鼻分泌物和使用被这些分泌物污染的物品在人与人之间传播。生殖器部位的感染主要通过性行为传播。
潜伏期	通常为 7~14 天。
易感人群	人群普遍易感，主要是偏远贫穷地区的人易被感染。活动期沙眼在儿童中最常见，在成人中相对少见。
感染者症状	• 活动期（结膜炎）：主要见于儿童。部分患者无症状，部分表现为眼部发红、不适、对光敏感和产生黏脓性分泌物。 • 瘢痕期（结膜瘢痕形成）：主要见于成人。反复感染发作可引起明显的结膜炎症，导致眼睑瘢痕、眼睑内翻、倒睫，甚至最终导致失明。 • 生殖器感染在女性中最常见的是宫颈炎，表现为异常阴道分泌物和出血，以及脓性宫颈分泌物；在男性中，以非淋菌性尿道炎最为常见。
如何诊断	• 在流行地区，沙眼通常根据临床表现即可诊断。 • 在非流行地区，推荐病原体核酸扩增试验。
如何治疗	• 沙眼衣原体具有高度传染性，在卫生条件较差的地区可快速传播、反复感染，治疗单个病人意义不大，需进行集体抗生素治疗。 • 首选阿奇霉素（单剂口服，20mg/kg），次选眼用四环素（1% 眼膏，一日 2 次，使用 6 周）。
如何预防	做好面部清洁，改善环境，可降低沙眼的传播率。

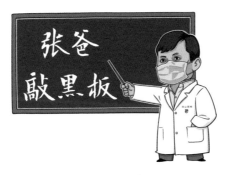

张爸敲黑板

1. 沙眼衣原体是性传播疾病吗？

是的。沙眼衣原体可以直接传播，比如用了沙眼患者用过的、没有清洗消毒的毛巾。同时，沙眼衣原体还有其他血清型，可以通过性接触传播。

2. 沙眼是风沙引起的吗？

不是，它是一种有传染性的由病原体引起的疾病，由沙眼衣原体感染造成。

3. 得了沙眼后，还能戴隐形眼镜吗？

必须等到治愈后才能佩戴。

4. 沙眼和结膜炎的区别是什么？

两者致病的病原体不一样。沙眼致病的病原体是沙眼衣原体；结膜炎是由于不注重个人卫生，感染了环境中的致病菌。两者的严重程度也不一样。沙眼更为严重，如果没有得到及时治疗，很有可能导致失明，结膜炎则不会。

5. 如何区分沙眼和针眼？

"针眼"是眼睑内壁睫毛毛囊附近的皮脂腺发炎造成

的，表现为眼部出现麦粒大小的疖，学名叫"麦粒肿"。而沙眼的临床表现为眼睑上出现滤泡增生。

6. 眼睛里面有沙子样滤泡，就是沙眼吗？

可以初步判断是沙眼，但需要到正规医院的眼科就诊以确诊。

7. 沙眼有哪些并发症？

最主要的并发症就是眼睑内翻，导致睫毛刺向眼球，致使角膜浑浊，最严重时会导致溃疡。其他还有实质性结膜干燥症、慢性泪囊炎等。

8. 沙眼可以治愈吗？该用什么药？

沙眼衣原体是一种非常脆弱的微生物，毛巾、被褥上的沙眼衣原体经阳光曝晒就能被杀灭；大面积沙眼疫情，可以用抗生素治疗，目前市场上已有特效药，及时看医生是最好的选择。

9. 得了沙眼，不治疗的话会失明吗？

如果不及时治疗，严重的沙眼会导致失明。事实上，沙眼曾经是世界第一致盲的疾病。

10. 沙眼患者，饮食上需要注意些什么？

多吃富含维生素 A 的食物，比如鱼肝油，奶类，蛋类，植物类的如胡萝卜、苋菜、青椒等。

接吻病：
披着浪漫外衣的恼人病毒

EB 病毒是一种可广泛传播的疱疹病毒，感染 EB 病毒可引发传染性单核细胞增多症（infectious mononucleosis，IM），又被称为"接吻病"——EB 病毒会通过接触感染者的唾液传播。EB 病毒无处不在，预防起来非常困难。EB 病毒抗体存在于全世界各种人群中，有 90%~95% 的成人的 EB 病毒血清反应呈阳性。大多数中国人在儿童期已感染 EB 病毒，因此成人发病率远低于其他国家的。

2019 年年初，网上出现了很多关于"EB 流感"的传闻，纷纷呼吁"大家把这条信息发到家长群里"，内容大同小异。

卫生部门发出的通知：这次的 EB 流感很严重。有预防的方式，就是要保持喉咙黏膜的湿润，不能让喉咙干燥，因此一定要多喝水。一旦喉咙的黏膜变得干燥，在 10 分钟内病毒就能入侵体内。成人每次喝 50~80 ml 的温水，孩子喝 30~50 ml，依年龄大小，觉得喉咙有点儿干就喝。不要犹豫，也不要忍，手边要保持有水可以喝才行。不用一次喝很多水，那样是没用的，因为水会很快排出体外。一直保持喉咙湿润不干燥，才是正确的做法。在 3 月底前，人多的地方暂时不要去；坐地铁或公交车时，有需要的话请戴口罩。炸物辣食先暂停，维生素 C 要补充够。

疾控中心提醒，近期流感特点：1. 快速高烧，不易退，退烧后再次发热。2. 烧后转入咳嗽期，持续时间长。3. 儿童居多。4. 成人以咽部症状为主，伴有头痛和周身不适。5. 传染性强。温馨提示家长们，家里老人孩子注意，谨防全中！最近病毒严重，大家照顾好自己的身体，同时提醒孩子注意卫生清洁，多喝水。

随后，权威部门出来辟谣，说"EB 流感"根本不存在，EB 病毒和流感病毒是两回事。那么到底什么是 EB 病毒，它会引起什么症状呢？历史上有没有过 EB 病毒的暴发流行呢？我们不妨从波多黎各的一个案例开始讲。

1990 年 9 月 11 日—10 月 7 日，在位于加勒比海的波多黎各一家社区医院里，一种俗称"接吻病"的传染病悄然暴发了。

病人出现咽痛、发热、头痛、乏力、淋巴结肿大等症状，看起来都是 EB 病毒急性发作的表现。

这次疫情波及了许多人，有门诊病人、住院病人和工作人员，一共 57 人，病毒检测都呈阳性。在病程明确的患者中，24 位患者的病程为 1~15 天（平均 9 天），另有 1 位患者的病程长达 27 天。当地报纸和电视台立刻把消息公之于众，说该医院检测到"接吻病"正在医院周边社区暴发。消息传出，在急诊室治疗的患者纷纷要求接受检测，其他城镇的人也主动来到该医院进行检测。

然而，经过后续全面的疫情调查，研究人员发现，实验室结果可能是错的，这次疫情根本不是"接吻病"疫情。

传染病专家说，"接吻病"的潜伏期为 4~8 周，而检测的患者患病潜伏期最长 27 天，其他人的只有 1~15 天，本次疫情的症状明显与"接吻病"的症状不符合。而且，这种病的传染特征是范围特别集中，这点也与这次情况不同。

同时，这些患者重复检测后，只有一个呈阳性，而且没有一个人的临床检测结果和"接吻病"一致。

基于以上种种原因，传染病专家判定：此次 EB 病毒暴发，纯属乌龙事件！

接吻病的前世今生

这种病的主要传播渠道就是唾液，而人们交换唾液最常见且最有效的途径就是接吻，所以这种病得了一个披着浪漫外衣的名字：接吻病。

2007 年，网坛传奇选手贾斯丁·海宁宣布退役。

退役前的海宁，在 2007 赛季夺得包括法网和美网在内的网球比赛 9 个单打冠军，赛季 63 胜 4 负，胜率高达 94.03%。然而，她却在当打之年突然宣布退役，成为网球史上首个以 No.1 身份退役的球员。

一年后，她才道出真相，她患上了一种听起来很浪漫的疾病：

接吻病。

　　"接吻病"的医学名称是"传染性单核细胞增多症"，一旦感染上这种病，患者会发热、咽痛，伴有淋巴结肿大、扁桃体肿大、皮疹。这种病是运动员的噩梦。因为患病期间进行剧烈运动，极易导致脾脏破裂，病毒感染加重，也会导致脑膜炎、心肌炎等病情发生。

　　不只是海宁，在世界体坛，"接吻病"已经葬送了不少体育明星的前途。澳大利亚 1 500 米游泳名将哈克特在 2000 年悉尼奥运会时被查出患有该病；台球斯诺克名将奥沙利文也一度因为患上此病考虑退役；费德勒在 2008 年年初也因为"接吻病"错过赛季备战，结果那一整年"费天王"都不在状态；2008 年 9 月，效力于洛杉矶湖人队的孙悦也被确诊为"接吻病"，因为该病具有传染性，当时湖人对的人毫不犹豫地责令他无限期停赛。

　　那么，这到底是一种什么样的病？又为什么被称为"接吻病"呢？

　　19 世纪末，人们才认识到传染性单核细胞增多症这么一种病。不过，那时候它还不叫这个名字。在 1885 年，著名的俄国儿科医生尼尔·菲拉托夫（Nil Filatov）观察到病人有这种症状，他暂时称之为"特发性肾炎"。1889 年，德国儿科医生埃米尔·普法伊费尔（Emil Pfeiffer）也观察到病人有类似症状，而且他发现这种疾病的一个特性：在一个相对集中的范围内传播，比如家里。这也是为什么在开篇的案例中，专家会否定那次疫情是传染性单核细胞增多症了。普法伊费尔还专门创造了一个术语 Drüsenfieber（"腺热"）来称呼这种疾病。

　　1920 年，这种疾病终于有了官方的名字。斯普朗特和伊万斯在《约翰斯·霍普金斯医院公报》上发表论文，首次使用了"传染性单核细胞增多症"这个名字。现在，这个名字特指由 EB 病毒引起的传染性单核细胞增多症。

不过，对于医学以外的世界，它更为人熟知的名字是"接吻病"。因为耶鲁大学公共卫生学院流行病学家阿尔弗雷德·S. 埃文斯（Alfred S. Evans）通过测试证实，这种病的主要传播渠道就是唾液，而人们交换唾液最常见且最有效的途径就是接吻，所以这种病得了一个披着浪漫外衣的名字：接吻病。

传染性单核细胞增多症和大多数疾病不同，它的测试是通过血清检测完成的。1931 年，耶鲁大学公共卫生学院教授约翰·罗德曼·保罗（John Rodman Paul）和沃尔斯·维亚尔·比内尔（Walls Willard Bunnell）在患者的血清中发现嗜异性抗体，从而开发出传染性单核细胞增多症的实验室测试，因此，这种方法被称作保罗 – 比内尔（Paul-Bunnell）测试。后来，这种测试方法被嗜异性抗体测试取代。开篇案例中医生对患者的检测，用的就是这种方法。

不过，只有检测方法还不够，还需要找到确切的病原体。1964 年，布里斯托尔大学的迈克尔·安东尼·爱泼斯坦（Michael Anthony Epstein）和伊冯娜·巴尔（Yvonne Barr）在伯基特淋巴瘤细胞中首次发现了该病毒。为了纪念他们的功绩，人们把他俩的名字首字母各取一个，就成了今天大名鼎鼎的"EB 病毒"

1967 年，费城儿童医院的维尔纳·亨勒与格特鲁德·亨勒夫妇（Werner and Gertrude Henle）发现了 EB 病毒与传染性单核细胞增多症的关系。处理该病毒的实验室的技术员感染了这种疾病。实验人员将从这位技术员身上采集到的样本和他未患病时的样本进行对比，可以明显观察到：病毒抗体的滴度①相比之前的显著升高了。这就直接印证了保罗和比内尔、爱泼斯坦和巴尔的研究成果，为治疗"接吻病"奠定了基础。

研究人员已证实，EB病毒存在于全世界的所有人群中，90%~95%的成人的EB病毒血清反应呈阳性。

在发展中国家，4岁前儿童EB病毒血清反应阳性率接近100%；而在美国的经济地位较低的人群中，EB病毒血清反应阳性率的范围为25%~50%。很多人认为，之所以有这么高的数据，是因为儿童间接触太过密切，以及个人卫生习惯有问题，为早期感染及随后传播EB病毒提供了机会。

童年期感染EB病毒，通常呈现亚临床状态②。虽然暴露率③高，但只有不到10%的儿童的患病表现会发展为临床感染。症状性感染的发病率从青少年期开始升高，直至成年。

人类针对传染性单核细胞增多症的大规模研究已有数十年历史。传统观点认为，其发病率的峰值在15~24岁年龄段。不过，英国的一些数据表明：传染性单核细胞增多症也可在更年长时发病，且病情更重，更需要住院接受治疗。成人中传染性单核细胞增多症相对少见，在成人咽炎中所占比例低于2%。由于儿童期曾暴露于EB病

---

① 抗体滴度是用来衡量某种抗体识别特定抗原决定部位所需要的最低浓度（也即最大稀释度）。一般表示为仍能产生阳性结果的最大稀释度。通常通过ELISA方法来检测抗体滴度。

② 亚临床状态也叫"无症状疾病"，指疾病过程中虽然没有症状，但往往有机体会受损害，发生紊乱的病理表现，还有防御、适应、代偿生理性反应。

③ 暴露率指和致病因子接触后，患上相应疾病的概率。

毒环境，绝大多数成年人不易被感染。

EB 病毒知识小科普

EB 病毒属于自限性病毒，一般一周左右可以自愈。

EB 病毒是一种广泛传播的疱疹病毒，属于疱疹病毒 4 型。它有一个多面衣壳，内有双链 DNA 作为遗传信息。

EB 病毒感染是极为普遍的：据估计，全世界多达 95% 的成年人携带此病毒，该病毒可在宿主记忆 B 淋巴细胞内建立持续终身的潜伏感染。儿童感染该病毒后通常无任何症状。但是，在青少年中，感染该病毒后有 30%~50% 的会发展成传染性单核细胞增多症，主要临床表现是不规则发热、淋巴结肿大、咽痛、外周血检查发现异形淋巴细胞，通常数周后症状减轻至消失，预后良好。

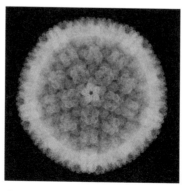

图 5-3　电子显微镜下的 EB 病毒

科学家们还没有从环境来源中发现 EB 病毒，这提示人类是其主要宿主，EB 病毒与人类有悠久的共同进化史。EB 病毒感染者可以间断排出病毒数月至数年。

接吻病是由 EB 病毒感染导致的急性传染病，会导致发热、患皮疹等症状。那么是不是只要发热、患皮疹就要服用抗生素呢？显然不是。治疗由病毒引起的疾病只服用对细菌有效的抗生素是没有任何效果的。如果感染了 EB 病毒，出现了传染性单核细胞增多症，服用某些抗生素还可能导致严重的药疹和肝功能异常。因此，在没有搞清楚病原前，出现发热千万不要自己乱用抗生素。如果医生考虑发热的原因是病毒感染，那就更没有必要服用抗生素了，否则可能适得其反。

接吻病知识卡片

感染途径	主要通过唾液暴露传播，通过性传播亦有报道。
潜伏期	5~15 日，多数为 10 日。
易感人群	人群普遍易感，多呈散发性，无季节和性别差异。
感染者症状	传染性单核细胞增多症是 EB 病毒感染引起的急性疾病，主要发生于青少年和青年中。典型特征为发热、淋巴结肿大、咽炎、疲劳、皮疹等，部分患者会有肝脾肿大症状。
如何诊断	• 根据临床表现，怀疑该病者应该检测外周血涂片。 • 如果外周血涂片异型淋巴细胞明显增多，则提示患者罹患传染性单核细胞增多症。

如何治疗	对症治疗为主；抗病毒治疗没有显示有助于患者的恢复，效果不明确，不推荐使用。
如何预防	• 目前尚无可以有效预防 EB 病毒感染的疫苗。 • 减少与活动性 EBV 感染患者的接触。

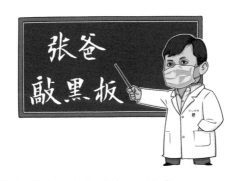

1. 什么样的人容易感染 EB 病毒？

EB 病毒感染不分年龄段，任何人都有可能感染 EB 病毒。青少年会多一些。

2. 如何通过预防让孩子远离 EB 病毒？

（1）远离患病人群，避免交叉感染。如无必要，不要带孩子去拥挤的地方，即便去，最好戴上口罩。

（2）作为父母，不要让别人随便亲孩子的手、口、鼻等区域，最多亲下额头或脸颊就可以了，因为这两个部位比较好清洁。

（3）培养孩子良好的生活习惯，勤洗手、不喝生水。

3. 为什么 EB 病毒感染者没有任何可见症状？

这说明感染者本人身体强壮，免疫力强。

4. EB 病毒有疫苗吗？

没有。

5. 感染 EB 病毒后，会引起哪几种疾病？

对于身体强壮、抵抗力较强的人来说，只有简单的发热、呕吐症状，最多只是有扁桃体发炎、咽喉肿痛、淋巴结肿大等症状。但是对于体质较差的人，尤其是儿童来说，感染 EB 病毒有一定的危险性。EB 病毒可能会侵入其脏器，引发比如脑膜炎、心肌炎、脊髓炎等疾病，严重时可能危及生命。

6. EB 病毒不治疗会自愈吗？

EB 病毒属于自限性病毒，一般一周左右可以自愈。但是对于体质较弱、抵抗力较差的人，还是应该主动就医。

7. 儿童感染 EB 病毒与大人感染 EB 病毒，症状不一样吗？

儿童和成人感染 EB 病毒的症状大体相似，只有程度上的不同。儿童发病时的体温通常都在 39℃左右，而且很难降下来。这样的情况会持续一周左右，最严重的能持续 10 多天。成人则只有简单的发热症状。

儿童和成人共同的症状是喉咙痛，呼吸困难。严重的还会引起扁桃体发炎，甚至是淋巴结肿大等。

不过，EB 病毒属于自限性病毒，不论是成人还是儿童，正常情况下都能在一周左右恢复健康，且不会留下后遗症。

8. EB 病毒呈阳性，意味着什么？

一般指的是抗体阳性，不一定代表患病，此时应该再去查核酸，之后根据临床表现来判断后续的治疗。

9. EB 病毒呈阳性者可以结婚吗？会不会传染给伴侣或孩子？

可以结婚。感染 EB 病毒之后，人体会产生相应抗体，从而产生免疫力。不会传染给伴侣和孩子。

06

环境播散传染病

水源污染要警惕，
皮毛制品有危险

爱国卫生运动放在什么时候都不为过。

本章介绍了因环境导致传染病暴发的一些案例，我们需要采取与环境相关的解决方案来预防病原体的传播。

维护公共卫生的关键之一是确保社区饮用水和生活用水的安全。建设并维护水处理设施花费不菲，有时，某些国家缺乏公共资金会导致水处理设施维护不善。即使在公共基础设施建设完善的国家，水处理标准仍无法去除所有的病原体，例如隐孢子虫，这是一种耐氯的原生动物病原体，在水处理过程中并不总是能够通过过滤系统被去除。游泳池和音乐喷泉之类的公共休闲水域可能存在设计缺陷或设备故障，导致粪便病原体污染和腹泻病暴发。

被污染的水还可以通过空调系统传播疾病。一些大型建筑物由使用冷却塔的空调系统制冷，如果水被军团菌污染并泄漏到空调管道中，军团菌可以在整个设施中被雾化，导致易感人群感染，进而导致疾病大面积暴发。

破伤风：
踩到一枚锈铁钉

在医院的急诊中，为深部穿刺伤患者接种破伤风疫苗是常规预防措施。破伤风是由破伤风梭菌侵入有损伤的人体组织引起的，在经济不发达地区较为常见。全世界每年发病数量约为 100 万例，死亡人数为 30 万~50 万。环境中的破伤风梭菌的芽孢无法被清除，只能通过疫苗接种等方式来预防控制。

2001 年 12 月 19 日，一名有高血压和冠心病病史的 86 岁男子，在做园艺时右手受伤。

12 月 22 日，患者到医院请医生进行了伤口处理。

12 月 26 日，患者找当地医生接受咽喉炎治疗（喉咙痛）。

12 月 29 日，因为说话、吞咽和呼吸困难，以及两天的胸痛和定向障碍，患者被送入急诊，确诊为中风，被送入全科病房。

2002 年 1 月 2 日，患者出现颈部僵硬和呼吸衰竭的症状，需要进行气管切开术和机械通气，被诊断为破伤风，并被转移到 ICU。在住院过程中，其病情开始复杂化，发生了两次心肌梗死，还发生了充血性心力衰竭、中风和肺炎。2月2日，患者去世。

2002年4月18日，一名有糖尿病、冠状动脉疾病和心脏瓣膜病史的68岁男子，右脚踩到生锈的钉子上。他的老伴用含有苯扎氯铵的表面防腐剂清洁了其伤口。

第二天，患者找医生护理伤口，该医生给他开了静脉注射头孢唑啉和处方口服环丙沙星和羟考酮。

4月22日，患者因为吞咽困难、轻度呼吸急促、腹痛、咽喉疼痛和下颌肌僵硬，至急诊就诊。体格检查发现：患者有肌肉僵硬和说话困难的症状。患者被诊断为疑似破伤风和右足蜂窝织炎（皮肤下组织感染），并被送入ICU。医生通过连续静脉输注，对患者给予甲硝唑、环丙沙星和咪达唑仑治疗。

4月23日，患者出现癫痫发作和需要机械通气的呼吸衰竭的症状。

4月27日，患者去世。

2002年4月10日，一名有高血压史的76岁男子右手受伤。

4月18日，患者出现说话困难和全身虚弱的症状。当时，他接受了中耳炎治疗。

4月20日，患者病情加重，出现了行走困难、说话和吞咽困难的症状，到某医院急诊部就诊。患者没有向主治医生报告任何伤口病史，接受的是肌内注射类固醇皮质激素和抗组胺药治疗。

4月21日，病人向另一急诊部寻求治疗，被诊断为破伤风，入住ICU，并给予保护性机械通气。

4 月 22 日，他接受了 3 000 单位的破伤风免疫球蛋白注射，并开始服用甲硝唑。因甲氧西林敏感的金黄色葡萄球菌肺炎和伪膜性肠炎，病程复杂化，患者延长了住院时间。

6 月 17 日，患者出院。

破伤风的前世今生

因为破伤风的潜伏周期为一周左右，中国古人称之为"七日风"。

认识破伤风

破伤风是一种古老的疾病。

《史密斯外科纸草书》是埃德温·史密斯发现的古埃及医书，上面记载了从公元前 21 世纪到公元前 16 世纪，古埃及的 48 个外科病例。而其中之一就是破伤风。当时的医生已经观察到患者有外伤的同时，还出现颈部僵硬等症状，说明当时的人已认识到伤口与致命性肌肉痉挛之间的关系。

希波克拉底也描述过一位水手的综合征，其特点是骨骼肌过度收缩。他用希腊语中的"紧张"一词来命名这种痉挛性麻痹，这就是"破伤风"（tetanus）名称的由来。

古代埃及、亚述、罗马和印度都经历过长期战乱。这些国家的军医们在大量的战场救护中逐渐摸索出一个诀窍：在包扎伤口之前，要将某些伤口保持为开口或开放数天。这样做可以降低破伤风感染的概率。

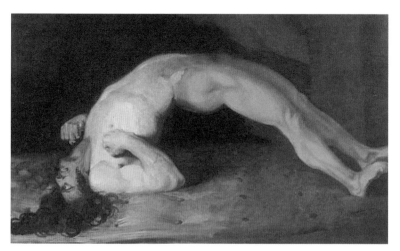

图 6-1　中枪后得破伤风的士兵
（1809 年由外科医生兼艺术家查尔斯·贝尔爵士创作）

中国也不例外，而且我们的研究更深入。在魏晋南北朝时期，我们就有了详细的破伤风记录。当时的破伤风被称为"金创"，特指"由金属利器造成的开放性创伤"。当时有部专门写此类创伤的著作叫《金创疭瘛方》（音纵气），这里的"疭瘛"就是指受伤后肌肉紧张，伴有手足痉挛、抽搐等症状。

到了隋唐时期，医生认为患者的抽搐、肌肉紧张等症状是伤口受风寒所致，便创造了"破伤风"这一名称，沿用至今。《理伤续断方》一书提出了预防性意见："不可见风着水，恐成破伤风，则不复可治。"

对"破伤风"的错误认知导致不少人误会了其治疗方法，很多人受伤后会穿上厚重的衣服保暖。其实古代战场上的军医在长期救护中发现，如果身上出现伤口，保持开放状态反而能降低患破伤风的概率。

这种现象，源自破伤风梭菌的特殊性。

破伤风梭菌是一种厌氧菌，只能在缺氧的环境下生存，比如人或动物的肠道内。所以感染破伤风需要两个条件：一是伤口受到破伤风梭菌的感染，或是受到其芽孢的感染；二是创口开放且深，内部有组织失活的外伤，形成缺氧环境，之后才引发破伤风。

不过即便如此，破伤风梭菌本身是不具有侵袭力的，真正有杀伤力的是它产生的神经毒素，这种毒素被称为"破伤风痉挛毒素"，其作用主要是阻止抑制神经冲动的传递介质释放，破坏上下神经元之间的正常传递。导致的结果是肌肉只会收缩，不能正常舒张，长期处于紧绷的状态。患者最终往往死于呼吸衰竭导致的窒息、心力衰竭。毒死 70 公斤的成人，只要 0.000 175 毫克毒素。

到 18 世纪末的时候，人们还不知道破伤风梭菌，也不知道之所以出现这种现象是因为这种病菌在氧气充裕的条件下反而长不好，更不知道破伤风是一种疾病，甚至能伤害没有受伤的婴儿。

19 世纪初，苏格兰海岸附近的一个孤岛圣基尔达暴发了新生儿破伤风。1855—1876 年，56 名婴儿中共有 41 名死于"为期 8 天的疾病"，这种疾病其实就是新生儿破伤风。

因为破伤风的潜伏周期为一周左右，中国古人称之为"七日风"。早期非常容易被忽视，等到出现症状时，多已是晚期。

发现破伤风病原体

破伤风第一次被发现与土壤有关联是在 1884 年。

当时，亚瑟·尼古拉尔（Arthur Nicolaier）从非寄生的厌氧土壤细菌中分离出一种叫"士的宁"类毒素，人在感染这种毒素之后的反应和破伤风症状极其相似。

同一年，意大利都灵大学两名病理学家安东尼奥·卡莱（Antonio Carle）和乔治·拉东（Giorgio Rattone）进一步阐明了这种疾病的病因。他们将致命破伤风患者的脓液注入兔子的坐骨神经，导致兔子感染了破伤风。这次实验首次证实了破伤风具备传播能力。但究竟是什么导致了破伤风，还是要等 5 年后由北里柴三郎来回答。

1889 年，北里柴三郎正在科赫的实验室里学习细菌学。这一年，他从患者身上分离出破伤风梭菌，发现这种病菌被注入动物体内后会大量繁殖，而繁殖过程中会产生毒素，正是这种毒素导致了破伤风。更重要的是，北里发现，这种毒素可被特异性抗体中和。

1890 年，北里柴三郎和细菌学家埃米尔·冯·贝林（Emil von Behring）一起研究抗破伤风毒素的血清。历时三年，他们终于实验成功，第一次大规模试验的结果充分证实了它的功效。北里因拓展了血清学而名载史册。贝林也因为在破伤风研究领域的贡献，获得了 1901 年诺贝尔生理学或医学奖。

1897 年，埃德蒙·诺卡德（Edmond Nocard）指出，破伤风抗毒素可诱导人体被动免疫，可用于预防和治疗破伤风。这意味着，人们可以不必等到受伤后再去打针吃药，而是可以通过疫苗获得免疫力。

在引入免疫接种之前，人们没有办法预防破伤风感染。所以第一次世界大战前的现代军队，感染破伤风的概率和古代军队感染破伤风的概率相差不大。然而，自引入破伤风免疫接种后，情况就大不一样了。"一战"期间，军队大量使用破伤风抗毒素，大大降低了破伤风的死亡率。

20 世纪 20 年代，加斯顿·拉蒙（Gaston Ramon）发现可以用甲醛灭活破伤风毒素。得益于此，P. 德孔贝（P. Descombey）于 1924 年研发出破伤风类毒素疫苗。这次，疫苗的试验场变成了第二次世界大战。在第二次世界大战中，破伤风类毒素疫苗被广泛用于士兵之中，破伤风这种曾经肆意蹂躏军队的疾病，最终只影响了十几名美国军人。

消灭新生儿破伤风任重道远

1940 年以来，发达国家的儿童几乎普遍接种了破伤风类毒素疫苗。因此，这些地区破伤风的发病率得以大幅平稳下降。

与此相反，由于没有稳定供应的疫苗和完善的公共卫生体系，破伤风仍是发展中国家的地方性流行病。尤其是在发生自然灾害（如地震和海啸）之后，发病率变得更高。

据估计，全世界每年破伤风发病数量约为 100 万例，死亡人数为 30 万~50 万。2002 年，破伤风导致全球范围内约 18 万个新生儿死亡。

　　世界卫生组织曾把到"1995 年消灭新生儿破伤风"当作目标，但在 2008 年全球仍有约 59 000 名新生儿死于破伤风。当然，与 1988 年相比，死亡率已经下降了 92%。但令人遗憾的是，截至 2014 年，仍有 24 个国家未根除产妇和新生儿破伤风。

破伤风知识小科普

　　当你踩到锈铁钉，要第一时间用含碘溶液清洁穿刺伤口周围皮肤表面。

　　破伤风是由破伤风梭状芽孢杆菌引起的致死率较高的急性感染。破伤风梭状芽孢杆菌在自然界中广泛存在（土壤、物体表面、动物肠道），当破伤风梭菌的芽孢通过破损皮肤，侵入人体组织时，它在缺氧环境中会繁殖并分泌破伤风毒素。破伤风毒素通过神经系统进入脑部，干扰了正常的神经信号传递，导致肌张力增强、痛性痉挛和广泛的自主神经不稳定。

　　破伤风梭状芽孢杆菌感染的重要条件是伤口需形成厌氧微环境：

　　（1）伤口窄而深（如刺伤），伴有泥土或异物污染。

　　（2）大面积创伤、烧伤，坏死组织多，局部组织缺血。

　　（3）伴有需氧菌或兼性厌氧菌混合感染。

　　临床上对于非清洁的表浅伤口，尤其是混有泥土、排泄物、铁锈等，以及弹伤、烧伤、冻伤等相关伤口，要考虑感染破伤风梭菌的可能。

所以，当你踩到锈铁钉时，正确的处理方法如下：

（1）伤口处理：常规使用含碘溶液或其他抗菌溶液（例如氯己定），清洁穿刺伤口周围皮肤表面。同时应通过注射器或其他装置，在中等压力下用水灌洗穿刺伤口。

（2）异物评估和移除：应尽可能移除异物，以降低伤口感染概率。

（3）破伤风免疫制剂的使用：在我国，婴儿在出生后第 3、4、5 月各进行一次百白破基础免疫，之后分别于 1.5 岁及 6 岁进行加强免疫，之后每 10 年可进行加强免疫，对于此类接受全程主动免疫者，仅需要肌注 0.5ml 破伤风类毒素，不需要使用抗毒素或者免疫球蛋白。

对于既往免疫史不详或没有接种破伤风疫苗的患者，建议注射破伤风抗毒素。如有皮试结果呈强阳性的过敏体质患者，最好使用破伤风免疫球蛋白。越早注射越好，即使受伤超过 24 小时也应该注射。然后按照成人全程免疫接种程序接种破伤风疫苗。

破伤风
知识卡片

感染途径	破伤风梭菌在泥土中广泛存在，会通过皮肤伤口进入人体。
潜伏期	潜伏期为 3~14 天，可短至 1~2 天或长达数月。
易感人群	人群普遍易感。

感染者症状	张口困难，下巴张不开，进而出现全身肌肉强直收缩，剧烈的肌肉痉挛，患者会因此感受到剧烈疼痛。痉挛会因为噪声、身体接触或光照而触发。自主神经过度兴奋的症状：早期表现为易激惹性、躁动、发汗和心动过速；在疾病的较晚阶段，表现为大量出汗、心律失常、血压不稳及发热。
如何诊断	典型的临床表现和暴露史往往就可以诊断破伤风。
如何治疗	• 通过抗菌药物阻止体内的破伤风梭菌产生毒素，通过抗毒素中和非结合毒素，同时需要使用药物控制肌肉痉挛和自主神经功能障碍，保证患者呼吸功能正常（可能需要气管插管和呼吸机辅助呼吸）。 • 破伤风患者一旦被确诊，应立即开始接受总共三剂、间隔至少两周的破伤风和白喉类毒素主动免疫接种。
如何预防	• 对于穿刺伤和其他高危暴露者来说，首先必须常规使用抗菌溶液清洁穿刺伤口周围皮肤表面，尽可能移除异物，以降低伤口感染概率。 • 接种含破伤风类毒素的疫苗，既往接种史不详者使用破伤风抗毒素/免疫球蛋白。

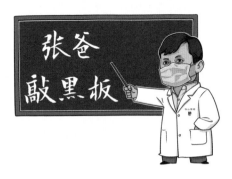

1. 被猫抓狗咬后会得破伤风吗?

被猫抓狗咬之后，应该首先关注是不是已经接种了狂犬疫苗。如果猫狗都来历清晰，近期也没有被不明来历的猫狗咬过，基本就可以排除患狂犬病的风险。接下来再看猫抓狗咬的伤口，如果只是浅表层的伤口，且伤口没有出血的话，就不必要担心。但如果伤口较深，已经穿透了真皮层，伤及肌肉层，那就需要当心患破伤风了，此时可以去医院就诊，用双氧水清洗伤口，并注射破伤风抗毒素。

2. 如果不治疗，创伤后多长时间会感染破伤风?

应当在创伤后 24 小时内清洗伤口，并注射破伤风疫苗；如果伤口较大，应该进行缝合。超过 24 小时，就起不到预防作用了。

3. 哪种情况下的伤口，一定要打破伤风针?

一般的小伤口可以简单处理，但是有三种情况务必接种破伤风。

（1）较深的损伤。比如已经穿透真皮层，肉眼可以看到肌肉层甚至骨骼。

（2）生锈的金属器具、木屑造成的伤口。这种即便是伤口较小，也有很大可能会造成感染。

（3）烧伤、烫伤、大面积损伤。这三种都会有大量组织坏死，容易造成感染。

一旦出现以上三种情况，务必在 24 小时内就医，接种破伤风疫苗。

4. 宝宝一旦受伤，就要打破伤风针吗?

是不是需要打破伤风针，主要看是什么样的伤口，是什么样的器物造成的损伤，在什么环境下造成的损伤。

第一看浅表层的伤口，如果没有出血，就没必要打破伤风针。

第二看器物，如果是生锈的金属器，比如铁钉，就一定要打破伤风针。

第三看周围环境。如果孩子是在野外，受伤后接触了土壤，就有可能感染，一定要去打破伤风针。

5. 多久打一次破伤风疫苗?

破伤风疫苗接种计划有两种。第一种是主动免疫。生平第一次打破伤风针，有效期一年。一年后再打一针，免疫力可以持续四年。

第二种是在受伤后再去打破伤风针，之前从未打过，那么这一次注射的有效期为 10 天左右。如果伤口较深，感染厌氧菌的话，一周后可以追加一针。

6. 如何预防破伤风?

预防破伤风一般可以从四个方面入手:主动免疫、被动免疫、生活习惯及正确处理伤口。

第一,主动免疫。破伤风疫苗是国家强制儿童接种的,所以只要严格遵循国家接种计划,儿童期可以得到很周全的保护;成年后,国家也推荐每10年接种一次破伤风疫苗;对于一些特殊职业,比如军人、警察、建筑工人、野外工程人员、厨师等,国家都有特定的免疫接种计划。

第二,被动免疫。被动免疫就是在出现伤口后才去接种疫苗。这个需要根据实际情况,听医生的安排。

第三,生活习惯。日常生活中如果留心,可以避免许多隐患:比如将刀具放置在专用的刀架上,剪子有专门的封套,不去文身,做园艺工作时戴手套,等等。

第四,正确处理伤口。一旦受伤,要第一时间止血。等血液止住后,用清水清洗伤口,然后用可靠的消毒湿巾清洁伤口周围,如果家中备有碘酒和消毒棉签、棉球也可以使用。这时要仔细观察伤口内部,如果发现有异物,不要犹豫,尽快就医。如果够幸运,没有异物,就可以使用外敷的抗生素软膏涂在伤口周围。最后用绷带包扎即可。

布鲁菌病：
牛奶之中好藏身

有这么一种细菌，起初被当成球菌，后来又被归为杆菌，既能使人感染，又能使动物感染，可致命。它所引发的疾病是世界上最常见的人畜共患疾病，目前在全球的流行率居高不下。这种细菌在体外存活能力很强，在肉制品和奶制品中都能长时间存活，在土壤中甚至可以存活 40 天以上。它十分容易使实验室人员感染，还曾被当作生物武器开发研究。这种古老而危险的细菌，就是布鲁菌。

1999 年，美国新罕布什尔州一名女子突然出现头痛、发烧、发冷、腹泻等症状，人也突然变得烦躁不安。3 月 25 日，她被送往新罕布什尔州的 A 医院，并确诊为布鲁菌病。由于患病已经超过 3 天，病情比较严重，医护人员需要给她上呼吸机治疗其呼吸衰竭问题。

经过 3 周的重症监护，患者被转移到马萨诸塞州波士顿的 B 医院。其当日血清与住院第 4 日配对血清标本显示：布鲁菌抗体效价升高了 16 倍，这提示患者感染了布鲁菌。但是患者家属向医院工作人员反映：患者从来没有接触过布鲁菌的病原体。

两天后，患者家属突然想起，患者的病情可能是她男友在公寓内存放的"实验室研究"和"培养物"造成的。患者男友是一名研究海洋生物学的外国人，在当地大学工作过，最近已经回国。

患者家属赶紧将实验室中的培养瓶、培养皿和培养基送到 B 医院。这些容器装着不知名的透明液体，有些还标有 20 世纪 80 年代的日期。

第 27 天，医院实验室公布了鉴定结果，患者的感染确实与这些实验器皿有关。只是，这到底是一次生物恐怖袭击，还是偶然接触导致的感染呢？

第 28 天，美国疾控中心和新罕布什尔州卫生与人类服务部（NHDHHS，后文简称"州卫生部"）收到了相关通知。此前，被动监测系统没向州卫生部报告过有人患布鲁菌病。在收到通知之后，州卫生部联系了医院护士，得到的答案是：几周内没发现过其他异常发热病例。

就在这一来一回间，患者因成人呼吸窘迫综合征，死在了 B 医院。

公共卫生当局要求进行尸检。然而，医院病理学工作人员认为其中可能存在感染风险，故推迟了尸检。

布鲁菌病的前世今生

细菌学家埃文斯开始怀疑：许多模糊定义的发热性疾病，会不会其实就是由饮用未经高温消毒的生牛奶引起的？

从"马耳他热"到巴氏消毒法

19 世纪 50 年代，俄国与英、法为了争夺控制西亚的权力，展开了一场长达三年的战争。由于最长、最重要的战役都在马耳他的克里米亚半岛上展开，所以后世称之为"克里米亚战争"。战争期间，有一种疾病在交战双方士兵中肆虐，患者会出现无力、失眠、低热、食欲差、上呼吸道发炎等症状。这一疾病引起了英国医务人员的注意，并称之为"马耳他热"。

"马耳他热"就是现在的"布鲁菌病"。

从 19 世纪到 20 世纪初，"马耳他热"给英国军队带来了严重的健康问题，导致出现 6 000 多起病例，造成 574 人死亡。1860 年，马耳他的英国陆军助理外科医生 J. A. 马斯顿（J. A. Marston）首次准确描述了这一疾病。人类在接触布鲁菌后，通常有 2~4 周的潜伏期，之后才出现症状。症状包括：急性起伏发热（90% 以上的病例症状）、头痛、关节痛（50% 以上的病例症状）、盗汗、疲劳和厌食。后来的并发症可能包括：关节炎、附睾 – 睾丸炎、脊椎炎、中枢神经系统感染、肝脓肿和心内膜炎。由于主要是在地中海范围内观察到这些情况的，马斯顿称之为"地中海胃潴留热"。此外，它还有过"意大利热""那不勒斯热"等诸多名字。

1887 年，戴维·布鲁斯爵士从死于"马耳他热"的英国士兵体内分离出了羊布鲁菌。布鲁斯将其归类为球菌，确定这种病菌正是"马耳他热""地中海胃潴留热"等各种"热"病的元凶。为了纪念戴维·布鲁斯，人们用他的姓来命名这一菌属，称之为布鲁菌

（Brucella）。后来，人们发现布鲁菌分为好几种，毒性各不相同。而"布鲁菌病"这个名字，也逐渐取代了19世纪的"地中海热"和"马耳他热"及其他各种地方性的"热"病，成为这种疾病的官方名称。

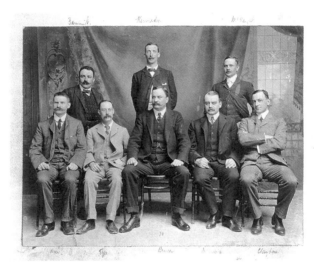

图 6-2　戴维·布鲁斯（中），地中海热病委员会成员

1897 年，丹麦兽医贝恩哈尔·邦（Bernhard Bang）分离出了一种杆菌，并将之命名为"流产杆菌"。他认为是病原体加重了牛自发流产，并给这种疾病命名为"邦氏病"。当时，没有人知道这种杆菌与"马耳他热"的病原菌有关。

在 20 世纪初，美国细菌学家艾丽斯·C. 埃文斯（Alice C. Evans）在研究流产杆菌时发现，它与布鲁菌几乎无法被区分：短杆与长圆，到底算杆菌还是球菌？最后科学家干脆创造出一个新类别：这些"双型"病原体既不是球菌，也不是杆菌，而是一种球杆菌。

当时，布氏杆菌在美国奶牛中引发了一种地方性疾病，牛群经常发生传染性流产。埃文斯几乎可以肯定，导致奶牛流产的细菌和"马耳他热"的致病菌相同。之后，她想弄明白：为什么在美国没有被广泛诊断或报告"马耳他热"的病例？

她开始怀疑：许多模糊定义的发热性疾病，会不会其实就是由饮用未经高温消毒的生牛奶引起的？

1918 年，她最终将流产杆菌（牛布鲁菌）和马耳他微球菌联系起来，并将它们放入杆菌科中。这场球/杆菌之争，就此尘埃落定。

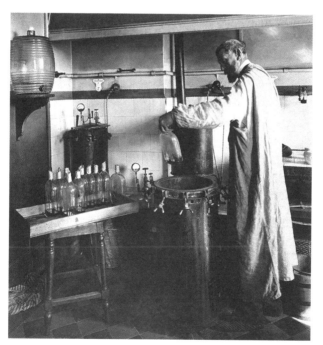

图 6-3　路易斯·巴斯德创建的巴氏消毒法改变了时代

20 世纪 20 年代，埃文斯的假设得到了证实。而且，随着细菌科学的进步，美国乳制品行业也开始了广泛变革：人们加强了奶牛场的清洁标准，并对乳制品执行严格的巴氏杀菌标准，食品安全情况由此大为改善。

人们在食品安全上征服了布鲁菌，却看中了它的杀伤力。作为一种极具传染性的病原体，布鲁菌可以通过气溶胶传播，这让布鲁菌有了通过空气散布的能力。因此它最先被引入美国曾经的进攻性生物武器计划。

1955 年，美国在阿肯色州的派恩布拉夫军械库为空军生产布鲁菌混凝土集束炸弹。12 年后，由于生物武器难用又难掌控，美国停止了布鲁菌武器的开发。1969 年 11 月 25 日，理查德·尼克松总统宣布：禁止开发所有生物武器。

布鲁菌病在中国

《中华人民共和国传染病防治法》将布鲁菌病列为乙类传染病，中国动物疫病预防控制中心将其列为 II 类重点疾病。

1905 年，中国首次出现了人类布鲁菌病例的报道。

1950 年以来，人们开始对布鲁菌病进行连续调查。

20 世纪 80 年代之前，布鲁菌病的肆虐在动物和人类中一度相当严重，由于防控力度和水平的提升，布鲁菌病发病率逐年下降。到 2001 年，动物布鲁菌病的发病率已经被控制在一个安全水平，但人类布鲁菌病的发病率却大大增加。

到 2008 年，我国已经在 19 个省建立了 21 个动物和人类布鲁菌病监测点，以密切监测 / 预防疾病的暴发。

除了监控，我国还开发了几种疫苗用于疾病预防和控制。除了兽用的布鲁菌 S2、牛布鲁菌 S19 和羊布鲁菌 M5，我国还是全球少数几个使用疫苗预防人类布鲁菌病的国家之一（牛布鲁菌 104 M）。

2019 年 7 月 24 日至 8 月 20 日，中牧兰州生物药厂在生产兽用布鲁菌疫苗过程中，因为使用了过期消毒剂，导致生产发酵罐废气排放灭菌不彻底，使携带含菌发酵液的废气形成含菌气溶胶，被排放到外围空气中。这时正在刮东南风，这些危险的气溶胶随风飘向下风口的中国农业科学院兰州兽医研究所（简称"农科院兰州兽研所"）。

2019 年 11 月 28 日，农科院兰州兽研所的两名学生被检测出布鲁菌抗体呈阳性。第二天校方又发现两人感染。这引起了校方的重视，校方立即对全校师生进行布鲁菌抗体检测，又陆续发现几个病例。这一消息引起了部分学生的恐慌，他们开始自行前往医院或疾控中心，进行布鲁菌抗体检测。这就是"兰州兽研所布鲁菌抗体阳性事件"。

事件发生后，上级立即成立专项小组，关闭了兰州兽研所所有实验室，停止相关实验活动。同时开设绿色通道，为需治疗的抗体阳性人员提供规范化治疗。国家卫健委、农业农村部先后派出 40 多名专家赶赴兰州，与省市专家组成调查组，对兰州兽研所及相邻的中牧兰州生物药厂进行了全面调查，对兰州兽研所实验楼、实验动物、职工食堂、2016 年以来研究生入学时留存的血清标本，以及中牧兰州生物药厂周边区域环境、相关人员进行了抽样检测。

专家组认为，兽用疫苗菌株为人工减毒的弱毒菌，且含菌气溶胶经过一定距离扩散后，人吸入或接触的剂量低，一般没有症状。个别人出现轻微症状，经规范治疗后，愈后情况良好。

截至 12 月 25 日 16 时，兰州兽研所的学生和职工血清布鲁菌抗体初筛检测累计 671 份，实验室复核检测确认抗体阳性人员累计 181 例。抗体阳性人员除一名出现临床症状外，其余都没有出现临床症状。而因吸入所导致的抗体，将会在 3~6 个月开始衰减，直到彻底消失，不会对人体造成危害。

布鲁菌病知识小科普

8℃条件下，布鲁菌在牛奶中可存活长达 2 天，在冻肉中可存活长达 3 周，在山羊奶酪中则可存活长达 3 个月。

布鲁菌病简称布病，是一种古老的人畜共患病，人及牛、羊、猪、犬等动物均易被感染。

布鲁菌是患该病的罪魁祸首，是一种长得又短又小的细菌，可能是临床实验室中可见的最小革兰阴性微生物之一。在 8℃条件下，布鲁菌可在牛奶中存活长达 2 天，在冻肉中可存活长达 3 周，在山羊奶酪中则可存活长达 3 个月。如果土壤潮湿，随动物排泄物排出的布鲁菌存活时间可超过 40 天。最常用的消毒剂及巴氏消毒法均可以消灭布鲁菌。

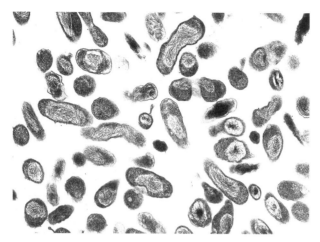

图 6-4 介于球菌和杆菌形态之间的"球杆菌"

人通常由于接触患病的牲畜、污染物及奶、肉制品而感染。病畜的阴道分泌物特别具有传染性，其皮毛、各脏器、胎盘、羊水、胎畜、乳汁和尿液也常会染菌，排菌可达数月至数年，接生者非常容易被感染。在城市中，人们主要由于食用病畜的乳制品或肉制品而感染，比如不正规的烤肉摊。

布鲁菌病是一种人畜共患病。就我国来说，西北和东北地区较为常见，特别是畜牧区。由于感染布鲁菌后会造成细菌在全身扩散，因此会导致出现脑膜炎、骨髓炎、心内膜炎等，甚至危及生命。治疗布鲁菌病一般需要多药联合治疗和较长的治疗时间，因此如果治疗不彻底会容易复发。同时，由于它是人畜共患病，单从人的角度来预防控制很难取得很好的效果，需要林业和农业部门共同参与防治。需要指出的是，布鲁菌病从总体来看每年的新发病例数有逐渐增多的趋势，并且在我国南方地区也越来越常见，需引起警惕。

布鲁菌病知识卡片

感染途径	大众多是因食用或接触未经巴氏消毒的牛奶及奶制品，食用或接触未煮熟的肉类被感染。实验室工作人员主要因吸入实验过程中产生的感染性气溶胶被感染。农民、屠宰场工人、兽医往往是因为意外皮肤破损后感染了这类细菌。
潜伏期	通常为 1~3 周，偶可长达数月。
易感人群	人群普遍易感。农民、屠宰场工人、兽医和实验室工作人员是高危人群。
感染者症状	典型表现包括发热、盗汗、肌肉关节痛、乏力等。症状可突然发作或隐匿性发作，在数日至数周内发展。骨骼和泌尿生殖系统是最常受累的部位。
如何诊断	接触史和临床表现是非常重要的诊断依据。 确诊有赖于血液及相关标本的培养，血清学抗体的检测。
如何治疗	抗菌药物治疗有效，首选多西环素联合链霉素 / 复方磺胺甲噁唑，或利福平联合喹诺酮类药物。
如何预防	目前没有特效人类疫苗，只有适用于动物的疫苗。 预防感染的关键是注意个人和饮食卫生，比如奶制品的消毒煮沸、处理肉类生熟分开。

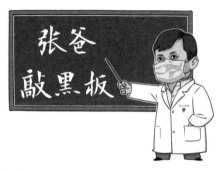

1. 布鲁菌和布氏杆菌是同一种致病菌吗?

是的。布鲁菌因为形态正好处于球菌和杆菌之间，早先被定义为杆菌，后来人们发现说它是球形也说得通，最后干脆新开一个类目，叫"球杆菌"。

2. 布鲁菌存在于哪些动物体内?

养殖的牛、羊、猪都是布鲁菌的高发物种。

3. 布鲁菌是如何传播的?

主要是畜牧业中人与牲畜的互动。布鲁菌主要感染牛、羊、猪等家畜，主要传播途径是体液、乳汁、肉、内脏、皮毛等。人在处理肉类时，如果手有刮伤、破损，不及时消毒、包扎的话，就极易感染。未煮沸、充分消毒的奶制品也会使人体感染，所以奶制品一定要消毒后吃。布鲁菌还可以通过空气传播。

4. 布鲁菌可以在体外存活多久?

布氏菌的繁殖对营养要求较高，生长缓慢，分裂一次时间为 132~227 分钟。尤其是初代分离的野生株生长更慢，通常需 5~7 天，有的甚至需 20~30 天才可生长出可见的菌落。

5. 布鲁菌会人传人吗?

布鲁菌的传播途径是牲畜—人，人与人是不会互相传染的。

6. 人感染了布鲁菌会有什么症状?

人患布鲁菌病后的临床表现有发热、多汗、乏力、骨关节和肌肉疼痛、淋巴结肿大、肝脾肿大，男性患者可能有睾丸、附睾肿胀等症状，女性患者可能患乳腺炎等。

7. 为什么布鲁菌可用于做生物武器?

布鲁菌有强大的杀伤力，可以借助气溶胶，通过空气散布，于是就被人当作生物武器了。

8. 在中国可能感染布鲁菌病吗?

布鲁菌病是由布鲁菌引起的人畜共患传染病。中国有广大的畜牧区，我们自然也有可能感染布鲁菌。所以《中华人民共和国传染病防治法》规定其为乙类传染病。

9. 还有哪些类似布鲁菌病的人畜共患病?

世界上已证实的人畜共患病约有 200 种，较重要的有89 种。炭疽、狂犬病、结核病和布鲁菌病就是最重要的人畜共患病。

10. 平时食用牛羊肉时，应如何防范感染布鲁菌？

只要遵循这两个原则就行：

（1）来历不明的肉类不要吃，只到正规经营渠道买肉。

（2）不煮熟煮透不要吃。

军团病：
躲在空调里的微生物

临床上，我们常把支原体肺炎称为"非典型肺炎"，因为它的临床特征和治疗抗菌谱不同于普通细菌性肺炎。其实，肺炎支原体不是唯一的"非典型"病原体，历史上还有一种病原体也是"非典型"家族中的一员。这个病原体有一个响亮的名字——军团菌，曾引起重大病毒暴发事件。

1999年2月19—28日，一年一度的花卉节在荷兰北部小镇博芬卡斯珀尔（Bovenkarspel）举行，这是世界上最大的室内花卉展览之一。

展会上，一家供应商展出了几款休闲热水浴缸。为了展示效果，商家想把其中一款浴缸注入水，然后将水加热到37℃。为了取水方便，商家用附近长时间不用的消防龙头注水。

有基本常识的人都知道，长时间不流通的水一定是"不新鲜"的，容易滋生各种各样的细菌。而37℃正是许多细菌的最佳生长温度。更重要的是，有些客户适应不了消毒剂刺鼻的气味，要求供应商不要向水中添加用于消毒的氯。供应商答应了这一要求，却没想到酿成了大祸。

从 3 月 7 日起，有 13 名患者被送往霍伦市（Hoorn）的医院治疗。由于这家医院条件有限，无法诊断病因，院方紧急向阿姆斯特丹的学术医疗中心（AMC）求助。通过检测，AMC 诊断出其中 6 名患者患有军团病。通过追根溯源，他们很快就发现了花卉节与患者的相关性。

3 月 12 日，荷兰国家公共卫生及环境研究院（RIVM）向所有医生和医院发出疫情警报，提醒他们密切关注花卉节游客和有肺炎样症状的人。

在随后的几周内，RIVM 一共收到来自全荷兰的 318 例病例。所有患者都在 2 月 22 日之后参观过花卉节，并于 2 月 25 日—3 月 16 日发病。

在这次疫情中，军团菌共计杀死了 32 人，另有 206 人为重症患者，重症患者中有许多人出现了永久性的健康问题。

军团菌的前世今生

军团菌的发现，促使世界范围内的空调控制系统制定了新的行业规定，以减少军团菌在冷凝水中繁殖的可能。

发现军团菌的过程可谓经过了千难万险，毕竟，自 20 世纪初以来积累的所有细菌学和病理学的综合经验都在说：病原体不是细菌。

——威廉·H. 福奇

致命的庆典

美国《独立宣言》发表 200 周年的庆典期间，费城地区暴发了一种神秘的肺炎，令医生和公共卫生官员感到困惑。

1976 年 7 月 21 日，美国退伍军人协会在宾夕法尼亚州费城的贝尔维尤 – 斯特拉特福德酒店召开了为期 3 天的年会。超过 2 000 名退伍军人参加了这次会议，参会人员以男性为主。选择这个日期和城市召开会议，是为了配合庆祝 1776 年美国《独立宣言》在费城签署完成。

7 月 24 日，为期 3 天的美国退伍军人协会会议结束。多名参会人员回家后开始出现胸痛、发高烧、胸腔有积液等症状。

7 月 27 日，61 岁的退役美国空军上尉、美国退伍军人协会的簿记员雷·布伦南（Ray Brennan）在家中因"心脏病发作"去世。7 月 24 日晚，布伦南从会场回到家中时，曾抱怨感到疲倦。

7 月 30 日，60 岁的退伍军人弗兰克·阿韦尼（Frank Aveni）也死于"心脏病"。另有 3 名退伍军人也是如此，他们都参加过费城的退伍军人大会。

8 月 1 日，又有 6 名参会的退伍军人去世。他们的年龄从 39 岁到 82 岁不等，和雷·布伦南、弗兰克·阿韦尼及其他 3 位退伍军人一样，他们的身体都出现了疲倦、胸痛、胸腔有积液和发烧的症状。

其中 3 名退伍军人有共同的医生：宾夕法尼亚州布卢姆斯堡（Bloomsburg）的欧内斯特·坎贝尔（Ernest Campbell）。坎贝尔医生注意到，这 3 名男子都在费城参加过退伍军人协会举办的大会，于是联系了宾夕法尼亚州卫生部门。美国退伍军人协会的官员也收到几名成员突然死亡的通知。截至 8 月 2 日，已有 12 人死亡，另有112 人住院。

鉴于许多病人都参加过美国退伍军人协会举办的大会，且研究人员尚未搞清楚这一疾病的病原体，人们遂将这种新病命名为"军团病"。

西班牙流感再次来袭?

医生最初怀疑此次疫情的罪魁祸首是流感。如果是这样的话，人们担心费城会成为流感大流行的中心，因为 1918 年西班牙流感在全球范围内造成的死亡人数多达 1 亿。

有鉴于此，宾夕法尼亚州卫生部部长伦纳德·巴克曼（Leonard Bachman）考虑对该市进行隔离检疫。巴克曼每天举行一次新闻发布会，有时甚至每天举行两次，向公众介绍疫情的进展。费城还专门设立了一条电话热线，来收集潜在病例的报告。

然而，研究人员采集到的所有患者样本，对可能导致类似症状的所有已知病毒、细菌和真菌的检测，均呈阴性。此外，该疾病未显示二代感染的证据，也就是说，病人似乎没有将疾病传播给和他们接触的人。

虽然没有发生致命的大流行，但问题仍然存在：杀死退伍军人的，到底是什么病毒？

流行病学家发现的线索

首个病例被报道后的一周内，患者中共有 149 名退伍军人，其他 33 人要么是本地人，要么是到过贝尔维尤 – 斯特拉特福德酒店。在这 182 例病例中，有 29 人死亡。

为了找到答案，当地卫生官员和州卫生官员组成了一个团队，向参加会议的 10 000 名退伍军人及其家人进行了问卷调查。在把调查结果输入计算机进行分析后，流行病学家确定：患病的人都去过贝尔维尤 – 斯特拉特福德酒店。

此外，美国退伍军人协会举办那次大会后不久，在酒店举行过一次国际圣体大会（International Eucharistic Congress），几位与会者也患上了同样的神秘肺炎。8 月 14 日，流行病学家在新发疾病病例定义中增加了一条：患者发病前一定都在贝尔维尤 – 斯特拉特福德酒店出现过。

感染源藏在酒店里吗？那为什么酒店工作人员没有出现症状呢？

虽然这次疫情在 8 月底已经结束，但调查仍在继续。美国疾控中心进一步深入展开了调查，到 9 月，调查重点已从疾病携带者等外部因素转移到酒店环境本身。

在没有发现明确感染病原体的情况下，医生将注意力转向化学毒素。因为感染者的症状大致与镍中毒的症状相匹配，有人猜测病人可能吸入了羰基镍，也可能是吸入了燃烧商业报纸所产生的烟雾。研究人员还测试了酒店使用的杀虫剂和清洁产品，寻找可能导致神秘疾病暴发的任何线索。

贝尔维尤－斯特拉特福德酒店的业务也因为疾病的暴发而急剧下降。酒店的入住率从 80% 下降到最低点 3%。曾经繁华的餐厅、酒吧和咖啡店门可罗雀。11 月，酒店业主不得不宣布贝尔维尤－斯特拉特福德即将关门。

微生物学家的重要贡献

虽然美国疾控中心的反应很快，宾夕法尼亚州卫生部门也做了快速响应，但在疫情暴发时，人们进行这场流行病学调查时没有叫上微生物实验室专家和研究人员。而参加现场调查的流行病学家，也没有跟实验室检测标本的微生物学家进行有效的沟通。

其实在 1976 年 8 月，美国疾控中心微生物学家约瑟夫·麦克达德（Joseph McDade）在样本中发现过一种奇特的杆状细菌，但是没能得出什么明确的结论。

麦克达德有个习惯，要在每年的圣诞节整理一下一年来的工作。就在这时，他发现了当初那个涂片。麦克达德决定再仔细观察一遍涂片，结果在涂片的角落里发现了一小撮微生物。微生物聚集在一起，这不是偶然现象。那么它和军团菌有关系吗？麦克达德取出当时封存的样本，在鸡胚上培养。与以往不同，做这次培养实验时，他不再使用抗生素，而是让样本中的组织自由生长。

7天后，鸡胚死了。麦克达德用它们做了新的涂片。和上次一样，他又发现了同样的杆状细菌群落。这是导致军团菌暴发的元凶吗？麦克达德先前研究立克次体病积累的经验，在此次研究中帮了大忙：他没有使用当时主流的细菌检测技术，而是用了一种专门为研究立克次体而开发的新技术"希门尼斯染色"。麦克达德取了一些军团菌患者的血清样本，与鸡胚中培养的微生物混合。如果患者的血清中含有这种微生物的特异抗体，经过希门尼斯染色后，就会发出荧光。而实验结果确如麦克达德所料，血清发出了荧光。

麦克达德立即将研究结果上报，并进行了进一步的实验。直到50年后，麦克达德依然能清晰地回忆起当时的场景："在患病早期，采集的血样中没有或极少存在抗体，而患病后期的样本中抗体含量很高，这表明患者感染了这种细菌。那一刻我们明白，病原体找到了。"①

1977年1月18日，美国疾控中心在新闻发布会上宣布了这一发现。后来，该细菌被命名为"嗜肺军团菌"（Legionella pneumophila）。

1977年12月1日，《新英格兰医学杂志》刊登了麦克达德关于费城军团病暴发调查的论文。

消息传出，更多的科学家加入进来，对麦克达德的实验做进一步研究。于是，科学家有了更多的发现。原来，曾有科学家在1947年就分离出嗜肺军团菌，只是他完全没有往这方面想；研究立克次

---

① https://www.cdc.gov/mmwr/preview/mmwrhtml/00045731.htm.

体的专家玛丽莲在1959年也发现了与嗜肺军团菌极其相似的微生物，现在人们才知道她发现的是军团菌的两个新种：博氏军团菌和麦氏军团菌。

藏身于水源

事情并没有就此终结。在之后的1977年、1978年和1980年，美国又多次暴发军团菌疫情。但在防疫过程中，人们逐渐发现：酒店、医院这样的环境特别容易发生军团菌疫情。仔细调查后，人们才明白：军团菌是在酒店空调系统的冷却塔中繁殖，然后通过建筑物中的水系进行传播的。

这是因为军团菌的最佳生长温度为22.8~45℃。酒店、医院等地方大多安装了大量适合军团菌生长的设施：淋浴花洒、热水浴池、建筑喷泉等。

准确地说，军团菌污染的是水源。

明白了这一点，美国公共卫生部门便立即展开调查，结果发现美国一大半的冷却塔都被军团菌污染。如果不处理，被污染的水就会雾化形成包裹军团菌的气溶胶，通过人的呼吸直接进入肺部，引发疾病。

同时，军团菌还是一种"狡猾"的生物。在自然界中，它会引诱其他微生物吃它，然后在微生物体内繁衍，最后把新生的军团菌释放到水中。

在人体内，军团菌会故技重演：引诱微生物吃它，帮它繁殖。

只不过它这次引诱的对象变成了人体的肺泡细胞。

军团病的谜底就此揭开。

这一发现，促使世界范围内的空调控制系统制定了新的行业规定，以减少军团菌在冷凝水中繁殖的可能。

截止到 2012 年，已经发现的军团菌属包括 52 种和 70 多个血清型，有近一半的军团菌种和人类的疾病相关，尤其是其中的嗜肺军团菌种，有 90% 的军团菌感染是由嗜肺军团菌引起的。

曾经多次暴发

在对储存的样本进行回顾检测时，美国疾控中心的调查人员发现，最早的军团病暴发，可追溯到 1943 年"布拉格堡热"。

此后，1965 年 7—8 月，华盛顿特区圣伊丽莎白医院暴发肺炎，有 78 人感染，16 人死亡，该肺炎后来也被认为是军团病。

1967 年 7 月，密歇根州庞蒂亚克的一个卫生部门暴发了一种名为"庞蒂亚克热"的疾病，所幸没有人死亡。研究人员做回顾研究后发现，该病也由军团菌引起。但庞蒂亚克热不是军团病，它比军团病更温和，而且庞蒂亚克热患者的相关症状中没有出现肺炎症状。

开头案例中荷兰博芬卡斯珀尔军团病暴发，有 318 例感染，至少 32 例死亡和 206 例严重感染，是历史上规模较大的一次军团病暴发。

历史上最大规模的军团病暴发，于 2001 年 7 月发生在西班牙穆尔西亚医院。截至 2001 年 7 月 22 日最后一例确诊时，该医院已记录了 800 多例疑似病例；其中有 636 例为临床诊断病例，449 例确诊，6 例死亡，病死率约为 1%。

历史上最具标志性的军团病暴发，就是 1976 年费城这次。当时，疫情感染了 221 人，致死人数比荷兰那次还多 2 人（共 34 人）。通过这次疫情，军团病在人类历史上第一次得到了确认，"军团菌"的名称也就此诞生。1976 年疫情暴发之后，军团病还有过其他名称："费城热"和"军团热"。

2017 年，美国疾控中心只用"军团病"这一术语来描述由军团菌引起的严重肺炎。2018 年，世界卫生组织也只用了这一个术语。

军团病科普小知识

夏季享受空调带来舒适的同时，也要当心空调系统的风扇运转产生含有高浓度军团菌的气溶胶。

军团病并不是一种军队的职业病。引起军团病的病原体是嗜肺军团菌。它是一种革兰染色阴性需氧杆菌，对生长环境要求严格，需要在一定的温度（25~42℃）和含有氧气的环境中才能很好地生长。细菌主要存在于长时间不流通的水循环系统中。

许多人，包括医护人员可能会认为呼吸道感染的病原体都是通过飞沫或者空气传播的。但是嗜肺军团菌的特别之处在于，虽然军团病患者咳嗽咳痰所产生的飞沫含有军团菌，但这种飞沫颗粒较大，无法进入人类肺泡。实际上,气溶胶才是军团菌传播、传染的重要载体,比如被军团菌污染的大型空调系统冷却塔、淋浴喷头、温泉游泳池、超声雾化器械等都会产生传播军团菌的气溶胶。夏季享受空调带来舒适的同时,也要当心空调系统的风扇运转产生含有高浓度军团菌的气溶胶。

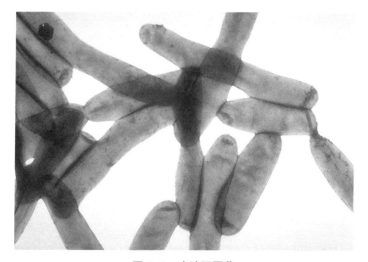

图 6-5　嗜肺军团菌

如果不慎饮用了含有军团菌的水,并不会感染军团菌。军团菌至今未见明确人传人的证据。因此,对于军团病的患者,不需要进行呼吸道隔离,也无须在日常接触中采取防范措施。

军团病知识卡片

感染途径	吸入含有军团菌的气溶胶。大型空调系统冷却塔、淋浴喷头、温泉游泳池、超声雾化器械等都会产生传播军团菌的气溶胶。军团病不会人传人。
潜伏期	2~10 天，一般为 5~6 天。
易感人群	人群普遍易感，大多数感染发生在免疫力低下和肺功能受损的患者身上。
感染者症状	该病临床表现多样，且缺乏特异性，但基本都会有肺炎的临床表现。最典型的表现是高热、呕吐、腹泻和肺炎。
如何诊断	在临床症状和肺部 X 线影像改变的基础上，如果通过细菌培养，或者是尿抗原检测，或核酸检测阳性，可以明确诊断。
如何治疗	及时服用合适的抗感染药物，常用大环内酯或喹诺酮类抗菌药物。
如何预防	目前尚无有效的疫苗。 主要是避免相关生活用水污染，需要定期对通风系统和水源进行氯化物消毒。水箱中的水要保持温度大于 60℃或小于 20℃，同时避免水停滞，保持循环和流动。

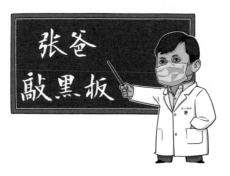

1.嗜肺军团菌是如何传播的?

嗜肺军团菌主要躲在长时间不流通的水体里,一旦这些水体因为种种原因被气雾化,就会产生气溶胶。人在呼吸时,吸入这些气溶胶,就会导致患军团病。

2.空调一冬天没有清洁,会滋生军团菌吗?

空调具有最大的风险。空调里如果有军团菌,军团菌会在里面滋生繁衍,进而感染人。军团菌不会凭空出现,因此定期清洗空调很重要。

3.除了军团菌,空调里还存在哪些细菌?

空调里的细菌有很多,军团菌是其中比较厉害的一种。需要定期清洗空调。

4.地暖中会滋生军团菌吗?

有可能。军团菌的繁衍需要三个条件:温度在25℃至42℃、含有氧气的环境、长时间不流通的水循环系统。但是地暖在家庭里是一个相对封闭的系统,没有条件产生和释放气溶胶。所以不必过于担心,目前国际上的地暖技术也比较成熟,使用历史也很长,比较安全。

5. 军团病可能发生全球大暴发吗?

这是一种经环境污染然后传染给人的传染病,人际传播率低,不易造成大暴发。加强对环境卫生的管理,就可以避免多数人感染了。

6. 有疫苗可以预防感染军团菌吗?

目前还没有。

7. 军团菌会在人与人之间传播吗?

军团菌主要靠人体通过呼吸,吸入嗜肺军团菌导致患疾病,但人体不能产生同样的气溶胶传播细菌,所以不会出现"人—人"传染。

8. 军团菌致癌吗?

不会致癌。

9. 哪类人是军团病的易感人群?

人群普遍易感,中老年人更常见。

10. 军团病不治疗能自愈吗?

军团病的临床表现分为肺炎型和非肺炎型。肺炎型 1~2 天内会出现发热症状,体温可达 40℃ 左右,而且会高热不退。多数情况下,体温会在 8~10 日后下降,肺炎等症状随之好转。但是重症患者会出现心、肝、肾脏功能损伤，严重的会危及生命。

　　非肺炎型一般潜伏期为 5~66 小时，多数为 36 小时。发病初期也会发高烧到 39℃以上，但是 3~5 日会自愈，而且恢复较好，不会留下后遗症。

炭疽：
一个信封引发的生化危机

大量牲畜死亡，对于牧民和兽医来说是沉重的打击，往往意味着经济损失。而传染病医生更加担心的是接触牲畜的人也跟着患上疾病。这类跨物种传播的疾病，在医学上有个专用名词：人畜共患病。炭疽就是其中一种。炭疽包括皮肤炭疽、肠炭疽、呼吸道炭疽等，即便能治疗，也会有 25%~80% 的死亡率。

2000 年 5 月，美国北达科他州某农场有 4 头牛死亡。

在接下来的 4 个月里，当地 31 个农场，累计死了 157 头牲畜。人们只好自发起来进行善后。共有 62 个人参与进来，他们有的负责动物护理，有的负责接种疫苗，有的负责处理动物尸体。

有个 67 岁的老汉处理了 5 头死牛。整个过程很规范，他全程戴着皮手套。但是在 8 月 23 日，他发现自己脸上有一小块"磕伤"。两天后，他发现"磕伤"在扩大，于是他赶紧到医院就诊。

医生仔细检查了症状："磕伤"已经扩大到 2.4 厘米，相当于一枚 1 元硬币那么大。周围有一圈紫边，里面有个直径 0.5 厘米的黑色焦痂（结痂），下面有坚硬的皮下结节。而病人没有发烧、不适、头痛、瘙痒、吞咽困难等症状。

医生给病人开了口服抗生素，并嘱咐先观察一下。

8月28日，患者的焦痂从三天前的0.5厘米扩大至1厘米，只好再次去医院就诊。医生对患者感染区域的焦痂进行了采样和涂片检测。结果发现，这是通过动物传染给人的皮肤炭疽，是炭疽芽孢杆菌感染皮肤造成的。

炭疽的前世今生

炭疽病主要传播的是炭疽杆菌的芽孢，人一旦感染上，皮肤上就会出现黑炭一样的水泡，所以人们用古希腊语中的"炭"为其命名。

不死的芽孢

1876年，德国微生物学家费迪南德·尤利乌斯·科恩接待了医生兼科学家罗伯特·科赫。科赫向科恩清楚地展示：炭疽杆菌是炭疽病的病因，炭疽病菌的生活史是"杆菌—芽孢—杆菌"的循环，芽孢可以存在较长时间而不死。

经科恩的推荐和介绍，科赫的发现引起德国科学界的轰动。科赫也受邀到柏林，继续开展微生物研究。在柏林，科赫研发出细菌染色剂，优化了他的细菌摄影技术，发明了固体培养基，并且分离培养出结核杆菌。

1884 年，科赫提出了微生物致病理论的核心原则：

第一，这种微生物必须能够在患病动物组织内找到，而未患病的动物体内则找不到。

第二，从患病动物体内分离的这种微生物，能够在体外被纯化和培养。

第三，经培养的微生物被转移至健康动物体内后，动物将表现出感染的征象。

第四，受感染的健康动物体内能分离出这种微生物。

一直到今天，这 4 条环环相扣的原则依然是证明病原微生物致病性的不二法则，也被称为"科赫法则"。

19 世纪后期，科赫在一系列开创性的实验中，发现了炭疽的生命周期和传播途径。他的实验不仅有助于我们了解炭疽病，也有助于阐明微生物在引发疾病过程中起到的作用。在那个年代，人们还在为"自然发生论"与"细胞学说"争论不休。而科赫继续研究其他疾病的机制，并因发现导致结核病的细菌，获得 1905 年诺贝尔生理学或医学奖。

人类炭疽和动物感染密不可分

在 20 世纪五六十年代，美国有超过 80% 的炭疽病例与和进口山羊毛制成的产品接触有关。

在 20 世纪后期和 21 世纪，吸入炭疽的发生率开始降低，这主要得益于工业卫生条件的改善，进口受污染动物材料开始减少，高危工人开始接受免疫接种。

在 2001 年生物恐怖袭击事件发生之前，美国炭疽病的最后一起致命病例发生在 1976 年。一名织布工人因接触了从巴基斯坦进口的纱线，死于吸入性炭疽。

在中国，时至今日，流行性炭疽疫情依然时有发生。2018 年，内蒙古通辽、黑龙江桦南县种畜场相继发现疑似牛炭疽和羊炭疽疫情，共有数十头牛羊发病或死亡，十余人疑似被感染而入院接受治疗。

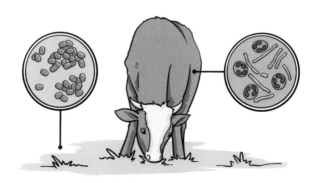

图 6-6   原本休眠的芽孢进入动物体内后被激活并开始复制

接触动物皮毛而感染炭疽的风险很低，但仍偶尔发生。

2007 年，美国康涅狄格州的一名男子感染了皮肤炭疽。此前他曾用受污染的非洲山羊皮加工制作传统乐器鼓。他 8 岁的孩子尽管与皮革没有直接接触，但也染上了皮肤炭疽。卫生部门调查显示，该男子家中有多个区域被炭疽芽孢杆菌污染，尽管所有的制鼓工作都是在后院进行的。

2009 年，美国新罕布什尔州的一名 24 岁女性感染了胃肠炭疽。此前，她曾短暂演奏过受污染的皮鼓。取样显示，鼓和周边环境都受到了污染。

"9·11 白色粉末信件"事件

自 "9·11" 事件发生一周后的 2001 年 9 月 18 日开始，短短几周内，美国发生了好几起炭疽袭击事件。而且其针对目标都是美国国会大厦、邮局、新闻中心这样的重要机构。美国联邦调查局将这一案件命名为"美国炭疽袭击事件"。

2001 年 9 月 18 日，5 封含有炭疽粉末的信件，从美国新泽西州寄往美国几大重要的传媒机构。一周后，也就是 9 月 25 日，美国全国广播公司的一名员工收到了第一封信。10 月 1 日，她发低烧，皮肤出了严重的皮疹。医生给她开了抗生素盐酸环丙沙星制剂，这是一种治疗炭疽的有效药物。

10 月 7 日，第二位受害者住进了迈阿密的医院，医生在他的鼻腔里发现了炭疽杆菌。

紧接着，受害者越来越多。

10 月 11 日，出现第三位受害者。

10 月 12 日，纽约广播公司一名员工成为第四位受害者。

10 月 13 日，美国媒体公司有 5 名员工感染。

截止到 10 月 14 日，感染炭疽的患者已经达到 12 人。《太阳报》编辑斯蒂文斯成为第一个因感染炭疽而去世的人。警方在他用过的键盘里发现了大量炭疽颗粒。

然而这还没完。10月2日，第二批"炭疽信件"悄然上路，这次的目标是民主党领袖汤姆·达施勒和民主党参议员帕特里克·莱希。和上次不同，这次的信件更加"精致"。信中携带的1克炭疽粉末纯度极高，而且被人用专用的高级喷雾器喷涂在信上，让人防不胜防。

美国各级政府立即宣布进入紧急状态，美国疾控中心成立了应急指挥中心，政府拨款750万美元，更新全国检测网络；同时，给各个重要部门紧急安装炭疽探测器；布什政府委任一位生化专家做总指挥，并且提议国会拨款15亿美元，用来购买抗生素和反生物恐怖装备；安排重要部门的人员立即服用预防性抗生素。

不怪美国政府紧张，在人类历史上，炭疽实在是个难缠的角色。

炭疽病主要传播的是炭疽杆菌的芽孢，人一旦感染上，皮肤上就会出现黑炭一样的水泡，所以人们用古希腊语中的"炭"为其命名。不过，皮肤接触并不是最可怕的感染，呼吸系统传播才是最可怕的。

炭疽芽孢一旦进入人体的呼吸道，会首先潜入淋巴结，并开始大量繁殖。最终，惊人数量的新生芽孢会进入血管，引发大面积的组织损伤和内出血，如果没有得到及时治疗，因呼吸系统感染而患炭疽病的死亡率将高达85%。

更可怕的是炭疽的超强生命力。当下许多杀菌消毒方式对它都无效。苏格兰人曾发掘出一个中世纪医院，发现其中有当时掩埋的炭疽芽孢，以及周围为了杀灭炭疽的石灰。然而，这些重见天日的芽孢之后竟然复活了。

炭疽还有超强的传播能力。1克炭疽粉末中，含有超过1万亿个炭疽芽孢。很难想象如果不及时制止，已经出现的 7 封信所包含的 7 克炭疽粉末，能造成多大的危害。

对于这样恐怖的存在，总有人试图把炭疽当作武器，并为此付出惨重代价。1942 年英国在苏格兰高地附近一座无人岛上实验炭疽炸弹。事后，人们对岛上的一切进行焚烧和掩埋。但是 30 多年后的 1979 年，人们在对岛上的土壤采样进行研究后，发现每克土壤里仍然有 3 000~45 000 个炭疽芽孢。无奈之下，英国人用 300 吨甲醛浇灌了岛上每一寸土地，才解决了这场"生化危机"。如今，这座岛依然寸草不生。

再回到美国，调查人员通过邮戳，发现信件是从新泽西寄出的，进而聚焦到普林斯顿。最后他们只在普林斯顿大学校园附近的一个邮箱里发现了炭疽芽孢。

经更进一步调查，调查人员还发现了炭疽的来源——竟然是美军自己研制的。那么调查人员是如何判断的呢？

对 DNA 可变数目串联重复区段的分析表明，信件上的是 Ames 菌株。这种菌株是美国军方专用于生物防御研究的，由此，调查人员否定了这些炭疽来自民间实验室的猜测。

在对邮寄的芽孢中发现的全基因组 SNP（单核苷酸多态性）与来自实验室样本的 SNP 进行比较后，美国疾控中心和联邦调查局把嫌疑人范围缩小到了全美 50 多名科学家身上，他们都掌握着利用炭疽芽孢制造武器的技术。

调查初期，关注重点主要聚焦在生物武器专家史蒂文·哈特菲尔（Steven Hatfill）身上，但他最终获得无罪释放。

另一名嫌疑人是布鲁斯·爱德华·埃文斯（Blues Edward Evans），他于 2005 年 4 月 4 日左右成为调查焦点。

埃文斯是一名科学家，曾在德特里克堡（位于马里兰州弗雷德里克）政府生物防御实验室工作。2007 年 4 月 11 日，埃文斯受到定期监视。联邦调查局发现，病毒袭击事件发生前，埃文斯经常违规调取炭疽材料；正好是在 2001 年，埃文斯保管的炭疽杆菌"丢失"，而他却没有上报；在埃文斯的更衣室里，人们发现了埃文斯藏匿的炭疽杆菌样本；埃文斯是普林斯顿大学毕业的，经常参加大学聚会，而出现炭疽芽孢的邮箱距离聚会场所只有 100 米左右。2008 年 7 月 29 日，埃文斯因服用过量对乙酰氨基酚去世。由于嫌疑人是在审理此案之前自杀，该案件从未提交法院审查。

2008 年，联邦调查局曾请求美国国家科学院评估他们在调查中采用的科学方法。2011 年，美国国家科学院发表了他们的评估报告。报告称：通过炭疽芽孢的遗传分析，发现联邦调查局提出的科学证据不足以证明埃文斯是罪魁祸首。

联邦调查局回应称，单靠科学的确不可能得出明确的结论，他们是综合了多种因素才认为埃文斯是嫌犯的。但是，很多相关的信息至今仍然属于机密。

至此，美国"炭疽恐怖事件"历时 7 年，算是画上一个句号。在此次事件中，美国一共有 22 人感染，11 人是吸入型感染，5 人死亡。为了预防和处理生物武器的侵袭，美国耗费超过 10 亿美元。光是清洁一个邮政中心，就耗时 26 个月，花费 1.6 亿美元。

整个过程中，调查人员共审问了 9 000 多人，进行了 67 次搜索和 6 000 多次传训。

据联邦调查局称，这次调查是"执法史上规模最大、最复杂的调查之一"。

这次袭击强化了美国对生物武器的警惕。2003 年，美国把用于生物战相关的资金提高到 15 亿美元；2004 年又通过了"生物盾牌计划"法案，计划在之后的 10 年内，提供 56 亿美元购买新的疫苗和药物，以应对之后的生物武器攻击。

对这起生物恐怖袭击案件的调查，带来了两个意料之外的发现。

第一，在通过高速邮件分拣机时，密闭的信封中的炭疽芽孢会通过空气传播。

第二，通过空气传播的芽孢沉积到物体表面上很久之后，依然可能导致芽孢的气溶胶化，进而导致人体被感染。

美国参议院办公大楼关闭 25 天后，美国参议员办公室进行了一项研究。参议员收到了由其工作人员打开的信封。最初，穿着无菌防护服的人在办公室套房周围放置了取样装置，然后离开了该区域。之后，他们返回污染区域，并模拟办公室活动，例如步行、分拣邮件、移动垃圾桶。在模拟活动期间，空气传播的芽孢浓度增加了 65 倍，证明炭疽芽孢的再次气溶胶化是可能的。

炭疽疫苗是谁发现的？

19 世纪，炭疽对法国等地的经济带来了巨大的威胁。马、牛和羊为易感群体，国家拨出大量资金用于研究和研发疫苗。

　　1881 年 5 月，法国科学家巴斯德带领助手让 – 约瑟夫·亨利·图桑（Jean-Joseph Henri Toussaint）、埃米尔·鲁（Émile Roux）等人，在普伊勒堡（Pouilly-le-Fort）进行了一次公开实验，以展示他研发的疫苗的接种情况。

　　他准备了两组动物，包括 25 只绵羊、1 只山羊和几头牛。一组动物注射巴斯德制备的炭疽疫苗两次，间隔 15 天；对照组未接种疫苗。第一次注射后 30 天，两组动物均被注射活炭疽细菌培养物。随后，未接种疫苗组的所有动物均死亡，而接种组中的所有动物均存活。

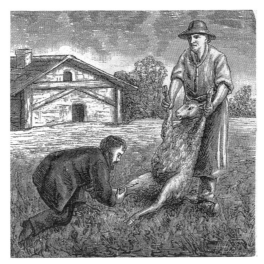

图 6–7　图像记载巴斯德在为绵羊接种炭疽疫苗

　　当地媒体、国家媒体乃至国际媒体纷纷报道了巴斯德的实验后，巴斯德打算将疫苗出口到国外。他利用自己的名望，在欧洲和亚洲建立了巴斯德研究所。1888 年，他的外甥阿德里安·卢瓦尔前往澳大利亚，试图在新南威尔士州引进疫苗，对抗炭疽病。但这种疫苗在澳大利亚农村没有获得成功，很快就被当地研究人员约翰·冈恩（John Gunn）和约翰·麦加维·史密斯（John McGarvie Smith）开发的更有效的疫苗取代。

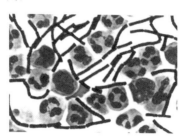

图6-8 血液涂片中的炭疽杆菌

1954年，人用炭疽疫苗上市。这是一种无细胞疫苗，而不是兽医用的巴斯德式活细胞疫苗。1970年，一种改良版的无细胞疫苗上市。

炭疽知识小科普

感染炭疽的动物死后，动物尸体所在的土壤中，可以分离出炭疽杆菌，这些细菌能存活几十甚至上百年。

炭疽的病原体是炭疽杆菌，其特点是细菌的表面可以披上一层厚厚的盔甲——荚膜，以抵抗人体内白细胞的攻击，同时使其可以在恶劣的条件下长期存活。感染炭疽的动物死亡后，动物尸体所在的土壤中，可以分离出炭疽杆菌，这些细菌在土壤中以芽孢的形式存在，通常并不生长，处于休眠状态，但是对外界具有很强的抵抗力，能存活几十甚至上百年。如果条件有利，它可在土壤中繁殖。

炭疽是一种人畜共患病。深藏于土壤中的炭疽芽孢杆菌的主要感染对象是牛、马、羊等食草动物。牛马羊把草连根拔起时带出芽孢，从而接触或吸入土壤中的炭疽杆菌。一旦细菌进入动物体内，在具备氧、水等营养的适宜环境下，细菌就会活跃起来，形成芽孢，进行繁殖并产生毒素。人在接触这些动物的肉、皮毛，或者患病牲畜的血液或其他排泄物时，会意外被感染。

在动物炭疽疫苗不太普及的发展中国家，许多地区会持续发生流行性炭疽。在南美洲和中美洲的农业区、亚洲中部和西南部、南欧和东欧，炭疽杆菌呈地方性发病势态。

人类炭疽病是一种罕见疾病，常见于非洲、亚洲中部和南部地区、南欧，南欧甚至比非洲大陆的一些地方更常发生，在北欧和北美并不常见。

在全球，每年至少有 2 000 例感染炭疽的病例。皮肤感染占 95% 以上，如果不治疗，皮肤炭疽导致的死亡率会达到 24%；肠道感染的死亡率为 25%~75%；呼吸道炭疽的死亡率为 50%~80%，即使进行治疗，死亡率也难以大幅降低。

炭疽是一种通过环境传播的传染病，不但可以通过气溶胶吸入感染，还可以通过接触和食用含有炭疽芽孢杆菌的物品而感染，虽然感染方式不同，但都有可能是致命的。与军团菌不同的是，炭疽的传播不需要水源，并且微小的炭疽芽孢可以在没有氧气和极端温度下存活数十年甚至更长时间，正因为此，炭疽才会成为恐怖分子眼中的"香饽饽"。但是，炭疽作为人类最早鉴定分离到病原体的传染病，目前不但有有效的治疗药物，也有疫苗可用，最关键的是患者在发病早期能够被发现，由此能避免更大范围的感染和伤亡。

**炭疽
知识卡片**

感染途径	可通过 4 种途径侵入人体：消化道摄入、皮肤接触、呼吸道吸入和静脉注射。
潜伏期	皮肤炭疽的潜伏期通常为 5~7 天，吸入性和消化道炭疽的潜伏期为 1~7 天。
易感人群	炭疽通常发生在畜牧业及其相关产业（接触动物或动物皮毛）的工作人员当中，静脉吸毒人员感染注射性炭疽的风险比较高。应当防范生物恐怖主义故意播散的粉末状炭疽杆菌。
感染者症状	• 皮肤炭疽最常见，病变多见于面、颈、肩、手、脚等裸露部位的皮肤。初期为小而瘙痒的丘疹，之后迅速扩大并发展成中央水疱，随后破溃糜烂，留下伴有黑色焦痂的坏死性溃疡。常出现周围组织水肿及淋巴结肿大。 • 肺炭疽较少见，早期类似于流行性感冒，数日后病情明显加重，出现严重的呼吸道症状，包括呼吸困难和低氧血症。 • 肠炭疽极其罕见，症状包括高热、剧烈腹痛、腹泻、呕血、黑便，并很快出现腹水。
如何诊断	• 接触史和临床表现是非常重要的诊断依据。 • 确诊有赖于各种分泌物、排泄物、血液等的涂片检查培养到细菌。
如何治疗	尽早治疗，首选青霉素 G，或者头孢菌素和氨基糖苷类抗生素，喹诺酮类抗生素对本病亦有疗效。
如何预防	对于可能因职业接触炭疽杆菌芽孢的人员，建议使用炭疽吸附疫苗（AVA）进行暴露前疫苗接种。对于所有已证明或怀疑吸入炭疽杆菌气溶胶的无症状人员，应考虑进行对炭疽的暴露后预防（PEP）口服抗菌药物，首选药物是多西环素或环丙沙星，并接种炭疽疫苗。

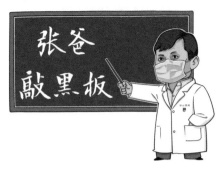

1. 感染炭疽的动物需要被隔离吗?

需要。感染炭疽的动物,会很快死去。这时要做到不接触、不宰杀、不食用、不买卖,立即报告当地农业部门,由该部门进行处理。

2. 食用感染炭疽的死牛肉,会感染炭疽吗?

会的。人感染炭疽主要有三种途径:皮肤、消化道、呼吸道。因此人吃了受污染的食物会经由消化道感染炭疽,所以来历不明的肉类不要吃。

3. 植物炭疽和动物炭疽有什么区别?

植物炭疽一般是指一种由真菌感染引起的植物疾病,是一种农业病害;而动物炭疽是由炭疽芽孢杆菌这种细菌引起人和动物感染的传染性疾病。致病源和感染对象都不一样。

4. 人接触植物炭疽会被传染吗?

不会。目前有人畜共患病,还没有动植物共患病。

5. 炭疽杆菌会人传人吗？

人与人之间互相传染的可能性不大，只有接触炭疽患者的分泌物、排泄物，且接触部位刚好有伤口时，才可能会感染。

6. 人感染了炭疽杆菌，会得什么病？

人感染炭疽杆菌后，症状表现为皮肤溃疡、出现质地坚硬的焦痂，同时伴有高热、腹泻等症状。在表皮表现为皮肤炭疽，侵入内脏则会引发肺炭疽、肠炭疽、脑膜型炭疽、败血型炭疽等。感染这种疾病后应及时治疗，否则可能危及生命。但是即便接受治疗，也会因为感染部位的差异而引发不同的结果，比如感染了肠炭疽，死亡风险是 25%~75%；如果呼吸系统被感染，那么死亡率会达到50%~80%。

7. 炭疽可以被制成生化武器吗？

是的。某些国家和组织就看中了炭疽的杀伤力和传播力，以及难以彻底消灭的特质，把炭疽作为武器使用。

8. 炭疽病毒会通过空气传播吗？

可以。炭疽传播的一个非常重要的途径就是通过呼吸道传播，引发肺炭疽。

9. 炭疽病可以治愈吗?

炭疽病是可以治愈的。在大多数情况下，炭疽芽孢杆菌对青霉素没有抗药性，还有多种广谱抗生素对炭疽的治疗有效，可根据具体情况选用。治疗皮肤炭疽不难，除了使用抗生素，只需要做简单的创面处理。其他类型的炭疽病情一般复杂且较重，需要根据具体情况对症治疗。

但是病情拖到晚期，特别是出现全身出血症候的时候，就很难救治了。

所以，早发现、早治疗是必须严格遵守的原则。

10. 平时吃牛羊肉，应该注意些什么?

来历不明的牛羊肉，再便宜也不要买、不要吃。一定要通过正规渠道购买、食用。因为正规渠道的肉类都会经过检疫，只要煮熟煮透就可以放心吃。

07

新发传染病
与大流行
隔离、疫苗和特效药

人类不断侵入自然界，压缩动物领地，自然界封存的微生物会不断随着城市化进入人类社会。在人类可以上天入地的今天，我们不得不面对加快速度进入人类社会的传染病。

在 20 世纪中期，由于抗生素的发现和使用，更好的卫生条件，更好的营养，以及疫苗等传染病的预防措施的实施，至少在发达国家中，许多传染病接近被消除状态。但是，当被认为已根除的疾病（例如疟疾和结核病）在 20 世纪后期卷土重来时，人们对传染病的控制就变得难以预料了。除了这些疾病的复发，还出现了新的传染病，例如，AIDS、SARS、埃博拉、禽流感和新型冠状病毒肺炎。在这个全球旅行变得更为容易的时代，国际间的商务和观光旅行变得稀松平常，人们为了寻求更好的工作机会而迁移，还有人由于战争和政治冲突而流离失所，新发与再现的传染病是对全球人健康的真正威胁。

一种错误的认知是，传染病在不发达国家中是更普遍的存在。随着 21 世纪人们的流动，疾病在全球蔓延的风险更高。没有哪个国家能幸免于传染病的流行，2020 年的新冠肺炎流行就是一个例子。

新发传染病是由新的病原体引起的，人们对其尚无免疫力，因此它能迅速在人群中传播。SARS 和新冠肺炎都是新发传染病的典型案例，它们是由人类以前未知的冠状病毒引起的。

再现传染病是人类已知的病原体，其发病率下降后会重新出现。再现传染病已经存在很长时间，并且会在不同的时间或地域复发。例如，存在于非洲和中东已有数百年历史的西尼罗河病毒于 1999 年通过一条未知的途径在纽约皇后区重新流行，随后，这种传染病一路从纽约向西传播。

新发与再现传染病给医学界和政府带来了压力，这要求它们通过识别和控制病原宿主，合作进行预防，寻找有效的治疗方法和疫苗来控制流行病的传播。

传染病专家曾经担心，同时患有流感和胃肠感冒的患者，其体内两种不同病毒的病毒蛋白可能会结合形成新的"超级流感"。而从新冠肺炎的全球大流行来看，我们永远无法确定下一次新发或再现传染病暴发的地点或时间，以及病原体的具体种类。也就是说，人类的防备或许永远不能尽善尽美，因此无论如何强调新发传染病的重要性都不为过。

从 SARS 到 MERS 再到新冠肺炎：
神秘莫测的冠状病毒

SARS

2003 年 2 月，一个名叫约翰尼·郑（Johnny Chen）的 48 岁美籍华裔商人因病住入越南河内的法国医院。在生病前三天，他从中国香港乘飞机来到河内。住院后，他的病情迅速加重，病入膏肓。其不同寻常的临床表现使医生们认为他患了一种罕见的疾病。

为了寻找神秘疾病的病因，医生请来了世界卫生组织的传染病专家卡洛·乌尔巴尼医生。乌尔巴尼于 2 月 28 日到达河内的法国医院，来亲自诊治该名患者。他研究了该名患者的症状并收集了其血液和唾液样本进行分析。尽管乌尔巴尼及该医院工作人员为挽救该名患者竭尽了全力，但因为其病情没有控制住，患者亲属便将其带回香港治疗，患者后来仍然因病在香港去世。然而，乌尔巴尼意识到，他正在治疗一种新疾病，这并不是普通的肺炎。这种全新的疾病直到 2003 年 3 月 15 日才有了自己的名字——SARS，但是到那时，它已经造成了很大的破坏。

3 月 11 日，乌尔巴尼医生在飞往泰国曼谷参加会议时，开始感到不适，并意识到自己感染了与约翰尼·郑相同的疾病。乌尔巴尼迅速将自己隔离在医院中，试图保护其他人免受这种疾病的侵害。几天后，他的病情恶化，呼吸系统衰竭。最终，乌尔巴尼于 3 月 29 日去世。

同时，疾病仍在蔓延，并夺走了更多的生命。在接收过约翰尼·郑的法国医院的另外 5 名医务工作者也死于 SARS。在越南，总共有 62 起病例与约翰尼·郑相关。之后，病例也开始在香港出现，尤其是与该名患者在港期间同住在大都会饭店的人。到 2003 年 4 月，许多国家和地区都报告了患者出现类似病毒性肺炎的病例，全世界都在对人们进行隔离，以避免其传播。世界卫生组织的资料显示，到 2003 年 8 月，SARS 感染了全世界超过 8 422 人，导致 908 人死亡。

"冠状病毒"的名称来源

"冠状病毒"的名称源自拉丁语，最初出现在 1968 年的《自然》杂志上，由此定义了这个全新的病毒家族。该名称指的是通过电子显微镜观察到的病毒的外部特征，该病毒具有较大的球状表面突起的条纹，让人联想到日冕或晕的图像。这种形态是由病毒表面的刺突蛋白形成的。

冠状病毒是可以导致哺乳动物和鸟类患病的一组 RNA 病毒。已知有 7 种冠状病毒可在人类中引起呼吸道感染，症状范围可以从轻度到致命。这些病毒中有 4 种在人群中持续传播，多数只引起类似普通感冒的轻度症状，分别是 HCoV-OC43，HCoV-HKU1，HCoV-229E 和 HCoV-NL63。更具致死性的变种则可以引起 SARS、MERS（中东呼吸综合征）和新冠肺炎。

什么是 SARS？

SARS 是一种非常危险的致命传染病，是由冠状病毒（CoV）引起的。它具有极强的传染性，这意味着它很容易由一个人传给另一个人。即使通过尿液或粪便排出体外，该病毒依旧能够在 24 至 48 小时内保持活性，造成感染。

SARS 的起源和传播

尽管世界其他地区一直到 2003 年 2 月至 3 月才出现 SARS，但广东省的城镇早在 2002 年 11 月就已经记录了几起神秘的新发病例。据信，第一例 SARS 患者是一名广东佛山的公务员。对他来说幸运的是，他在与 SARS 的斗争中幸存下来，但却将疾病传染给了至少 4 个人。早期的病例表现为高度传染性和严重的非典型性肺炎，主要感染医护人员及其家庭成员，许多情况都是致命的。

来自广州的一名医生在为患有该病的患者提供治疗后，赶到香港参加亲戚的婚礼，将 SARS 传播到了广东省以外的地区。在他进入香港大都会酒店（该酒店也是商人约翰尼·郑在香港时入住的酒店）后，另外 9 名客人后来因出现 SARS 症状而住院。截至 2003 年 3 月底，在不到三周的时间里，香港共出现了 320 例 SARS 病例。然后，因被感染的人（尤其是这段时间曾在大都会酒店的旅客）继续旅行，该病毒被带到了越南、新加坡和加拿大的多伦多。

除了之前描述的越南疫情暴发情况，新加坡卫生部报告了 3 例相关的非典型肺炎，其中一例是住在大都会饭店的空姐。在新加坡，最终有 100 多个 SARS 病例可追溯到这名空姐。

加拿大卫生部向国际卫生机构通报了多伦多一所医院的多例感染患者。SARS 伴随着从新加坡来的旅行者来到了多伦多。

到 2003 年 3 月，世界卫生组织发布了关于非典型肺炎的全球警报，提醒所有前往疫区的个人注意相关症状，这些症状包括在他们返回后的 10 天内是否有新出现的发烧、头痛、肌肉僵硬、腹泻、呼吸急促和干咳症状。

SARS 疫情是如何被控制住的

遏制 SARS 的措施（防止其传播）主要有两种形式：隔离有症状的病例（表现出明显的疾病症状的人）以防止传播；隔离医学观察无症状接触者（没有症状但可能已被感染的人，当这些人确实开始表现出疾病迹象，则可以立即对其做进一步隔离治疗）。除了旅行限制和建议，密切监测 SARS 患者在很大程度上阻止了该疾病的进一步传播。

世界卫生组织于 2003 年 8 月宣布全球 SARS 疫情结束。此后没有发生进一步的人际传播，只是部分地区的几家实验室里因为意外泄露 SARS–CoV 分离株而发生过单独的暴发，疫情并没有进一步扩散到社区。

SARS 给人类带来的教训

尽管没有疫苗，没有有效的治疗方法或没有可靠的诊断方法，但在首次全球性预警后仅几个月就遏制了 SARS 的流行对于公共卫生而言是一个巨大的成功案例。通过这一事件我们了解到，在 21 世纪，一些非常古老的，经过实践检验的抗病措施，例如进行隔离，仍然很重要且有效。这说明了当卫生主管部门和医护人员共同参与实践教育、预防及快速控制和治疗传染病的共同目标时可能发生的情况。

MERS

MERS 的发现

2012 年 6 月，埃及病毒学家阿里·穆罕默德·扎基（Ali Moha-med Zaki）从一名 60 岁的沙特阿拉伯患有肺炎和急性肾损伤的男子的肺中分离并鉴定出一种人类以前未知的冠状病毒。在常规诊断未能识别出病原体后，扎基与荷兰鹿特丹伊拉斯姆斯大学医学中心（EMC）取得了联系，后者对该病毒进行了测序。2012 年 9 月 15 日，穆罕默德·扎基博士将其发现发布在 ProMED-mail（新发传染病监测计划的在线论坛）上。

英国健康保护局（HPA）在对第二名患者进行诊断后认为，该患者患有与新型冠状病毒相关的严重呼吸道疾病。该患者是一名 49 岁的卡塔尔男子。他在从卡塔尔到英国后不久发病，并因为严重急性呼吸系统疾病死于伦敦一家医院。2012 年 9 月，英国 HPA 将其命名为 "London1 新型 CoV / 2012"，并基于卡塔尔病例中获得的病毒 RNA 建立了该病毒的初步系统发生树。

2012 年 9 月 25 日，世界卫生组织宣布将 "致力于进一步鉴定新型冠状病毒"，并 "立即向所有会员国发出有关该病毒的警报"。2012 年 11 月 8 日，在《新英格兰医学杂志》上发表的一篇文章中，扎基博士和伊拉斯姆斯大学医学中心的研究者一起发布了更多详细信息，包括一个临时名称，人类冠状病毒 – 伊拉斯姆斯大学医学中心（HCoV–EMC），以及该病毒的遗传基因组。

2013 年 5 月，国际病毒分类学委员会的冠状病毒研究小组通过了其正式名称 "中东呼吸综合征冠状病毒"（MERS-CoV），该名称被世界卫生组织用来 "提供统一性并促进有关该疾病的交流"。在指定名称之前，世界卫生组织曾使用非特定称号 "新型冠状病毒 2012"，或简称为 "新型冠状病毒"。

从蝙蝠到骆驼

据研究推测，MERS-CoV 的宿主源于蝙蝠，尽管骆驼很可能是人类被感染的中间宿主。2010 年至 2013 年进行的一项研究对 310 只骆驼中的 MERS 病毒感染发生率进行了评估，结果显示这些动物血清中的 MERS-CoV 中和抗体滴度很高。进一步的研究对沙特阿拉伯骆驼鼻拭子中的 MERS-CoV 进行了测序，人们发现它们的序列与先前测序的人类分离株相同，还发现某些骆驼的鼻咽中有多个基因组变异。人们尚不清楚该病毒是如何由骆驼传播给人类的。世界卫生组织建议，避免人与骆驼接触，只吃完全煮熟的骆驼肉，喝经过巴氏消毒的骆驼奶，避免喝骆驼尿。

MERS 的传染和流行

和 SARS-CoV 一样，MERS-CoV 也是一种冠状病毒。但是与 SARS 不同，人类通常是直接接触或间接接触骆驼后而感染 MERS 病毒。人与人之间的传播性弱于 SARS，通常需要与感染者密切接触才会发生，因此人际传播在医院以外很少见。到目前为止，大多数病例出现在阿拉伯半岛。截至 2020 年 1 月，全球总共已报告约 2 500 例 MERS 病例，被诊断出患有这种疾病的人中约有 35% 死于该疾病。2015 年的韩国和 2018 年的沙特阿拉伯出现过大规模的暴发。

新冠肺炎 ～～～～～～～～～～～～～～～～～～～

新冠肺炎的暴发与大流行

2019年12月，湖北省武汉市的部分医疗机构接诊到多例不明原因的肺炎病例，影像学上多表现为双肺浸润性病灶。其中部分病例报告都和市内的一个海鲜批发市场有关联，这个海鲜市场长期出售果子狸、竹鼠、蛇等野生动物。

随着病原鉴定、病毒溯源等工作的迅速展开，这部分不明原因肺炎患者后被证实为感染了一种新的冠状病毒。2020年1月9日，国家卫生健康委专家评估组对外发布武汉不明原因病毒性肺炎病原信息，病原体初步判断为新型冠状病毒。1月12日，武汉市卫生健康委在情况通报中首次将"不明原因的病毒性肺炎"更名为"新型冠状病毒感染的肺炎"。同日，中国疾控中心、中国医学科学院、中国科学院武汉病毒研究所作为国家卫生健康委指定机构，向世界卫生组织提交新型冠状病毒基因组序列信息，并在全球流感共享数据库（GISAID）发布，全球共享。

1月20日，国家卫生健康委组织高级别专家组召开记者会，组长钟南山代表专家组通报，明确有人传人现象。同日，国家卫生健康委发布公告，将新冠肺炎纳入传染病防治法规定的乙类传染病并采取甲类传染病的防控措施；将新冠肺炎纳入《中华人民共和国国境卫生检疫法》规定的检疫传染病管理。

1月23日，武汉市疫情防控指挥部宣布全市城市公交、地铁、轮渡、长途客运暂停运营，机场、火车站出行通道暂时关闭。随后一周内，湖北其他城市进入交通管制状态。在武汉发出出行限制前，进入其他省市的患者在 1 月 24—28 日逐渐由潜伏期进入症状期，发病人数达到第一个流行高峰。全国共计 32 642 例病例发病日期在 1 月 31 日之前，分布在 31 个省（自治区、直辖市）的 1 310 个区县，其中湖北占 74.7%。

全国报告病例数在 2 月 5 日达到流行高峰，之后缓慢下降，湖北省外报告病例数在 2 月 5 日后持续下降。

2 月 18 日，国务院联防联控机制召开新闻发布会介绍，17 日内地单日新增确诊病例首次降至 2 000 例以内，湖北省外单日新增确诊病例首次降至 100 例以内，内地单日新增死亡病例首次降至 100 例以内。

3 月 15 日，国务院联防联控机制新闻发布会通报，新增本土确诊病例均来自武汉。湖北除武汉外的地市已连续 10 日无新增本土确诊病例报告，湖北以外省份新增本土确诊病例数自 2 月 27 日以来均在个位数，已连续 3 日为零。

我们再来看一下中国以外的疫情。2020 年 1 月 13 日，一名武汉游客在泰国被确诊患有新冠肺炎，成为在中国境外确诊的首例病例。1 月 21 日，美国确诊第一例新冠肺炎患者，成为亚洲外首例确诊病例。1 月 31 日，世界卫生组织基于中国感染者数量增加、多个国家都出现疫情，宣布本次新冠肺炎疫情构成"国际关注的突发公共卫生事件"。

3 月 11 日，除中国外，114 个国家和地区累计确诊病例 3.7 万例，累计死亡病例超过 1 100 例。世界卫生组织总干事谭德塞宣布，考虑到新冠病毒的传播及其严重性，以及对（一些国家）不作为的震惊，世界卫生组织评估新冠病毒疫情已具备"大流行"（pandemic）特征。

大流行确实就此开始。4 月 3 日，全球新冠肺炎确诊人数超过了100 万例，4 月 16 日突破200 万例，5 月 22 日突破500 万例。6 月 29 日，全球 215 个国家和地区，新冠肺炎确诊病例超过 1 000 万，累计死亡病例超过 50 万。

从"非典"到"新冠"

2003 年 SARS 疫情和新冠肺炎疫情相比或许只能算是一次演习

在这些数字面前，我们可以回过头来将新冠肺炎疫情和 2003 年 SARS 疫情做一个比较。2003 年的 SARS 疫情从 2002 年 11 月开始，到 2003 年 7 月末基本结束。9 个月内全球诊断的 SARS 病例数仅为 8 096 例，死亡 774 例，涉及的国家和地区不到 30 个。由于新冠肺炎疫情到现在仍在持续，因此到底最终的病例数是多少还难以预测，但截至 2020 年 6 月末，确诊的人数已经超过了 SARS 的 1 000 倍，死亡人数超过了 SARS 的 700 倍。今天看来，2003 年的 SARS 疫情从人数和规模上来与新冠肺炎疫情比较，或许只能算是一次实战演练。

　　再比较一下中国的病例数。2003 年 SARS 疫情发生时，中国的确诊病例数（包括香港和台湾地区）占到全球的 90% 以上。2020 年的新冠疫情，2020 年 3 月初，中国的确诊病例数占到全球的 90% 以上，而此后，中国的病例数绝大多数时间几乎都是以个位数增加，甚至有几天是零增长；而全球病例数却持续增长。截至 2020 年 6 月下旬，中国的确诊病例数不到全球的百分之一。这说明，中国在疫情暴发后，通过将近两个月的努力，采取有效的措施控制了新冠肺炎在国内的传播。而这一切其实离不开 2003 年 SARS 暴发后我国在传染病防控方面取得的进步。

和 2003 年相比，我们有了哪些进步

　　毫无疑问的是，我们对于未知病原体的检测能力明显增强了。发生 SARS 疫情时，从 2002 年 11 月疫情出现到 2003 年 4 月病原体的明确，我们花费了 5 个多月。经过全球 9 个国家 13 个网络实验室的科学家在病毒形态学、分子生物学、血清学、动物实验等多方面研究，4 月 16 日，世界卫生组织在日内瓦宣布，一种新的冠状病毒是 SARS 的病原，并将其命名为 SARS 冠状病毒（SARS–CoV）。到 2003 年 6 月，香港的科研人员通过实时聚合酶链反应开发了 SARS-CoV 的快速诊断测试。而此时，中国内地的病例多只是依靠流行病学和临床表现相结合的临床诊断标准。

　　反观此次新冠肺炎疫情，我们的反应速度和鉴定未知病原体的能力和 2003 年相比有了明显提高。2019 年 12 月底，武汉市疾控中

心监测发现不明原因肺炎病例。2020 年 1 月 2 日，中国疾控中心、中国医学科学院收到湖北省送检的第一批 4 例病例标本，开展病原鉴定。1 月 3 日，国家卫生健康委组织中国疾控中心等 4 家科研单位对病例样本进行实验室平行检测，进一步开展病原鉴定。1 月 7 日，中国疾控中心成功分离首株新冠病毒毒株。1 月 9 日，我们向世界卫生组织通报疫情信息，将武汉不明原因的病毒性肺炎疫情病原学鉴定取得的初步进展分享给世界卫生组织。1 月 10 日，中国疾控中心将新型冠状病毒核酸检测引物探针序列信息通报世界卫生组织。中国科学院武汉病毒研究所等专业机构初步研发出检测试剂盒。1 月 12 日，中国疾控中心、中国医学科学院、中国科学院武汉病毒研究所作为国家卫生健康委指定机构，向世界卫生组织提交新型冠状病毒基因组序列信息，在全球流感共享数据库（GISAID）发布，全球共享。1 月 16 日，聚合酶链反应诊断试剂优化完成，武汉市主动对全部 69 所二级以上医院发热门诊就医和留观治疗的患者进行筛查。从上面的时间表可以看出，从发现病例，到怀疑新的病原体，分离鉴定，获取全基因组，再到开发并应用检测试剂盒，这个过程不到一个月。

新冠肺炎疫情为何比 SARS 疫情传播更快更广

尽管 2020 年我们的病原体鉴定和检测的技术和速度与 2003 年的相比有了质的飞跃，但是其疫情的扩散速度和广度都远远超过了 SARS 疫情，原因值得大家研究和探讨。比较明确的因素有两点。第一，尽管新冠肺炎病毒和 SARS 一样，同属冠状病毒科，但它们的特性并不一样。特别是从流行病学的角度来看，SARS 病例在发病前多数不具有传染性，也没有无症状感染者；而新冠肺炎则不同，人们目前发现很多的传染发生在患者出现症状前，并且有一定比例的无症状感染者，这导致新冠肺炎更加容易造成传播，即使对所有出现症状的患者进行及时隔离仍不能完全切断社会上的传播链。第二，和 2003 年相比，2020 年中国的交通网络有了突飞猛进的发展。高铁、飞机等交通工具的快速便捷，对于疫情向全国的扩散起到了加速器的作用。

为何新冠肺炎疫情能在中国得到较快的控制

通过前文比较，我们可以看到，新冠肺炎的传播性比 SARS 的更强。然而当 2020 年 1 月 23 日武汉市宣布机场、火车站出行通道暂时关闭，随后一周内湖北其他城市进入交通管制状态，以及之后湖北省外疫情随着各地限制人员流动、减少接触等预防手段的落实，新增病例数呈现总体下降趋势。全国报告病例数在 2 月 5 日达到流行高峰，之后缓慢下降，湖北省外报告病例数在 2 月 5 日后持续下降。可以说，中国除武汉外的疫情快速得到控制，得益于离汉通道的关闭，以及全国范围内的严防死守，减少出行，和发热门诊开设后对于疑似患者的及时检测和隔离。而武汉疫情的控制离不开整个武汉按下了暂停键，停止了一切不必要的活动，调集了全国的医疗人员和设备支援武汉，开设 16 家大规模的方舱医院，得以将所有有症状的患者，即便是轻症患者，收治入院隔离观察。这些措施使得控制传染源、切断传播途径、保护易感人群这几条传染病防控亘古不变的法则得以发挥重要作用。从世界范围来看，有些国家由于早期没有采取积极的病毒检测、病例追踪和隔离措施，导致社区传播没有得到有效控制，出现了较大范围的传播，短期内出现大量的患者导致医疗资源的短缺和人员死亡。

治疗药物和疫苗——我们的武器到底更新了多少

那么，有效的疫苗和药物什么时候能出现呢？虽然在世界范围内已经有上百种药物被拿到临床，检测其对于新冠肺炎病毒的抗病毒作用；虽然数种新冠疫苗已经进入不同阶段的临床研究，但是非常遗憾的是，截至 2020 年 5 月末，我们并没有找到安全有效的抗病毒治疗方案，也未研发出可以普遍推广接种的疫苗。和病原体的鉴定和检测相比，在药物和疫苗方面，我们似乎和 2003 年时相比没有太多进步，事实真是这样吗？

在 2003 年 SARS 暴发后，全球的研究人员开始使用三种方法来发现针对冠状病毒的潜在抗病毒药物。然而随着 2003 年 SARS 疫情的结束，对于冠状病毒抗病毒药物的研发也进入了"冬季"。2020 年，这三种研究开发新药的方法再次被使用。

第一种方法是测试已用于治疗其他病毒感染的广谱抗病毒药物。虽然这些药物易于获得，并且医生对它们的特性、副作用和给药方案都非常熟悉。但是目前没有发现这些药物具有抗冠状病毒的作用，还可能导致严重的不良反应。

第二种方法是筛选新的化合物。利用高通量的方法，可以快速筛选出许多化合物，然后再通过抗病毒测定对其进行评估。尽管人们已经筛选到许多已确定的药物在人体外均表现出抗冠状病毒活性，但其中大多数药物产生具有抗冠状病毒活性时的药物浓度明显超过了人体内的安全浓度，因此很难有实际应用价值。

第三种方法涉及基于对冠状病毒的基因组和分子结构的理解，从头开发新的特异性药物。由于这类药物是全新的，尽管从机理上讲它们都应该具有有效的抗病毒活性，但它们的药代动力学和药效学性质及副作用尚待在动物和人体试验中进行评估。

总结这三种方法：第一种属于老药新用，这些药物本身不是针对冠状病毒的，因此没有效果很正常，有效属于"中大奖"，遗憾的是，这种小概率事件没有发生。对于第二种方法，从概率上讲，找到潜在药物的机会要比第一种的高，我们也筛选到类似氯喹这种原本不属于抗病毒药物的化合物，但就目前的临床研究结果来看，它的不良反应高且临床疗效不显著，因此还是难以成为针对冠状病毒的"神药"。对于第三种方法，我们可以确定的是，这种从头开始的策略，需要跨越整个新药的研发周期，没有 5~10 年是很难见到一个靠谱的候选药物的，因此，目前对于大众来说只能等待。

让我们再来看一下疫苗，对疫苗的研发和对药物的研发相比，难度丝毫没有降低。困难在于以下几点。

第一，作为一种需要全民（或者说社会上的绝大多数人）接种的特殊药品，疫苗对于安全性的要求比治疗药物的更高。对于一款针对致命病毒的全新的特效治疗药，只要有效，即使有 50% 的人会产生比较明显的副作用，只要不致命，也是可以接受的。而一款疫苗产生明显副作用的比例只要超过 10%，甚至 5%，就很可能无法通过审查。除了安全性，能够开发出一款保护性高的疫苗同样非常困难。目前没有一款现成的针对其他冠状病毒的疫苗可以利用，因此等于我们要从头开始。

第二，除了传统的疫苗，一些新的技术，例如 mRNA 疫苗、腺病毒载体疫苗等，其通用性较高，能够针对不同的病毒迅速开发出有针对性的疫苗，而目前已经进入临床研究的多是这一类疫苗，但问题是，它在人体内的有效性还待验证。目前来看，这类新技术尚未开发出在人类中能普遍使用的疫苗产品，因此对于此类疫苗，我们既要抱有信心，也不能过于乐观。

第三，疫情的形势决定疫苗的命运。一旦一种传染病在世界范围内通过防控措施得以控制，疫苗研发的价值也就随之降低，甚至研发会提前终止。我们知道，疫苗的有效性和安全性最终需要在人体上验证。如果说对于研发治疗药物，全球数百例病例就能称为大规模临床研究的话，疫苗的临床研究可能需要数万例、甚至数十万例的受试易感人群，同时这些人必须被暴露在一定的感染风险下，研究人员才能确认疫苗的有效性。一旦疫情在一个地区的传播得到了很好的控制，疫苗的有效性就没法儿得到很好的确认，临床研究可能不得不提前终止。之前针对 SARS 疫苗的研究情况就是如此。

第四，对疫苗产能的顾虑和全球不同地区的接受程度。要通过疫苗接种达到所谓的"群体免疫"，整个易感人群的接种率至少要达到 80%，甚至是 90% 以上，而针对类似新冠病毒这种需要全体人群接种的疫苗，即使是 80% 的接种率，全球需要生产多少疫苗呢？我们的产能是否能在短期内迅速跟上呢？特别是全球经济不发达地区，在那些温饱都成问题的人中，疫苗接种的成本由谁来承担呢？还有令人担忧的全球部分地区，特别是某些发达国家部分人群中的反疫苗浪潮，同样会影响全球化的疫苗接种措施的推进。

新冠病毒或成为新世纪的又一个"流感病毒"

1918 年，被称为"大流感"的 H1N1 流感肆虐全球，导致在短短不到两年的时间里，当时 20 亿人口中，有约一半人口被感染，死亡人数达到 5 000 万。

再把视线移到 2020 年，截至 6 月 29 日，全球新冠肺炎确诊人数超过 1 000 万，死亡人数超过 50 万。这个数字或许是世界上的绝大多数人在半年前怎么也想象不出的。

一种新的、以前无法被识别且无法被消灭的病毒正在迅速蔓延。这使全球医学界认识到：尽管人类在预防和治疗疾病方面取得了巨大进步，但传染病的威胁并没有消失。新冠肺炎使我们意识到致命的病原体（引起疾病的生物）仍然存在，并且需要全世界的合作，才能阻止它们造成大量的人类感染和死亡。

除了新冠肺炎暴发造成的死亡，它还使我们明白需要警惕可能发生的其他主要流行病。在当今世界，由于国际交流的深入，一种流行病有可能迅速成为全球性威胁。

实际上，已经出现的流行病告诫我们，疾病跨越这些障碍多么容易。考虑到这一点，反对向其他国家提供援助的人可能想要重新考虑他们的立场了。

新冠肺炎出现前，我们认为我们正处于下一次重大疾病暴发暴风雨来临之前的那个安静的时间，我们不知道那个安静的时间会持续多久，六个月、一年或十年？而在 2020 年 6 月末，我们知道自己正处在这次大流行的暴风骤雨之中，令人不安的是，我们还是不知道这场暴风骤雨还会持续多久，六个月、一年或是更长时间？

虽然 2003 年的 SARS 流行使人们意识到传染病全球流行的风险，但 2020 年新冠肺炎的大流行，依然导致全球上千万人感染，全球几乎所有的国家和地区，都受到了巨大的影响。传染病的全球大流行再次改变了世界，改变了人类的历史。

本书中介绍的所有内容都证明了人类在与大自然做斗争时的力量和控制力的有限性。就像飓风或龙卷风、暴风雪或干旱一样，我们用来修改或改变自然过程的武器的力量是非常有限的。

一次又一次，我们最好的策略始终是预防。

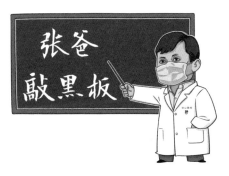

1. SARS 和新冠病毒，哪个更厉害？

对比两种病毒谁对人类的危害更大，可以从两个维度来衡量。

第一是毒性。这点可以参考病死率。SARS 当时的病死率是 10% 左右；而新冠病毒的病死率目前为 4% 左右。中国湖北外的新冠感染病死率目前低于 1%。目前全球加强了对高危人群的保护，病死率进一步下降。

第二是传播能力。世界卫生组织有个衡量指标叫 R_0，就是在没有人为干预的情况下，一个患者平均可以感染几个人。目前世界卫生组织对 2003 年的 SARS 患者可感染人数的估计为 3 个；而新冠的传播力更强，评估为 4~5，也可能更高，还有待于更多的数据来验证。SARS 最终导致全球有 1 万人感染，目前全球感染新冠的人数已经超过 1 000 万。

这样看来，就个体而言，新冠是不如 SARS "厉害" 的，但是新冠的传播力很强，社会总体受危害的程度远远超过了 SARS。

2. 新冠病毒会长期存在吗？还是会像 SARS 病毒一样突然消失？

目前看来，希望新冠病毒短期内消亡已经不可能了，不过它会持续多久还要再观察。

3. 要是怀疑自己得了新冠，怎么自行诊断？

感染新冠病毒后的主要症状是发热、干咳、浑身乏力。个别人还有咽喉痛、肌肉痛和腹泻症状。不过更重要的依据是近期有没有去过敏感地区。但是不管怎样，不舒服了就要赶紧到医院就诊。

4. 新冠病毒会通过粪口传播吗？如果小区同一栋楼有人被感染，其他人有被感染的风险吗？

新冠病毒是呼吸系统传染疾病。主要感染途径是呼吸道飞沫传播和密切接触传播两种。如果是在封闭的环境中，感染的风险就比较大。

同一个楼的邻居，打喷嚏的飞沫进不了你家；你自觉隔离，他又不能私闯民宅；家里经常通风不是密闭环境，通过气溶胶传播可能性极小。三条路都堵死了，所以新冠病毒轻易进不了你家。只要出门自觉戴口罩，保护好自己，邻居家的新冠病毒就不会那么容易上门。

5. 什么情况下需要做核酸检测？

如果在最近 14 天内，去过新冠疫情高风险地区；临床上有发热、干咳、白细胞减少、淋巴细胞减少等典型症状，需要立刻去做核酸检测。

如果以上情况都没有，但是在生活区域附近出现了确诊病例，虽然感染的风险不大，但为了尽可能控制潜在的风险，建议你还是去检测一下比较好。

6. 新冠疫苗什么时候出来？

现在全球有多种疫苗已经进入三期临床研究，如果成功，则预示着全球可以用上可靠的疫苗了。如果乐观一点，疫苗研制非常成功，2020 年年底疫苗出来，再扩大产能，全世界也得到 2021 年年中才能用上疫苗。如果年底不成功，那么要再向后面延期。总之，我们在近期的一年（2020 年到 2021 年）内要准备好在没有疫苗的情况下与病毒做斗争。

7. 如果一直没有疫苗，要一直戴口罩吗？

是的。在没有疫苗的情况下，戴口罩是预防大多数呼吸道传染病最靠谱的手段，又便宜又方便。应该在高危的环境下戴口罩。

8. 得过新冠肺炎，会有后遗症吗？

这个要看感染程度如何。在感染早期，病毒还没来得及对肺部造成实质性的损伤，这时候介入就不会留有后遗症；如果是中晚期，肺部已经出现实质性病变，这时候即便治愈，也需要较长的时间才能恢复到正常状态。

9. 怎样看待群体免疫?

在一些病毒传播率很高的国家,如果疫情无法得到有效控制,疫苗又不能及时出来,群体免疫将可能成为现实,但是民众将付出很大代价。然而在中国,群体免疫的概率很低。我们会通过积极的防疫策略,把我们的病例数维持在非常低的水平,群体免疫不是我们可以接受的方案,也不会发生。

参考文献

阿丽塔，许培扬，田玲，等.基于文献的 1918 年西班牙流感中国疫情分析［J］.医学信息学杂志，2010，31（01）：47—50.

曹景行，复旦大学口述历史研究中心.亲历——上海改革开放 30 年［M］.上海：上海辞书出版社，2008.

陈世华，李翠英.人类征服细菌之路［M］.北京：世界图书出版公司，201.

大卫·奎曼.致命接触：全球大型传染病探秘之旅［M］.刘颖，译.北京：中信出版社，2014.

杜宁，杨霄星，蓝雨，等.1968 年香港流感（H3N2）病原学概述［J］.病毒学报，2009，25（S1）：17—20.

弗雷德里克·F.卡特赖特，迈克尔·比迪斯.疾病改变历史：第 3 版［M］.陈仲丹，译.北京：华夏出版社，2018.

龚震宇，龚训良.2010—2015 年全球鼠疫流行概况［J］.疾病监测，2016，31（08）：711—712.

郭晓强.有机合成的艺术大师——写在伍德沃德百年诞辰之际［J］.科学，2017，69（04）：45—49.

汉斯·辛瑟尔.老鼠、虱子和历史：一部全新的人类命运史［M］.谢桥，康睿超，译.重庆：重庆出版社，2019.

何剑峰.登革热流行趋势及防控策略［J］.实用医学杂志,2011,27（19）:3462—3464.

亨利·欧内斯特·西格里斯特.疾病与人类文明［M］.秦传安,译.北京:中央编译出版社,2016.

江永红.中国疫苗百年纪实［M］.北京:人民出版社,2020.

焦永真,韩剑秋,王宪明,等.1988年上海甲型肝炎暴发流行中从毛蚶分离到甲型肝炎病毒［J］.病毒学报,1990（04）:312—315+391.

卡尔·齐默.病毒星球［M］.刘旸,译.桂林:广西师范大学出版社,2019.

康来仪,周廷魁,傅廷源,等.1988年春上海地区甲型肝炎的暴发流行［J］.上海医学,1989（02）:64—65.

康湘怡,张海萍.中国妊娠梅毒治疗现状及分析［J］.实用皮肤病学杂志,2014,7（02）:85—88.

李超,杨明,等.2013—2014年西非埃博拉病毒病流行特征分析［J］.疾病监测,2014（11）:925—928.

李劲松.埃博拉病毒与埃博拉出血热［J］.人民军医,2014（12）:1275—1277.

刘隽湘.医学科学家汤飞凡［M］.北京:人民卫生出版社,1990:112.

卢洪洲,梁晓峰.新发传染病:第3版［M］.北京:人民卫生出版社,2018.

马丁·布莱泽.消失的微生物:滥用抗生素引发的健康危机［M］.傅贺,译.长沙:湖南科技出版社,2016.

马克·霍尼斯鲍姆.人类大瘟疫:一个世纪以来的全球性流行病［M］.谷晓阳,李瞳,译.北京:中信出版社,2020.

彭雷.极简新药发现史［M］.北京:清华大学出版社,2018.

全国人大常委会法制工作委员会刑法室.《中华人民共和国刑法》释义及实用指南 [M].北京：中国民主法制出版社，2011.

让 - 弗朗索瓦·萨吕佐.疫苗的史诗——从天花之猖到疫苗之殇 [M].宋碧珺，译.北京：中国社会科学出版社，2019.

任本命.弗兰克·麦克法兰·伯内特 [J].遗传，2006（10）：1199—1200.

史忠诚.突发毒性时间应急处置：历史经验与教训 [M].北京：北京大学出版社，2017.

宋伟，宋德懋.HPV、HIV 的发现与相关疾病的研究进展——2008 年诺贝尔生理学或医学奖工作介绍 [J].生理科学进展，2009，40（01）：89—96.

隋竑戗，杨丽梅，王伟，等.1957 年流感大流行的流行病学概述 [J].病毒学报，2009，25（S1）：27—32.

唐士元.登革热和登革出血热流行趋势的分析 [J].中华流行病学杂志，1990（2）：113—115.

汪谋岳.布隆迪发生流行性斑疹伤寒暴发流行与战壕热有关 [J].中华医学信息导报，1998（22）：20.

王哲.上帝的跳蚤——人类抗疫启示录 [M].北京：世界知识出版社，2020.

吴婷，张军，赵勤俭，等.预防接种，不应动摇 [J].中国科学：生命科学，2016，46（06）：782—784.

徐军强，刘红惠.西非埃博拉病毒病疫情的反思与启示 [J].公共卫生与预防医学，2015（1）：1—4.

薛攀皋."汤氏病毒"·启迪·思考 [J].生物科学信息，1990，2（03）：128.

杨维中.中国传染病防治 70 年成效显著［J］.中华流行病学杂志，2019（12）：1493—1498.

杨正时，张瑾.1918 流感——近代流感大流行的先祖与启示［J］.中国微生态学杂志，2009，21（10）：958—961.

尤玉如.食品安全与质量控制（第二版）［M］.北京：中国轻工业出版社，2015.

张红英.动物微生物学［M］.北京：中国农业出版社，2017.

张琦.军团菌与军团菌病研究进展［J］.江苏预防医学，2012，23（4）：40.

张文虎.屠呦呦和青蒿素的发现［J］.工程研究——跨学科视野中的工程，2008，4（00）：160—168.

周剑芳，杨磊，蓝雨，等.1977 年俄罗斯流感（H1N1）病原学概述［J］.病毒学报，2009，25（S1）：21—22.

Armstrong, L. R., H. I. Hall, P. A. Wingo, and S. Kassim. "Invasive cervical cancer among Hispanic and non-Hispanicwomen—United States, 1992–1999". *Morb. Mortal. Wkly. Rep.* 2002, 51: 1067—1070.

Bethea, R. P., S. Q. Muth, J. J. Potterat, D. E. Woodhouse, J. B.Muth, N. E. Spencer, and R. E. Hoffman. "Gang relatedoutbreak of penicillinase producing *Neisseria gonorrhoeae* andother sexually transmitted diseases—Colorado Springs, Colorado,1989–1991". *Morb. Mortal. Wkly. Rep.* 1991, 42: 25—28.

Boer, Jeroen W. Den; Yzerman, Ed P. F.; Schellekens, Joop; Lettinga, Kamilla D.; Boshuizen, Hendriek C.; Steenbergen, Jim E. Van; Bosman, Arnold; Hof, Susan Van den; Vliet, Hans A. Van; Peeters, Marcel F.; Ketel, Ruud J. Van. "A Large Outbreak of Legionnaires' Disease at a Flower Show, the Netherlands, 1999 - Volume 8, Number 1—January 2002 - Emerging Infectious Diseases journal- CDC". *Emerging Infectious Diseases Journal*. 1999, 41（2–3）: 67—72.

Boisier, P., L. Rahalison, M. Rasolomaharo, M. Ratsitorahina,M. Mahafaly, M. Razafimahefa, J. M. Duplantier, L.Ratsifasoamanana, and S. Chanteau. "Epidemiologic featuresof four successive annual outbreaks of bubonic plague inMahajanga, Madagascar. *Emerg*". *Infect. Dis*. 2002, 8:43—48.

Brown, D. "Soviets had '71 smallpox outbreak".*Washington Post,* 16 June 2002, p. A25.

Centers for Disease Control and Prevention（CDC）. "Follow-up on poliomyelitis—United States, Canada, Netherlands. 1979". *MMWR Morb. Mortal. Wkly. Rep*. 1997, 46（50）: 1195–9.

Christensen, S. E., R. C. Wolfmeyer, S. M. Suver, C. D. Hill, and S. F. F. Britton. "Influenza B virus outbreak on a cruiseship—Northern Europe, 2000". *Morb. Mortal. Wkly. Rep*. 2001, 50:137—140.

Collier, William Douglas. *A History of English Literature, in ASeries of Biographical Sketches*（Toronto: J. Campbell, 1872）.

D. Raoult, J. B. Ndihokubwayo, H. Tissot-Dupont, V. Roux, B. Faugere, R. Abegbinni, R. J. Birtles. "Outbreak of epidemic typhus associated with trench fever in Burundi". *Lancet*（London, England）,1998,352（9125）: 353—8.

David Mabey et al. *Principles of Medicine in Africa*（4th Edition）,（Cambridge: Cambridge University Press, 2013）.

Diaz, L., S. Miranda, J. C. Nunez, E. I. Ponce, M. V. Ramos, H.Pedroga, and J. V. Rullan. "Pseudo-outbreak of infectiousmononucleosis—Puerto Rico, 1990". *Morb. Mortal. Wkly. Rep*. 1991, 40: 552—555.

Feliciano de Melecio, C., H. Horta, R. Barea, A. Casta-Velez, A.Ayala, C. Vargas-Nunez, C. Deseda, R. Hunter-Mellado, J.Morales-Morales, I. Figueroa,

O. Reyes, B. Munoz, M. A.Mercado, and E. German. "Dengue outbreak associatedwith multiple serotypes—Puerto Rico". *Morb. Mortal.Wkly. Rep.* 1998, 47: 952—956.

Fine, A., M. Layton, A. Hakim, and P. Smith. "SerogroupW-135 meningococcal disease among travelers returning fromSaudi Arabia—United States". *Morb. Mortal. Wkly. Rep.* 2000, 49: 345—346.

Franck Prugnolle, Patrick Durand, Benjamin Ollomo, Linda Duval, Frédéric Ariey, Céline Arnathau, Jean-Paul Gonzalez, Eric Leroy, François Renaud. "A fresh look at the origin of Plasmodium falciparum, the most malignant malaria agent". *PLoS pathogens*, 2011, 7（2）: e1001283.

Greenblatt, J., C. Hopkins, A. Barry, and A. DeMaria. "Suspected brucellosis case prompts investigation of possiblebioterrorism-related activity—New Hampshire and Massachusetts,1999". *Morb. Mortal. Wkly. Rep.* 2000, 49: 509—512.

Hayes, J. N. *Epidemics and Pandemics: Their Impacts on Human History*（Santa Barbara CA: ABC-CLIO, 2005）.

http://m.haiwainet.cn/middle/3541839/2016/0324/content_29768296_1.html.

http://my.webmd.com/content/article/27/1728_59915.htm.

http://www.cas.cn/xw/kjsm/gndt/200906/t20090608_651399.shtml.

http://www.cas.cn/zt/kjzt/fdgx/ka/200305/t20030503_1710914.shtml.

http://www.chinacdc.cn/jkzt/crb/zl/blsjb/cbw_11789/ 201912/t20191227_209428.html.

http://www.chinacdc.cn/jkzt/crb/zl/dgr/zstd/201506/t20150603_115503.html.

http://www.gov.cn/gzdt/2010-06/21/content_1632301.htm.

http://www.indialists.org/pipermail/health-india/2002-May.txt.

http://www.kepu.net.cn/ydrhcz/ydrhcz_zpzs/ydrh_2020/202005/t202005 14_485366.html.

http://www.ph.ucla.edu/epi/snow/pancholera3.html.

http://www.ralphmag.org/BR/gallagher-russia1.html.

https://apps.who.int/iris/bitstream/handle/10665/272596/97892415 65585-eng.pdf?ua=1.

https://archive.org/stream/encyclopaediabrit06chisrich#page/265/mode/1up.

https://dx.doi.org/10.3201/eid0906.020565.

https://escholarship.org/uc/item/1jv6p4sg.

https://news.un.org/en/apps/news/story.asp?NewsID=52913.

https://poliotoday.org/?page_id=13.

https://www.cdc.

https://www.cdc.gov/mmwr/preview/mmwrhtml/00018840.htm.

https://www.cdc.gov/mmwr/preview/mmwrhtml/mm4923a1.htm.

https://www.cdc.gov/mmwr/preview/mmwrhtml/mm5147a2.htm.

https://www.comomeningitis.org/post/the-history-of-meningitis-causes-treatment-and-vaccines.

https://www.nobelprize.org/prizes/medicine/1905/koch/biographical/.

https://www.nobelprize.org/prizes/medicine/1954/summary/.

https://www.orlando-sentinel.com/business/os-bz-oasis-norovirus-update-20190111-story.html.

https://www.unicef.cn/sites/unicef.org.china/files/2019-06/04CN-%E5%9B%BD%E5%AE%B6%E5%85%8D%E7%96%AB%E8%A7%84%E5%88%92%20 Atlas%202018.pdf.

https://www.who.int/archives/fonds_collections/bytitle/fonds_6/en/.

https://www.who.int/news-room/fact-sheets/detail/hiv-aids.

https://www.who.int/news-room/fact-sheets/detail/measles.

https://www.who.int/news-room/fact-sheets/detail/tuberculosis.

https://www.who.int/reproductivehealth/publications/maternal_perinatal_
health/immunization_tetanus.pdf.

https://www.who.int/zh/news-room/fact-sheets/detail/cholera.

https://www.who.int/zh/news-room/fact-sheets/detail/cholera.

https://www.who.int/zh/news-room/fact-sheets/detail/humanpapillo-mavirus-
（hpv）-and-cervical-cancer.

https://zhuanlan.zhihu.com/p/36355578.

Izurieta, H., M. Brana, P. Carrasco, V. Dietz, G. Tambini, C. A.de Quadros,
O. Barrezueta, N. López, D. Rivera, L. López, M.Villegas, E. Maita, C. Garcia,
D. Pastor, C. Castro, J. Boshell,O. Castillo, G. Rey, F. de la Hoz, D. Caceres,
M. Velandia, W.Bellini, J. Rota, P. Rota, F. Lievano, and C. Lee. "Outbreakof
measles—Venezuela and Colombia, 2001–2002". *Morb.Mortal. Wkly. Rep.* 2002,
51:757—760.

Kevin Glynn MD, *Gasping for Air: How Breathing Is Killing Us and What
We Can Do about It*（NewYork: Rowman & Littlefield Publishers, 2017）.

Kristin Harper, George Armelagos. "The changing disease-scape in the third
epidemiological transition". *International journal of environmental research and
public health*, 2010, 7（2）: 675—97.

McLean, V. "Doctors fear cholera epidemic among Rwandans". *USA Today,*
21 July 1994. p. 7.

Ministry of Health, Country Office, Praia, Cape Verde;Intercountry Office
for West Africa, Abidjan, Cote d'Ivoire;Intercountry Office for Southern Africa

and Regional Office forAfrica, Harare, Zimbabwe; Institute Pasteur, Dakar, Senegal;National Institute of Virology, Johannesburg, South Africa;Vaccines and Other Biologicals Department, World HealthOrganization; and Division of Quarantine and Respiratory andEnteric Viruses Branch, Division of Viral and RickettsialDiseases, National Center for Infectious Diseases, and VaccinePreventable Disease Eradication Division, National ImmunizationProgram, Centers for Disease Control and Prevention. "Public Health Dispatch: outbreak of poliomyelitis—CapeVerde", 2000. *Morb. Mortal. Wkly. Rep.* 2000, 49: 1070.

N. N. You, L. M. Zhu, G. L. Li, et al. "A tuberculosis school outbreak in China, 2018:reaching an often overlookedadolescent population". *Epidemiology and Infection,* 2018, 147, e303, 1—8.

O'Neill, William L. *American High: The Years of Confidence, 1945–1960* (New York: Simon and Schuster, 1989) .

Orengo, J. C., Y. García, A. Rodríguez, J. Rullán, M. H. Roper, P. Srivastava, T. V. Murphy, and F. Alvarado-Ramy. "Tetanus—Puerto Rico," *Morb. Mortal. Wkly. Rep.* 2002, 51: 613—615.

Oshinsky DM. *Polio: An American Story* (Oxford: Oxford University Press, 2005) .

Oyok, T., C. Odonga, E. Mulwani, J. Abur, F. Kaducu, M.Akech, J. Olango, P. Onek, J. Turyanika, I. Mutyaba, H. R. S.Luwaga, G. Bisoborwa, A. Kaguna, F. G. Omaswa, S. Okware,A. Opio, J. Amandua, J. Kamugisha, E. Mukoyo, J. Wanyana,C. Mugero, M. Lamunu, G. W. Ongwen, M. Mugaga, C.Kiyonga, Z. Yoti, A. Olwa, M. deSanto, M. Lukwiya, P. Bitek,P. Louart, C. Maillard, A. Delforge, C. Levenby, E. Munaaba, J. Lutwama, S. Banonya, Z. Akol, L. Lukwago, E. Tanga, andL. Kiryabwire. "Outbreak of Ebola hemorrhagic fever—Uganda, " August

2000–January 2001. *Morb. Mortal. Wkly.Rep.* 2001, 50: 73—77.

Pearce J（2004）. "Salk and Sabin: poliomyelitis immunisation". *J Neurol Neurosurg Psychiatry*. 75（11）: 1552.

Pseudo-Outbreak of Infectious Mononucleosis—Puerto Rico, 1990. *MMWR*, 1991, 40（32）: 552—555.

S. B. Halstead, *Tropical Medicine: Science and Practice*,vol 5（London: Imperial College Press.2008）.

Sass EJ, Gottfried G, Sorem A, eds. *Polio's Legacy: An Oral History* （Washington, D.C: University Press of America,1996）.

Shireley, L., T. Dwelle, D. Streitz, and L. Schuler. "Humananthrax associated with an epizootic among livestock—NorthDakota". *Morb. Mortal. Wkly. Rep.* 2000, 50: 677—680.

Stevern Johnson *The Ghost Map: The Story of London's Most Terrifying Epidemic—and How It Changed Science, Cities, and the Modern World*（New York: Riverhead Books, 2006）.

Zhao KN, Zhang L, Qu J. "Dr. Jian Zhou: The great inventor of cervical cancer vaccine". *Protein &Cell*. 2017, 8（2）: 79—82.

图片来源

图 1-1　©Kateryna Kon/hellorf.com

图 1-2　© 许诺 绘制

图 1-3　Unknown author

https://commons.wikimedia.org/wiki/File:Measles_Aztec_drawing.jpg

图 1-4　©Frederick M. Rossiter

https://commons.wikimedia.org/wiki/File:Measles_and_Scarlet_Fever_(3796080398)_cs.jpg

图 1-5　©Cynthia S. Goldsmith

https://commons.wikimedia.org/wiki/File:Measles_virus.JPG

图 1-6　©Wilhelm Fechnerhttps://commons.wikimedia.org/wiki/File:Robert_Koch.jpg

图 1-7　Unknown author

http://images.wellcome.ac.uk/indexplus/result.html

图 1-8　©Kateryna Kon/hellorf.com

图 1-9　© 许诺 绘制

图 1-10　©Bernardino de Sahagún

https://commons.wikimedia.org/wiki/File:FlorentineCodex_BK12_F54_smallpox.jpg

图 1-11　https://commons.wikimedia.org/wiki/File:Vaccination;_%22Dr_

Jenner_performing_his_first_vaccination,_17_Wellcome_V0018142.jpg

图 1–12 ©CDC/ Dr. Fred Murphy; Sylvia Whitfield

https://commons.wikimedia.org/wiki/File:Smallpox_virus_virions_TEM_ PHIL_1849.JPG

图 2–1 Unknown author

https://en.wikipedia.org/wiki/File:Cholera.jpg

图 2–2 ©Pavel Fedotov/Getty Images

图 2–3 ©CDC/Dr. Edwin P. Ewing, Jr. (PHIL #1034), 1976.https://commons. wikimedia.org/wiki/File:Vibrio_cholerae_01.jpg

图 2–4 ©Everett Historical/hellorf.com

图 2–5 © 许诺 绘制

图 2–6 © 许诺 绘制

图 2–7 ©DeutschesGrünesKreuz

https://commons.wikimedia.org/wiki/File:Polio_Egyptian_Stele.jpg

图 2–8 ©H. Armstrong Roberts/ClassicStock / Getty Creative

图 2–9 ©Everett Historical/hellorf.com

图 2–10 ©Author Jtamad

https://commons.wikimedia.org/wiki/File:MaryMallon.stoolreport.1907.png

图 2–11 Otis Historical Archives Nat'l Museum of Health & Medicine

https://commons.wikimedia.org/wiki/File:Typhoid_carrier_polluting_food_-_a_ poster.jpg

图 2–12 ©Kateryna Kon/hellorf.com

图 3–1 ©Jean-Jacques Manget, Traité de la peste

https://commons.wikimedia.org/wiki/File:A_Plague_Doctor_%E2%80%93_ from_Jean-Jacques_Manget,_Trait%C3%A9_de_la_peste_(1721);_University_of_ Lausanne_version.png

图 3–2 ©CDC

https://commons.wikimedia.org/wiki/File:Acral_gangrene_due_to_plague.jpg

图 3-3　©Everett Historical/hellorf.com

图 3-4　©Jim Gathany

https://en.wikipedia.org/wiki/File:Anopheles_stephensi.jpeg

图 3-5　©Jorge Ferreira

https://en.wikipedia.org/wiki/File:Artemisia_annua.jpg

图 3-6　©http://phil.cdc.gov/phil/home.asp ID#:5856

https://en.wikipedia.org/wiki/File:Plasmodium.jpg

图 3-7　© 许诺 绘制

图 3-8　©Vitstudio/hellorf.com

图 3-9　©Georg Jochmann

https://commons.wikimedia.org/wiki/File:Epidemic_Typhus._Macular_rash_1.png

图 3-10　©CDC

https://en.wikipedia.org/wiki/File:DDT_WWII_soldier.jpg

图 4-1　©Los Alamos National Laboratory

https://commons.wikimedia.org/wiki/File:Human_Immunodeficency_Virus_-_stylized_rendering.jpg

图 4-2　©Amada44

https://commons.wikimedia.org/wiki/File:World_Aids_Day_Ribbon.svg

图 4-3　©www.scientificanimations.com

https://en.wikipedia.org/wiki/File:HPV_causing_cervical_cancer.jpg

图 4-4　©BartholomäusSteber

https://en.wikipedia.org/wiki/File:400Behandlung_der_Syphilis.jpg

图 4-5　©Erik Hans Krause

https://en.wikipedia.org/wiki/File:Syphilis_false_shame_and_fear_may_destroy_your_future.png

图 4-6　© CDC / Dr. David Cox